阎孝诚名中医之路

路志正 题

杨金生　吕爱平　编著

参编人员　张　生　南天玉
　　　　　阎　希　阎　芳

审　定　阎孝诚

中国中医药出版社
·北京·

U0135475

图书在版编目（CIP）数据

阎孝诚名中医之路 / 杨金生，吕爱平编著 .—北京：
中国中医药出版社，2020.12
ISBN 978-7-5132-6071-8

Ⅰ．①阎⋯　Ⅱ．①杨⋯②吕⋯　Ⅲ．①中医临床—经验—
中国—现代　Ⅳ．① R249.7

中国版本图书馆 CIP 数据核字（2020）第 006299 号

中国中医药出版社出版

北京经济技术开发区科创十三街 31 号院二区 8 号楼
邮政编码　100176
传真　010-64405721
河北省武强县画业有限责任公司印刷
各地新华书店经销

开本 710×1000　1/16　印张 15　字数 222 千字
2020 年 12 月第 1 版　2020 年 12 月第 1 次印刷
书号　ISBN 978-7-5132-6071-8

定价　69.00 元
网址　www.cptcm.com

社 长 热 线　010-64405720
购 书 热 线　010-89535836
维 权 打 假　010-64405753

微信服务号　zgzyycbs
微商城网址　https://kdt.im/LIdUGr
官 方 微 博　http://e.weibo.com/cptcm
天猫旗舰店网址　https://zgzyycbs.tmall.com

如有印装质量问题请与本社出版部联系（010-64405510）

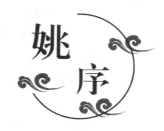

姚序

　　前人谓"文以载道"；又云"师者，所以传道授业解惑也"。由杨金生、吕爱平编著的《阎孝诚名中医之路》即是"传道、授业、解惑"的著作。所谓"道"，既是中医药学术传承之道，又是中医药改革创新之道。该书记载了阎老刻苦钻研、攻克医学难关的成才之路，反映了阎老不懈努力、拼搏创新，为中医药事业作出的贡献，让我们能够领略其精湛的技术和精益求精的大医精神，了解他不忘初心、立志为民的为人之道。

　　我和孝诚同志共事多年，对他的人品、能力和技术水平十分敬佩。20 世纪 80 年代，正值改革开放初期，中国中医研究院广安门医院（现中国中医科学院广安门医院）成为改革试点单位，孝诚同志就任院长，我有幸成为他的助手。由于刚从业务岗位转为行政管理，我对工作业务很不熟悉，更谈不上有什么经验，孝诚院长如同兄长一般，带领我们克服困难，改革创新，将广安门医院建设成为全国有重要影响的示范中医院。后来孝诚同志调任中国中医研究院（现中国中医科学院）副院长，我也于 1998 年调入，我们又在一起工作。退休以后，孝诚同志担任了退休支部的书记，我们又成为一个支部的成员。

　　孝诚同志出生在农村，深感农民缺医少药的困境，遂立志学医，将为人民群众解决病痛作为自己的奋斗目标。他深知"千里之行，始于足下"，"不积跬步，无以至千里；不积小流，无以成江海"。一入医门，他就从点滴做起，拜名老中医赵心波为师，耳提面命，锱铢必录，积累临证医案。他沉浸浓郁，含英咀华，提要钩玄，汇集成册，发表了一系列论文和著作。癫痫和小儿腺病毒肺炎是临床常见的难治病，孝诚同志将其作为临床和研究的重点，不仅将老师的学术经验认真学习钻研，而且结合临床实际及现代研究方法，将其发展创新，落实为现代制剂和新药，更好地为临床服务。他这种"博极医源、精勤不倦"的精神，贯穿于 50 余年的行医历程。年逾古稀，特别是在重病缠身的情况下，他将治疗癫痫的 600 多例病案选出 100 例，著成《阎孝诚癫痫临证经验集》，对癫痫的理法方药进行了全面探讨，将其作为学术经验留给后人学习和传承。不仅在儿科领域，孝诚同志在《伤寒论》研究、脑病、康复医学等方面都进行了理论探索。这不仅反映出他的医学素养，而且体现了一名医生的赤子之心，也铸造了一位"苍生大医"的成才之路。

孝诚同志在中年时期，曾先后担任中国中医研究院广安门医院（现中国中医科学院广安门医院）、中国中医研究院中医基础理论研究所（现中国中医科学院基础理论研究所）和中国中医研究院（现中国中医科学院）的领导。特别是他在广安门医院工作期间，医院条件极差，可谓一穷二白，难以为人民群众提供良好的医疗服务。孝诚同志作为一院之长，充分发挥自己的聪明才智，"敢"字当头，"干"字为先，坚持以病人为中心，发挥中医药优势，改革服务模式，扩大服务范围，坚持对外开放，改善服务环境，将广安门医院办得风生水起、生机勃勃，发生了翻天覆地的变化，为医院的发展奠定了坚实基础。为此，他获得了北京市"五一劳动奖章"，并被授予全国有突出贡献的中青年专家。

孝诚同志时时处处为人民群众着想，而唯独没有他自己。他曾先后到山西稷山县、河南扶沟县、江西德兴市、西藏阿里地区等进行巡回医疗，为广大农牧民送医送药。在参加阿里医疗队期间，由于当地海拔在 4000 米以上，导致孝诚同志因缺氧而影响了心脏功能，引起心律失常，长期难以痊愈。我经常见他一边按摩内关穴一边坚持工作，着实让人动容。后来因栓子脱落，引发了中风。在工作中，孝诚同志夙兴夜寐，无一日之懈。呕心沥血、废寝忘食成为他工作的常态，我们也深受感染。年高退休之后，虽然身染重病，孝诚同志作为退休支部的书记，依然精神饱满，严格履职。虽然说话没有往日流畅，但依然铿锵有力。这就是他，一位共产党员、一位知名专家、一位名老中医，不忘初心，具有牢记使命的胸怀和风范。

在《阎孝诚名中医之路》付梓之际，我回忆往事，有感而发，是以为序。

中国中医科学院　姚乃礼
2020 年 6 月于北京

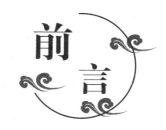

前言

　　阎孝诚（1939—），湖北省枝江县人，1964年毕业于广州中医学院（现广州中医药大学），为中国中医科学院教授、主任医师，国家级名老中医。阎孝诚从事医疗、科研、管理工作50余年，1985年任中国中医研究院（现中国中医科学院）广安门医院院长，1992年任中国中医研究院中医基础理论研究所（现中国中医科学院基础理论研究所）所长兼党委书记，1994年任中国中医研究院（现中国中医科学院）副院长等职；曾被评为有突出贡献的专家，荣获北京市"五一劳动奖章"，享受国务院政府特殊津贴。

　　阎老在50余年的中医药工作历程中，积累了丰富的中医药理论知识和临床经验。1968年，他拜北京儿科名医赵心波先生为师，经过10多年的虚心学习，系统掌握了赵老的学术思想和临床经验，并整理编写了《赵心波儿科临床经验选编》《赵心波常见神经系统疾病验案选》等著作。

　　阎老在小儿肺炎的临床研究中体现了中医药的特色和优势，创制的"银马解毒方"已成功开发为国家六类新药，治疗肺热所致的咳、痰、喘效果明显。扬子江药业集团联合华西医科大学对该药进行二次开发，目前已列入国家"863"计划。该药有望成为抗菌消炎的中成药，造福更多民众。

　　阎老传承并创新赵心波先生治疗癫痫的学术思想和临床经验，在赵老治疗癫痫经验的基础上，不断总结、实践，于1983年编著出版了《小儿癫痫证治》，全面分析了小儿癫痫的病因、病机、诊断、辨证，系统归纳并提出了胎、风、惊、痰、热、食、瘀、狂、虫、虚的十痫诊治思路；总结出版了《防治癫痫20个须知》，强调"治疗癫痫必须遵循的规律"和"中西医结合治疗的原则和方法"，在治疗上反对重用金石虫类有毒之品，独创疏肝平肝息风法、和胃行气化痰法，显著提高了临床效果，并发表论文10余篇。

阎老牵头组织全国知名专家学者百余人，用3年时间完成了近200万字的专著《实用中医脑病学》，全面系统地总结了中医治疗脑病的理论及近百种脑病的防治内容，奠定了脑病的中医药治疗基础。该书荣获1996年国家中医药管理局颁发的科技成果三等奖。阎老兴趣广泛，在文学创作上也有亮点。他研究《红楼梦》的中医药知识，撰写了医学与文学相结合的学术论文，独树一帜地阐述了《红楼梦》中的中医药智慧。

阎老始终恪守全心全意为人民服务的宗旨，遵循中医药理论的特点，充分发挥中医药优势，在理论研究和临床实践中做了大量工作，成绩突出，效果显著，获得中医药界高度评价和患者的爱戴，成为后学者的榜样和楷模。基于此，我们在阎老的亲自指导下，在其家人和朋友的帮助下，收集整理编撰了《阎孝诚名中医之路》。全书共分五章，包括阎老走进中医之门；在农村基层医疗得到锻炼与提高；拜名师，继承和发扬名家经验；临床与科研创新，学术成果颇丰；诊治心得与体会。本书收集了部分一手资料，虽然有一些实验资料年代久远，但考虑再三，我们仍收录其中，以期能客观真实地呈现原貌，让读者全面体会阎老的治学历程、学术思想、临床经验、科研思路、丰硕成果和大医风范。

我们怀着对阎老多年教诲的感恩之情、对中医药事业创新发展的传承之责、对医者救死扶伤的精诚之心，整理出版《阎孝诚名中医之路》一书，不仅是阎老50余年从事中医药事业的精华集萃，也是阎老贡献给中医药工作者的智慧结晶，希望能对中医药科学研究学者、中医药文化传承学者、中医药爱好者有所启迪。

编者

2020年5月

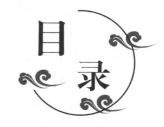

目录

第一章

进入中医之门

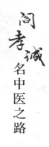
阎孝诚在中学阶段，学习成绩名列前茅，高考填报志愿时，他出人预料地申报了广州中医学院（现广州中医药大学）。因来自农村，阎孝诚亲眼看到中医救治了很多父老乡亲，中医在农民群体中有很高的信任度。受到这种影响，他很早就立志学习中医，成为一名救死扶伤的中医医生。可喜的是，他顺利考上了当时四大中医学院之一的广州中医学院（现广州中医药大学），从此进入了中医之门。

在校 6 年时间，阎孝诚勤奋学习，门门功课优秀。他利用业余时间阅读了很多参考书，并着手撰写论文，用"艺勇"的笔名于 1962 年、1963 年连续两年在《中医杂志》发表关于"甘温除大热"的文章，与当时中医权威——欧阳锜、刘渡舟等前辈开展学术争鸣。

阎孝诚在实习期间，跟随广东名医陈若孔实习半年，虚心学习，总结了陈老的经验，撰写"陈若孔医案"，发表在 1964 年的《广东中医》杂志上。

下面选录阎老当年的 3 篇文章，领略其学术风采。

我也谈谈"甘温除热"

《中医杂志》1961 年第 4 期发表了欧阳锜先生所写的"甘温除热法的理论探讨"一文，我细读了数篇，获益匪浅。但其中也还有一些论点值得商榷，特提出我自己对甘温除热法理论的一些看法，兼与欧阳锜先生商榷。

1. 甘温除热法的含义

甘温除热法始创于李东垣，实渊源于《内经》"劳者温之"之义。甘温之药能够消除大热，这种反治法的机理的确有深入探讨的必要。

药性甘温能补脾胃，也能生发阳气，强壮元阳。若发热由于脾胃失健运之职，元阳呈虚败之象，阳损及阴，阴虚生热，其本在阳，其标为阴。甘温除热是用甘温之药化阳以治其本，阳生自然阴长，阴足其热可退。

2. 甘温除热法的机理

欧阳先生说得好："要考虑这种热之所以产生，当然也不能离开阴阳水火升降之理，特别是这种热与先后天阴阳升降失调的关系，应该是考虑这个问题的中心环节。"阴阳升降的动力是少阳相火，少阳相火与命门之火是一脉相承的。正如景岳所言："以三焦论火候，则各有所司，而何以皆归之于命门？不知水中之火乃先天真一之气，藏于坎中，此气自下而上，与后天胃气相接而化，此实生生之本也。"实际少阳相火的来源是命门之火，而命门火的作用又体现为同少阳相火。《身经通考》说："相火之用，分布命门之气。"《医贯》也说："相火禀命于命门。"这两种火就是阴阳水火升降的原动力。

不难看出，阴阳水火升降失调的根本原因是命门火衰，元阳不足，不能腐磨脾中水谷，而致阴液（营、卫、血、津液）生化失常，阴虚则生内热。当然，脾阳虚弱，中气下陷；肺失治节，精血有亏，都可以导致阴阳水火升降失调。但相对来言，这些就是次要的因素了。

欧阳先生的甘温除热法只适用于中焦虚阳外越之证的立论，是值得商榷的。中焦虚，阳未有外越之理，只有下陷之机。因为脾主升，能升就能运化，能运化就能输布精气上归于肺，精气即可四布，水道也可通达。只有脾阳下陷，不能散布精气，精血生化之机减少，阴液因此亏损，虚热自内而成。平常所言"虚阳外越"，均泛指肾中之元阳，因为肾主蛰藏。如果肾阳不足，虚寒乘其位，阳无所附就要上行、外越。比之前者，有轻重之不同。前者纯属正虚，乃机能之衰退；后者有寒邪，乃正不胜邪之征。轻重不同，治法各异。前者之发热可以甘温法退之；后者之阳越，则必须引火归原，兼消阴翳。

更需说明，东垣补中益气汤是为中气虚弱者而设，方中人参、黄芪、甘草，甘温补中气；白术甘而微燥，功专健运脾阳；当归质润辛温，能润泽脾土；升麻、柴胡能升提清阳；黄芪固表而补肺。全方宗旨，只在补中升提、健运脾阳，而未见有收敛阳气之功。

甘温之剂不独为补中之正品，也有温行肾阳、生发阳气之效。仲景小建中汤为建中方剂之鼻祖，实有温化阳气之机，方中桂枝、姜、枣就有这样的作用。所以，甘温除热法，其本在生发阳气，助命门生发之机以健运中州，而意在救阴精、平虚热。补中益气汤虽不是补肾之剂，实可生发肾阳、推动气化。如欧阳先生指出的诸方（人参养荣汤、归脾汤、圣愈汤）、诸药（参、桂、术、芪、甘、枣），莫不可以补阳、生阳气、健运中州、推动气化，以生阴精，平降虚热。

临床见症，倦怠形衰，气高喘促，身热而烦，渴喜热饮，舌质红而苔少，脉细弱兼虚数，莫不因元阳（也可谓命门之火）之虚，阴液之亏。欧阳先生以中气虚而致虚阳外越始呈热象立论是站不住脚的，实际上是因果倒置。

3. 甘温除热法的临床应用

甘温除热法适用于因为元阳亏损，阳损及阴，阴液受伤，阴虚生热，其本在阳，其标在阴的一切虚劳性发热，如劳倦热甚、小儿疳积后期邪退正虚之发热不退、麻后发热，以及久痨骨蒸潮热等。应用时辨证关键在于口渴非热饮不能下咽，发热烦躁，其热似从脏腑骨髓发出，而肌肤热不炽，多见小便短少而黄，舌质赤而苔薄，脉细数而虚弱，或内热形寒，或日间恶寒，入夜反燥热。（原文发表于《中医杂志》1962 年第 2 期）

"甘温除热" 的补充意见三则

《中医杂志》连续刊登讨论甘温除热的文章数篇，其中有些文章对拙作"我也谈谈甘温除热"提出了异议，这样开诚布公地讨论学术问题，是值得钦敬的。为了说明自己的论点，特做如下补充。

"真精亏损"所致的阴虚发热，与因烦劳，元气受伤，气化功能破坏，后天阴液生化之机减少，阴液缺乏而生虚热是不同的。真精也即所谓元阴，与元阳（命门火）共为先天，寓于命门之中。二者相依相存、相生相长，为化生精气之元神，生气通天唯赖乎此。

阴液（营卫、血、津液）乃后天生化，受先天元阳的作用，为"气化"活动所产生，是生命活动的物质基础（也濡养先天的元阳）。

来源不同，作用不同，所在的位置也不同，因而真精亏损与阴液受伤所产生的病因、病机、病症均不同，治法当然也就有别。为了简单明确，特列表说明。

	真阴亏损	阴液亏损（阳损及阴）
病因	主要是思虑无穷，想入非非，暗耗真精，或房事不节，纵欲过度，乃至真精亏损	主要因为忍饥过劳，或起居不时，饮食不节
病机	真精亏损，水不制火，元阳乘阴，乃生虚热	元气虚损，气化功能失常，后天阴液生化之机减少，阴液亏损，乃生虚热
症状	主要是阴虚症状：骨蒸潮热，盗汗，舌质绛少苔，脉细数，兼有腰酸腿软，遗精梦泄，两颧必赤，口渴不止	症见气阴两虚，虽口渴非热饮不能下咽，舌质虽赤而有薄苔，脉虽细数必兼虚弱，内虽热而形寒，夜虽热而形冷，其热似从脏腑骨髓中发出，而肌肤热不炽
治则	真精亏损，必须补阴、配阳，壮水之主以制阳光，六味地黄丸主之	因为元气虚而致阴液生化之机减少，应温养元气，推动气化而化生阴液，主甘温之品，小建中汤主之

当然，真阴亏损与阳损及阴液受伤，还是可以互相影响的。由于真阴亏损而致亢阳化火，可以煎熬后天所生阴液；由于后天所化阴液减少，不能充分濡养先天真阴，真阴也会亏损，但不能因此就混为一谈，否则就会混淆不清。（原文发表于《中医杂志》1963年第4期）

陈若孔医案

陈若孔老师，精通医理，尤其擅长儿科，今将其临床医案整理数则，供同道参考。

1. 暴发型痢疾合并脑炎案

周某，男，19个月

1959年4月18日初诊。

病史：入院前1天晚上从托儿所回家，才觉患儿大便次数增多，每晚七八次，黄色稀烂，有黏液，未见脓血，曾呕吐1次，并高热。入院当天早上因抽搐而来急诊留医。

西医检验与检查（略），确诊为暴发型痢疾合并脑炎，即行急救治疗4天，症状未见好转，高热未退，神识不清，常有抽搐。于4月22日延陈医师诊治。

初诊时牙关紧闭，手足发痉，足冷，神昏目瞪，大便胶冻、有脓血，壮热，尿少，舌质深绛，脉弦数。此春温下痢，热邪已达血分，深入下焦，手足厥阴同病。遂拟息风镇痉、凉血解毒、宣窍通络法，仿仲景白头翁汤意，适当加入生地黄、金银花、白芍、象牙丝、钩藤以清热镇痉、平肝息风，配合安宫牛黄丸直达手厥阴以宣窍透邪，兼治手足厥阴。一服抽搐略减，热稍退，乃依方加入人参、羚羊角、龙胆草、竹叶、郁金、石菖蒲等以固正、清肝、宣窍，出入加减治疗6日，抽搐减少；唯大便每日六七次，夹有脓血，里急状。仍于前方中加熟大黄钱半，三服后牙关松弛，复用羚羊角、贝母、知母、天麻、川黄连、白芍、生地黄、丝瓜络、石决明、钩藤、至宝丹等一派清热息风柔肝药物出入加减治疗。直至5月12日，牙关全开，抽搐已减过半，危象消失，间有不规则热度，足屈伸不能自如，但大便已好转。再拟桑叶、炙甘草、玉竹、杭菊、沙参、石斛、旱莲草、白芍、钩藤、牡丹皮等以养营柔筋。至5月18日，因微感外邪，热度复高，牙龈溃烂，曾转用轻清之剂一服而愈。最后，用大剂养阴、滋液、柔筋、活络，如二地、二冬、石斛、宽筋藤、茅根、丝瓜络、地龙、桃仁、桑寄生、沙参、玉竹、旱莲草等加减治疗。至6月6日，共治疗46天而痊愈出院。

2. 细菌性痢疾合并第三度营养不良、贫血、支气管炎案

戴某，女，3岁

1960年11月5日入院，病历号：22497。

病史：患儿入院前10多天见有腹泻，日10余次，米糊样便，含有小量红白色黏液，精神疲倦，胃口差，渴饮7天。曾到广州市北区医疗站诊治数次，经服药、打针后下痢次数减少，无黏液，转为水样便。两下肢、足面及踝关节渐见少许浮肿，精神极度疲倦，活动甚少，且伴有嗜睡、食欲不振、渴饮。又到北区医疗站诊治，服药无效，下痢反增，下肢浮肿加重，腹、面也见浮肿，遂转来广州市中医院治疗。

入院后经西医检查与检验（略），诊断为细菌性痢疾合并第三度营养不良、贫血、支气管炎。治疗5天，症状未见改善，1960年11月10日由陈老诊治。

现症见久痢，舌白润，脉弦弱，手足浮肿，胃不纳食，昨天仍下痢十余次，有胶冻和里急后重。诊断为脾胃两伤，噤口痢重症，急用大补脾胃

之剂，主四君子汤，佐用调和气血与止痢之品加减化裁。处方：防党、炙甘草、茯苓、山药、厚朴、槟榔、白芍、黄连炭。后又随症加入黄芪、当归、陈皮等，共治疗5天，胃纳略佳，但大便仍带胶冻，足微肿。此久痢正虚邪退，仿真人养脏汤意处方治疗。处方：党参、煨木香、炙甘草、白术、黄芪、茯苓、当归、炒扁豆、煨诃子、陈皮。共服2剂，各项均见好转，唯痰多气促。此脾虚痰泛，土病及金，用五味异功散大补中州，佐用二陈汤顺气除痰。服1剂，症状无明显改善，改用苏子降气汤一服，暂图治标。后再用六君子汤培本，随症加用黄芪、浮小麦固表止汗，生龙骨、牡蛎敛阴止汗，厚朴、北杏降气定喘，治疗14天。至1960年11月24日痊愈出院。

按：此例病情复杂，兼症颇多，加之患儿病久体弱，治愈并非易事。由于陈老辨证正确，治疗方法中肯，始终以大补脾胃为主；中途虽曾另改方剂，但亦未离培土一法，遂使这一错综复杂的病儿在半月内获痊愈。

3. 肾炎水肿案

李某，男，9岁

1960年12月3日入院，病历号：22881。

病史：两个月前开始水肿，但大小便正常，食欲亦佳，只发觉患儿上午头面稍肿，下午下肢浮肿，伴有手足、腹胁游走性疼痛。近1个月来肿胀加剧。现今全身浮肿发亮，浑身疼痛，不能转侧，中脘部尤剧，不欲食，小便极少，彻夜难眠。

经西医检查与检验（略），诊断为急性肾炎水肿，治疗12天，其效不显，于1960年12月15日由陈老诊治。

现症见全身浮肿，腹部尤甚，体疼不能转侧，尿少，不欲食，口渴，气微促，唇红，舌干，脉濡细。此脾肺气机不化，蓄湿成肿，主五皮饮通里达表，合开肺、行气、利尿以开上导下之剂图治。处方：茯苓皮、五加皮、陈皮、北杏仁、厚朴、知母、槟榔、泽泻、猪苓。二诊加用莱菔子通利三焦气分，鸡内金消肠胃积湿，绵茵陈清热祛湿，瞿麦穗通利小便。后几诊又随症加用木香、砂仁、防己、苏叶等药，尿量虽增，肿势不消，故于上述方中酌加党参、熟附子健脾温肾。连服5剂，精神转佳，食欲转好，

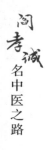

小便增多，肿势稍消，口不渴，舌边红润，中心色红，四边有苔，津少，脉结。于上述行气、导水剂中，重加附子、党参等扶脾温肾之品。服后消肿很快，症状好转。到 1961 年 1 月 16 日，肿势消除过半，转用平补脾肾、强壮元阳之剂，如熟地黄、山药、茯苓、党参、黄芪、当归身、巴戟天、芡实、玉茸等，出入加减为治。至 1961 年 3 月 20 日，经西医化验检查确定痊愈而出院。

按：陈老治疗水肿颇有法度，善从肺、脾、肾三脏图治；且能把握临床症状，灵活变通，因势利导。初时水肿较重期不用峻攻水邪之品，而善用行气、开提肺气、通利三焦气滞、导水轻剂以轮转气机，缓缓消肿。

俟水肿渐消，即转用健脾、温肾，兼用行气导水，以加速水肿消退。水肿消退后，即转入平补肝肾，强壮元阳善后处理，防其复发。若峻攻之剂，虽有一时显效，但不能根除水邪，反伤正气，常令水肿复发，更为难治。上述乃吾师治疗水肿大法也。

4. 麻疹合并肺炎案

例 1：邓某，男，1 岁

患儿于 1960 年 10 月 30 日入院，于 11 月 2 日请陈老会诊。

发热已 7 天，自汗，口渴，咳嗽气促，鼻干，大便溏泄，尿少，目喜闭，舌深红，脉弦而无力。前医曾用千金苇茎汤加味合紫雪丹治疗无效。

诊断：①麻疹：根据高热不退，起伏发作，西医多次强行退热枉效，兼有咳嗽不止而判定。②此症上焦紧闭又兼气弱液亏，上医不知清肃肺热而未固正，故病反加剧。现立微苦辛凉法轻宣肺气，兼固津液。

处方：桔梗钱半，苇茎三钱，连翘三钱，牛子二钱，花粉四钱，生地黄四钱，杷叶二钱，葶苈子二钱。

下午二诊：服前药立竿见影，气已稍顺，舌较前润，大便多溏泄，其余情况如前。

处方：桔梗二钱，杷叶三钱，北杏二钱，白前三钱，生薏苡仁二钱，生地黄三钱，紫菀三钱，葶苈子钱半，大枣二枚，川黄连一钱。

方中加川黄连乃为厚肠胃而止泻，更可坚阴，加大枣缓葶苈子下达之性。

11月3日上午三诊：热度退，气较前顺，仍多痰，大便减少，舌质红，略见薄苔，脉较前有力，情况确实好转。照上方减川黄连一味。

11月3日下午四诊：热已退至常度，但仍咳喘痰多，目喜闭、思睡。邪退正虚，攻下之品可除。

处方：桔梗二钱，北杏二钱，茯苓三钱，白前二钱，厚朴一钱，紫菀二钱，川贝母钱半，扁豆衣二钱半。

11月4日五诊：热退气顺，舌红润有微苔，脉不数而弦滑，指纹淡红，大便日六七行。上焦痰甚，中土失健运之职，用微苦辛平甘淡之品调之。

处方：桔梗二钱，北杏二钱，炒扁豆四钱，炙甘草一钱，紫菀三钱，厚朴钱半，白前三钱，炒薏苡仁五钱，谷芽三钱。

11月5日六诊：各项情况好转，已达善后阶段。

处方：炙甘草钱半，北杏二钱，厚朴钱半，山药四钱，茯苓四钱，法半夏二钱，炒扁豆四钱，桔梗二钱。

以后三诊均为调理善后之品。11月10日痊愈出院。

例2：潘某，女，8个月

患儿1960年12月5日入院，病历号：22904，于当日请陈老会诊。

患儿高热40℃，有汗，咳嗽气促，鼻扇，精神疲倦，目喜闭，面部微肿，大便溏、泡沫状。麻疹已出，不多，背较密，腹稀少，舌苔黄厚兼时吐舌。平素多咳嗽。

诊断：冬温皮疹并发肺炎喘咳。

治法：患儿平素体虚气弱，而致麻毒不能透皮，蕴炽肺胃而致喘咳，故治疗必须清轻宣肺透疹，佐清热凉血之品（微苦辛凉法）。

处方：桔梗二钱，连翘三钱，牛蒡子三钱，蝉蜕十只，金银花三钱，苇茎二钱，北杏二钱，牡丹皮二钱，生地黄三钱。

12月6日二诊：热退至38℃，面肿稍消，大便溏泄，小便少，口渴，气促，疹点密，舌苔白干。外热虽减，营血热炽，疹点稠密已见峰头。清透之中务要重用凉血解毒之品。

处方：桔梗二钱半，连翘三钱，北杏二钱，苇茎三钱，牛蒡子三钱，

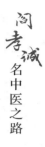

知母二钱，生地黄三钱，牡丹皮二钱，西藏红花七分。

12月7日三诊：口渴，睡眠烦躁不安，咳嗽，气微促，麻疹稠密色红，大便多。正气本虚，麻毒又重，虽出稠密，终难透发，营血热炽，"清透"双管齐下。

处方：桔梗二钱半，连翘三钱，金银花三钱，牡丹皮二钱，生地黄三钱，玄参三钱，西藏红花七分，北杏二钱，牛蒡子二钱半。

12月8日四诊：气顺、热退、口渴，睡眠不安，疹稠密，色鲜红，苔微黄，脉数，指纹粗紫。麻疹渐收，无须透发，营血热炽必损阴液，凉血解毒之中务必兼固阴液。

处方：桔梗二钱半，天花粉三钱，石斛四钱，北杏二钱，生地黄三钱，牡丹皮二钱，红条紫草三钱，连翘二钱，甘草一钱。

12月9日五诊：麻疹渐收，稍有咳嗽。余症均减，可转方清理肺气、养阴为主。

处方：桔梗二钱，天花粉三钱，石斛四钱，炙甘草一钱，北杏二钱，生地黄三钱，紫菀三钱，杷叶三钱。

12月10日六诊：麻疹收，微咳，其余好转。养阴和胃善后。

处方：桔梗二钱，北杏二钱，石斛四钱，沙参三钱，炙甘草一钱，谷芽四钱，百合三钱。

例3：余某，男，1岁2个月

患儿1961年1月6日入院，病历号：23366，于当日请陈老会诊。

发热9天，兼有泄泻，麻疹已出3天，背密面疏，下肢未见疹点，小便短少，大便日三四行，高热，气促，鼻扇，咳嗽，口干多饮，眼眶微微下陷，目喜闭，舌质干绛，脉弦弱。

诊断：冬温发疹，邪盛正虚，伤阴重症致肺炎喘咳。

治法：疹出3日下肢未达，邪盛正虚，阴液大伤，非大剂养阴清热不能挽回沉疴，甘寒之中稍佐辛凉透发之品。

处方：生地黄四钱，玄参三钱，麦冬二钱半，石斛四钱，天花粉三钱，炙甘草一钱，煨葛根三钱，桔梗二钱半，连翘三钱，扁豆衣四钱，川黄连一钱。

1月7日二诊：小便增多，大便频下，气促稍减，下肢疹已见，舌干绛，脉弦弱。下肢疹已见，其疹出透；小便增多为阴液渐复之征；气促稍减，病确有转机。守前法不变。

处方：生地黄四钱，玄参三钱，麦冬二钱半，天花粉四钱，牡丹皮二钱，桔梗二钱半，杭菊二钱半，川贝母二钱，连翘三钱，川黄连一钱。

1月9日三诊：食上方2剂，症状均已好转，疹收，热退，咳少，泻减，已可善后。

处方：桔梗二钱，北杏仁二钱，紫菀二钱，炙甘草一钱，谷芽四钱，石斛四钱，玉竹三钱，杷叶三钱。

例4：肖某，女，14个月

患儿1960年12月25日入院，病历号：23164，于12月27日请陈老会诊。

西医曾急救两天，其病不见好转。现高热，气促，鼻扇，咳声不扬，痰声辘辘，鼻干无泪，躁扰不安，尿少便溏，口舌糜烂，舌面起胶涎，指纹粗紫，脉数大。

诊断：麻后并发肺炎喘咳。

治法：急开肺闭治其标，用大剂清肺、泻肺、润肺之品，千金苇茎汤合葶苈大枣泻肺汤加味。

处方：苇茎四钱，北杏二钱，桃仁二钱，冬瓜仁四钱，葶苈子二钱半，大枣二枚，紫菀三钱，杷叶三钱，贝母二钱。

12月28日二诊：前症不减，气促，鼻扇，胸高，烦渴，热不退，舌绛稍干，舌面有胶状物，脉数大。正气本虚，其邪嚣张，补正有内闭之危，守前法稍变，且看转机。

处方：苇茎四钱，北杏二钱，冬瓜仁四钱，紫菀三钱，杷叶四钱，贝母二钱，知母二钱半，牛蒡子三钱，天花粉四钱，玄参三钱。

12月30日三诊：进上方2剂，热退到37℃。诸症渐平，唯痰多阻喉，辘辘有声，且多小便。理肺除痰、化饮为治。

处方：桔梗二钱，北杏二钱，茯苓四钱，白前二钱，炙甘草一钱，厚朴钱半，法半夏二钱半。

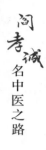

12月31日四诊：邪退正虚，精神疲乏，不思食，痰还很多。除痰之中要兼顾中州。

处方：桔梗二钱，法半夏三钱，茯苓四钱，炙甘草一钱，厚朴钱半，杏仁二钱，山药三钱，党参三钱，谷芽四钱。

1961年1月2日五诊：精神疲乏，面色㿠白，痰多，气不顺，舌质润薄苔，脉弱。纯因脾虚痰泛，大补中州佐以祛痰。

处方：党参三钱，山药四钱，茯苓四钱，炙甘草一钱，陈皮一钱，法半夏三钱，北杏钱半，海石粉三钱。

食上方3剂，精神转佳，1月5日痊愈出院。

例5：潘某，女，3岁6个月

患儿于1961年1月26日入院，病历号：23601，于1月27日请陈老会诊。

患儿发热10天，5天前开始发疹，腹背密、头面疏，现渐没收，热仍不退，咳剧，气促，鼻扇，舌质中心光剥无苔，全舌红绛而干，但口不渴。

诊断：麻收并发肺炎喘咳（肺热伤阴重症）。

治法：清肺生津为主。

处方：桔梗二钱半，苇茎三钱，北杏二钱，紫菀三钱，枇杷叶二钱，贝母二钱，天花粉四钱，生地黄三钱，石斛四钱。

1月28日二诊：症状如前，舌质略润，中心光剥依然。照上方去生地黄加知母二钱。

1月30日三诊：食上方2剂，气较顺，热已退，咳嗽不减，舌光绛。津伤难复，肺气不宣，失清肃下达之性，守前法养阴生津、清宣肺气。

处方：桔梗二钱半，北杏二钱，紫菀三钱，杷叶三钱，天花粉四钱，石斛四钱，生地黄三钱，玉竹四钱，川贝母二钱，甘草一钱。

1月31日四诊：气顺，咳嗽，睡不宁，舌中心光绛。阴伤根深蒂固，非重用养阴之品不可。

处方：沙参四钱，玉竹四钱，石斛四钱，芦根四钱，炙甘草钱半，熟枣仁三钱，杷叶三钱，北杏二钱。

2月1日五诊：咳减，舌中心略有红润之象。此津复佳兆，坚守前法。

处方：天花粉四钱，石斛四钱，玉竹四钱，生地黄三钱，炙甘草一钱，紫菀三钱，北杏二钱半，桔梗二钱半。

2月2日六诊：咳嗽未止，舌质转润，白苔渐生。胃津渐复，肺气失降，可转方清宣肺气善后。

处方：桔梗二钱半，苇茎三钱，北杏三钱，杷叶二钱，白前三钱，知母三钱，贝母三钱，连翘三钱，牛蒡子三钱。

例6：黄某，男，8个月

患儿1961年1月14日入院，病历号：23462，于1月16日请陈老会诊。

发热10余天，未发热曾腹泻1周，1月6日始见疹点，麻收后其热不退。现在高热，气促，口渴，多尿，目闭不开，面部浮肿，舌苔灰厚而干，指纹沉紫，脉数无力。

诊断：麻后正虚邪实，合并肺炎喘咳危症。

治法：正虚邪实，补正恋邪，能致肺闭，有鞭长莫及之虑，只能先用"清、宣、润"三法，以止咳平喘、防止肺闭为急务，再图扶正。用千金苇茎汤加味治疗。

处方：苇茎三钱，桃仁二钱，杏仁二钱，生薏苡仁四钱，紫菀三钱，杷叶三钱，贝母三钱，杏仁二钱，神曲二钱，天花粉三钱。

1月17日二诊：今早热度稍低，气促仍然，大便胶冻，日五六行，舌干而苔灰厚，脉数。高热泄泻津伤可知，救肺闭方中酌加天花粉生津、玄参增液、川黄连止下泻而坚阴。

处方：桔梗二钱半，苇茎四钱，川贝母二钱，杷叶二钱，北杏二钱，甘草一钱，玄参三钱，天花粉三钱，川黄连八分。

1月18日三诊：热度突然下降，口渴，舌苔灰黄而干，小便少，色不黄，气促、鼻扇依然。理肺、养阴生津图治。

处方：桔梗二钱半，贝母二钱，北杏二钱，枇杷叶三钱，紫菀三钱，苇茎四钱，天花粉四钱，石斛四钱，玉竹四钱。

1月19日四诊：热退正常，鼻扇，气促，痰壅有声，唇色淡白，大便次数减少，小便少，色不黄，精神不振，舌苔灰厚，脉数大。上焦痰涎壅

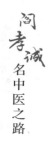

盛，中土大虚，先暂用除痰、降气、平喘之剂治其标，以解上焦痰涎壅盛之危。

处方：葶苈子二钱，大枣二枚，莱菔子二钱半，厚朴钱半，北杏二钱，紫菀三钱，白前三钱。

1月20日五诊：热退，二便正常，舌苔厚，气仍促，鼻扇，唇白，痰多，脉数无力。上焦痰涎未除，降气治痰为先。

处方：苏子三钱，法半夏三钱，陈皮一钱，厚朴钱半，炙甘草钱半，归身三钱，白前四钱，茯苓四钱，山药四钱。

1月21日六诊：气仍不顺，鼻扇，痰盛，舌质转淡，舌苔灰白。守前法，照上方加北杏二钱。

1月23日七诊：症状仍不见改善，气促，鼻扇，便溏，尿清，舌白苔，唇青，脉大无力，头汗如珠。上焦痰涎虽未解除，但强势已折；正虚有不支之征，大补元气以防虚脱。

处方：党参四钱，白术三钱，茯苓四钱，甘草钱半，归身三钱，黄芪五钱，桂枝三钱，陈皮钱半，法半夏三钱。

1月24日八诊：大剂补气之品药到功显，气促稍减，痰涎减少，症属好转。可守前法，照上方加厚朴钱半、杏仁二钱。

1月25日九诊：精神颇佳，汗出很多，足有微肿，舌苔仍厚。此为脾肺气虚，补气固表、健脾和胃确为正治。

处方：党参四钱，白术三钱，茯苓四钱，黄芪五钱，桂枝三钱，法半夏三钱，厚朴钱半，陈皮钱半，归身三钱，神曲二钱，鸡内金三钱。

1月26日十诊：症状持续好转，唯多汗出，大便次数稍增，舌苔厚。

处方：党参四钱，炙甘草钱半，茯苓四钱，山药三钱，黄芪五钱，生龙骨四钱，生牡蛎四钱，陈皮一钱，法半夏三钱，神曲二钱。

以后连续五诊，均守前法略有加减，1月30日痊愈出院，共治疗15天。（原文发表于《广东中医》1964年第3期）

第二章

锻炼与提高

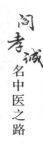
农村巡回医疗，医术提升

因成绩优秀，阎孝诚大学毕业后分配到中国中医研究院（现中国中医科学院）西苑医院儿科。他响应党的号召，到农村去，与农民"三同"和参加巡回医疗，在农村送医送药上门，为农民防病治病。在此期间，他的医疗水平得到进一步锻炼和提高。

创制简便验疗方，造福病患

在农村巡回医疗期间，阎孝诚创制了多种适合农村医疗的"简便验疗方"。

1. 痱毒散

处方与制法：生甘草 30g，生大黄 3g，马齿苋 30g，金银花藤 30g。共研细末，贮于瓶内备用。

用法与疗效：每日 3 次，每次 3g，白开水送下。周岁内量减半，7 岁以上量酌增。7～10 天为 1 个疗程。

阎孝诚自 1964 年开始应用此方治疗痱毒和脓疱疹等皮肤感染性疾病，收到较为满意的效果，一般 1 个疗程就可痊愈。

说明：此方重用生甘草，取其清热解毒的作用，但一定要与生大黄相配伍，其比例为 10∶1。因方中有生大黄，腹泻患儿勿用。（原文发表于《中国农村医学》1982 年第 5 期）

2. 通治胃痛散

处方与制法：柴胡 300g，白芍 800g，枳壳 300g，炙甘草 100g，延胡索 300g，川楝子 800g，郁金 300g，片姜黄 300g。以上 8 种药共研极细面备用。

用法及疗效：一般性疼痛儿童每次用量 3～5g，成人每次用量 5～10g，剧痛者可以加倍用量。若不能有效控制疼痛者，每隔 4 小时服用 1 次；一般每日服 3 次，白开水冲服。

该方于 1964 年开始应用，先后在北京市房山区，山西省稷山县、万荣县，河南省扶沟县，西藏自治区普兰县等地治疗 200 余例各种胃痛，除蛔虫引起合并胆道蛔虫症者疗效不显以外，其余均有不同程度的效果。

说明：通治胃痛散主治胃痛，对胃溃疡、胃炎、胃痉挛等引起的疼痛均有一定效果。其主要功用是疏肝、行气、止痛。因其行中有止、温中有凉，是一个平稳之剂，故可以作为胃痛通治方。应用中要特别注意排除急腹症，如胃穿孔等，此时务必不要再用此方，急转外科处理。（原文发表于《中国农村医学》1982 年第 5 期）

3. 治感冒清宣散

处方与制法：金银花 90g，薄荷 50g，板蓝根 90g，荆芥穗 60g，紫苏叶 60g，牛蒡子 60g，大青叶 90g，黄芩 60g，生甘草 50g。将诸药制成茶叶状粗末，用纸包成 10g 一包备用。

用法及疗效：将粗末放入砂锅或瓷缸内，加适量水，煮沸 1 分钟，密封至药液变温，滤渣后服用。每次服 1 包，每日服 3 次。服药后盖被取微汗为宜。曾经系统观察 192 例感冒患者，有效率（两天内退烧者）为 89.6%。

说明：本方辛凉、辛温并用，兼能清热解毒，故通治感冒，包括上呼吸道感染、普通感冒及流行性感冒。但本方终究寒凉偏重，脾虚患儿、感冒腹泻次频者勿用。（原文发表于《中国农村医学》1982 年第 5 期）

【珍贵留影】

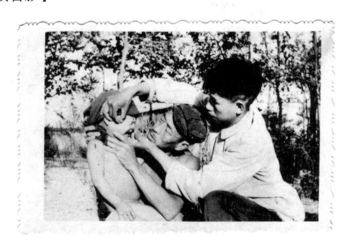

阎孝诚为农村患儿治病

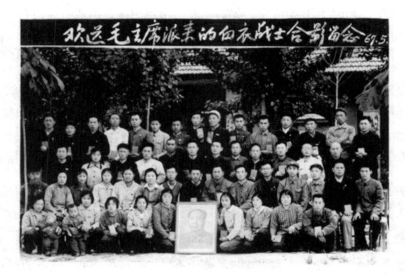

阎孝诚在河南省扶沟县巡回医疗时与同事合影

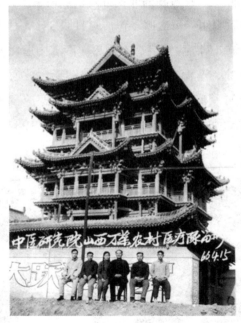

阎孝诚在山西省万荣县医疗队时留影

第三章

继承与发扬

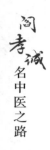

整理赵心波老中医临床经验

1964 年 8 月，阎孝诚分配到中国中医研究院（现中国中医科学院）西苑医院儿科工作。同年 9 月，院领导就安排他拜赵心波老师为师。赵老是北京市著名的儿科专家，1954 年中国中医研究院（现中国中医科学院）成立时，被国家作为有影响的知名专家调入，任命为西苑医院儿科主任。

拜赵老为师之后，赵老非常高兴，当天就在家中招待阎孝诚，交给他 3 份材料：一份是赵老开业时的处方签，告诉他看病处方的方法。一份是手写的"婴幼儿消化不良讲稿"，详细讲述了婴幼儿消化不良的病因证候、辨证论治、预防和调护，还介绍了针灸疗法。该讲稿引经据典，并记载赵老的临床经验，很好地指导了阎孝诚如何认识小儿疾病。另有一份是赵老在当时北京中医学会学术会议上的讲稿，全面讲述了儿科常见病诊治，还重点讲解了新生儿护理和婴幼儿疾病诊断，其内容丰富、实用，有不少赵老的临床经验。

阎孝诚带着赵老给他的资料，第二天踏上了去农村接受贫下中农再教育的道路。1 年后，他又去农村巡回医疗，直到 1967 年才回来上班。在农村工作的 3 年时间里，阎孝诚抓紧时间认真学习赵老交给的资料，通过认认真真地系统学习，较全面地掌握了赵老诊治儿科疾病的理论基础和治疗方法。

1967 年回科后，阎孝诚就跟随赵老出门诊、查病房，对于赵老看的每一个病人他都登记在案，一个病例一个病例地总结，不懂就问，勤于思考。至 1972 年，他积累了 20 多个病种、几百例病案。1973 年，赵老生病，阎孝诚与同事们商量对赵老的临床经验进行总结整理。在儿科全体医护人员的努力下，将儿科开科以来收治的近 2000 个病案进行逐例筛查，选出其中 51 个病种并记录完整、有治疗结果的 98 个案例进行了总结分析，完成了"赵心波医案"整理。1977 年春，赵老因病情加重住进医院，阎孝诚每天到医院去聆听赵老口述儿科常见疾病治疗经验，师徒密切合作，将病症治疗与医案合并为《赵心波儿科临床经验选编》一书，共计13万字，由人民卫生出版社1979年正式出版，发行10余万册，颇具影响。

阎孝诚在继承和整理赵老临床经验的过程中深刻认识到，赵老治疗神经系统疾病经验尤为丰富，疗效突出，为此他又整理编写了《赵心波神经系统疾病验案选》，共记载31个病例，3万余字，由宁夏人民出版社（现黄河出版传媒集团）出版发行。1978年赵老逝世后，儿科在当时马若飞主任带领下开设了神经系统疾病专病门诊，重点诊治智力障碍、脑瘫、癫痫，用赵老的经验进行治疗。阎孝诚专治癫痫，马若飞主任则治疗脑瘫和智力障碍。马主任退休后，还专门成立了伤残儿医院，传承赵老的经验，20年来取了很大成绩。阎孝诚也在治疗癫痫的临床工作中取得了良好成果。阎孝诚和儿科同事们用实际行动切实做到了继承老中医的经验和学术思想，将其发展好、利用好，为广大病人服务。

一、赵心波治疗婴幼儿消化不良经验

婴幼儿消化不良，是临床上比较常见的肠道疾患，一般是指婴幼儿乳食不化、水谷不消，排粪的次数增加和粪质的稀薄黏腻而言。其主要表现是胃肠道消化功能失常，水谷不分，而生泄泻。

中医文献中，历代医家将小儿腹泻分为伤乳泻、伤食泻、惊泻、飧泻、疳积泻、风泻、寒泻、热泻、暑泻等。此外尚有食物中毒泻，因误食不洁或疫死的动物肉类或污染的食物及毒蕈等，都能引起急性吐泻、腹痛和发热等症状，尤其在夏秋季更容易发生。现将婴幼儿腹泻简述如下。

1. 婴幼儿消化不良的病因和证候

婴幼儿消化不良，可分为婴儿泻和幼儿泻。婴儿泻有寒泻、热泻、惊泻、伤乳泻等；幼儿方面除寒泻、热泻以外，还有风泻、暑泻、飧泻、伤食泻、疳积泻等。至于其他泄泻，如脐寒泻可并于寒泻，水泻可并入飧泻，脾温泻可并入疳积泻。各类泄泻的发病原因不同，所见的证候亦有所差异，兹分述如下。

（1）寒泻：小儿因感寒或腹脐受凉，便下多为青白色稀水粪，时腹痛，微有肠鸣，大多喜按，眉皱神疲，面色青白，有时额角微汗，小便清长，指纹淡红，脉多沉紧或迟。此为寒伤脾胃三阳，阳虚则运化失权，不能腐熟乳谷，以致恶寒身冷，腹痛作泄，便下澄澈清冷，完谷不化，小便清白，四肢厥冷。这样一系列的肠胃机能衰退现象，称之为寒泻。

寒泻的特点：面色晦暗清白，便下澄澈清冷，腹痛喜按，不渴。

（2）热泻：因于内热，灼及膀胱，小水不利，短涩而黄，热结旁流，暴注下迫黄色稀水，时有腹痛烦啼，拒按，但主要有身热面赤气粗，口干喜饮，大便杂有泡沫，或便下溏，绿色及黏腻，小便短赤，口有酸味，大些小儿可感到便下肛门灼热，舌苔黄或厚腻，指纹深紫，脉多数有力或洪滑象。

热泻的特点：小便短涩而黄，泻下色绿有沫，腹痛拒按，口干。

（3）惊泻：因于受惊或骤闻大声，粪泻稠黏、色青，睡眠不实，夜卧惊悸。这主要是因惊、因热、因乳食不化，其机转是心火素盛，则易受惊恐，刺激肝木，则脾土受其损害，导致水道不正常分利，溢入大肠而下泻。

惊泻的特点：粪泻稠黏、色青，睡眠不实，多惊。

（4）伤乳泻：常见婴儿吐泻交作，考其主要发病病因为内蓄宿乳，肠胃积滞，便泻酸臭，口干喜饮，口中微有腐味，或便下似蛋花样，夹有奶块，以手扪之腹部微热，时有烦啼腹痛。无论是母乳喂养，还是人工喂养，皆有可能导致伤乳泻的发生。因为婴儿不能用语言表达其疾苦，偶有不适则只有尽力吮乳作为解决的唯一办法，因之则易伤乳食，常常泻下与呕吐同时出现。此类患儿指纹大多青紫，脉多沉滑数。

伤乳泻的特点：口腔微有酸腐味，便下稀沫有奶瓣。

（5）风泻：多指婴幼儿伤风病发腹泻。若风邪客于肌腠，症见恶风发热，体温常在 37～38℃ 之间，微咳有汗，食纳不香，或呕吐与泻下并作，纳谷不化，舌苔薄白或薄黄，脉象浮缓或浮数。这一类型很多是由于感冒后饮食不节，风热相搏，扰乱于肠胃之间而引起的暴注下迫，泻下稀水，小便减少。如果伤风已解，则泻下亦可不治自愈，泄泻不过是伤风的一个症状而已。

风泻的特点：体温常有波动，食纳不振，咳嗽。

（6）暑泻：李梴的《医学入门》说："暑泻如水，烦渴，尿赤，暴泻。"从这简短的表述来看，小儿暑天泄泻由于感受暑湿，病起急骤，症见发热烦渴，大便泻下多水，肠鸣腹痛，舌苔白滑或薄黄，脉象洪数或濡数。这很可能是夏天的外感，无论感受的是阴暑或是阳暑，都可能使肠胃功能失调，暑遏热郁，气机不宣，互阻肠胃，清浊混淆，导致胸闷，不思纳谷，小便短少，暴迫下注稀水。如果病势发展，亦可出现高热惊厥，昏沉嗜睡，若津液损耗，则眼眶塌陷，皮肤干枯松弛，或有抽搐动风的现象。

暑泻的特点：暴泻如注，多渴，面赤，肠鸣，神倦。

（7）伤食泻：因于饮食不调，伤之脾胃，食滞化热夹湿，热结旁流，湿邪泛滥，泻下腐臭，腹部灼热，胸满恶食，多渴口干，小便赤涩。《小儿卫生总微论方》谓："吐泻乳食不化，其吐及粪皆有酸臭气者，此伤食吐泻也。"这说明喂养不当，或饮食不节，暴饮暴食，使肠胃负担过重，可引起消化不良。

伤食泻的特点：泻下腐臭，腹痛拒按，胸满恶食，小便赤涩。

（8）飧泻：主要表现为泻下完谷不化，频泻稀水，手足心热，五心烦热，面赤气粗，口干喜饮。此乃寒热相搏，扰乱于肠胃之间，而致暴注下迫。尤在泾谓："飧泻完谷不化，脾胃气衰，不能腐熟水谷，而食物完出。"其所以有完谷不化，乃湿浊伤脾，胃虽主收纳，但运化之权在脾，脾脏有伤则运化之职失司，因之米谷不化，形成泻下多不消化之食物。该类型舌苔大多白滑，脉多沉弱，亦有表现滑象者。

飧泻的特点：泻下多不化之米谷，口干津少，五心烦热。

（9）疳积泻：因于素有疳积，面色萎黄不泽，腹大项细，发稀且枯，周身消瘦，食欲不振，泻下恶臭。虞抟《医学正传》论疳时说："朝飧暮食，渐成积滞胶固，以致身热体瘦，面色萎黄，或肚大青筋，虫痛泻痢，而诸疳之症作矣。"按以上的论述来看，疳积酿泻乃小儿肥甘致积，久则肠胃功能紊乱及营养吸收障碍所致。

疳积泻的特点：面黄身瘦，发枯，泻下腥黏恶臭。

2. 婴幼儿消化不良的辨证治疗

婴幼儿消化不良的风泻、惊泻、飧泻，与西医学的单纯性消化不良相

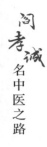

类似；伤乳泻、伤食泻，与西医学的单纯性消化不良或营养紊乱相类似；热泻、暑泻，与西医学的中毒性消化不良相类似；寒泻、疳积泻，与西医学的迁延性消化不良相类似。

当然，这种分类方法可能有些牵强，但可以指导中医药辨证治疗。不同类型的泄泻可以互相转化，如伤食泻日久则可以转化为疳积泻，飧泻可以转化为寒泻。这要求在治疗中恰当地加以辨证施治。

（1）风泻、惊泻、飧泻的辨证治疗

1）风泻：古自有"人在风中而不见风，如鱼在水而不见水"的说法，如果幼儿发生感冒，风侵肌表，郁于腠理，势必发热、恶风、微汗或无汗、头痛、咳嗽，同时夹有大便不调，频泻稀溏，舌苔薄白，指纹淡紫至风关，可以采用藿香正气散加减，以祛风解表、调理脾胃。泻下因于表邪者，在发汗解表作用下，可旺盛血液，祛邪外出，则泻自止。

组方：藿香（夏秋可用鲜的）、苏叶、大腹皮、陈皮、桔梗、厚朴、甘草、赤茯苓、半夏、苍术、白术、鲜姜、大枣。

2）惊泻：粪泻稠黏、色青，睡眠不实，时有惊悸，乃心火盛则易生惊惕，肝木亢则脾土受克，兼之湿热内蓄，因之水道不利；再有乳食不化，则清浊不分，因之泻下不止；舌苔中心垢腻，舌质边红，脉多细数，指纹青紫。此种泻下不可妄投补涩，可采用镇惊、抑肝、清热、健脾的方法，以益脾镇惊散加减调治。

组方：人参、白术、茯苓、朱砂、钩藤、甘草。

3）飧泻：频下稀水，杂有不消化米谷，主要是由于脾运化功能减弱，水道不利，不能直达州都，溢入大肠，而产生泄泻。因津液消耗，故口干思饮、肢倦、神疲。治宜调理脾胃、分清化浊，张景岳所谓"因湿滞者，燥之利之"，宜胃苓汤加减。

组方：苍术、厚朴、陈皮、甘草、茯苓、猪苓、白术、泽泻、桂枝。

以上3种腹泻，是小儿常见的单纯性消化不良类型，一般服药可以短时间获得疗效。3种类型可以看成3种主要致病因素，即风泻因于外感，惊泻因于惊异，飧泻因于湿邪。可是，凡属泄泻，大多与湿有关，故《难经》指出："湿多成五泻。"凡属泄泻早期，皆宜分理中焦，渗利下焦，即所谓淡渗利湿。朱丹溪说："初泻者，多因于湿，宜分利小水最为上策。"我们体会到，长夏季节属于湿土行令，土恶湿，湿胜则善病洞泻寒中。由于外界的气候潮湿影响，引起湿盛则濡泻的内因变化，机体本身不能保持正常平衡，因而产生了病理机转。

（2）伤乳泻、伤食泻的辨证治疗

1）伤乳泻：婴儿在1岁以内主要靠乳食营养，无论是吃母乳或牛乳，都需要定时定量，如果不加节制，一哭即吃，不定时哺喂，鲜有不易于生病者。因婴儿如有不适，不能自道其疾苦，只有依赖吃奶作为安慰，如果内蓄宿乳，即可导致肠胃功能紊乱，因而产生大便不调，泻下稀水，多数婴儿泻下的粪色稀绿且杂有奶块，舌苔灰白湿润，指纹青紫的居多。治宜平胃散加消导之剂，所谓通因通用，使其里和则泻可自止。

组方：苍术、厚朴、陈皮、甘草、黄芩、炒鸡内金、炒麦芽。

2）伤食泻：婴儿当断奶开始进食的时候，若食物的成分不适宜，荤腥过多或油腻过重，都容易引起胃肠道消化功能紊乱；或者由于食物种类改变，使脾运失健，粪便稀薄多水。但此种腹泻多数泻下有腐臭味，且腹部胀硬，烦啼腹痛，大多拒按，不喜近热，且有不思纳食、倒饱、呃逆倾向，舌苔黄垢腻且干，证明是食滞过伤，如果夹湿伤胃，则可能水分协热下利。治疗宜以导滞清热为主，辅以利湿分泻，方用保和丸加川黄连、车前子。

组方：神曲、焦楂肉、茯苓、半夏、陈皮、莱菔子、连翘、麦芽、川黄连、车前子。

以上两种腹泻都因停滞致病，一种属于婴儿的病患，一种属于幼儿的病患。出现腹泻、呕吐症状后，可使正常的消化吸收和新陈代谢的机能受到影响，婴儿伤乳泻也可出现体温升高、睡眠不安和时有烦啼，这是容易纠正的。至于幼儿的饮食不节，食滞中脘，肚腹胀痛，泄泻呕逆，四季皆可出现，不过夏秋比较容易发生，如果治疗及时，很快可以收到疗效；反之迁延时日，吐泻不止，也可能致慢性肠胃病，出现面色萎黄、肌肤不泽。这就要求我们临床要胆大心细，慎之于始，需泻则泻之，需补则补之，有是症则用是药，而免转致缠年累月的慢性病。

（3）热泻、暑泻的辨证治疗

1）热泻：小儿有"气血未充，脏腑娇嫩"的生理特点，故容易受外邪的侵袭，兼之消化机能薄弱，饮食失调，即可导致脾胃受伤，则水谷之精华不得吸收，遂成泄泻。如果发生在夏秋之间，湿热交蒸之际，里热蕴盛夹外邪扰乱于肠胃之间，则病起暴骤，身热烦渴，小便短赤，舌苔黄腻，腹部感觉痛一阵泻一阵，肛门灼红，烦躁不安，胸腹痞闷，泻下黄褐，急迫如注，脉象滑数，或洪或濡，指纹色紫深。治以清热渗利为原则，大分清饮加减调治，此即凉解分利化浊之意。如夹有表邪者，可加用鲜藿香、香薷芳香宣化之。

组方：茯苓、猪苓、泽泻、木通、栀子、枳壳、车前子。

2）暑泻：前人谓"暑必夹湿"。湿热蕴郁则升降失调，出现小儿泄泻、烦渴、面垢、有汗、小便短赤且少；可发展为体温增高，躁扰不安，便下不畅，溏薄黏腻，秽味触人，舌苔黄腻或滑垢，脉象濡数或洪；再进一步发展严重者，可出现高热惊厥，神识昏沉，津脱液竭，囟门眼眶塌陷，腹部膨胀，干啼无泪，声音嘶哑，皮肤枯涩松弛，面暗淡灰白，四肢厥冷或抽搐危机之象。这都是由于体内水液大量消耗，导致津枯液涸，不能荣养五脏，洒陈于六腑，是气血衰竭的表现。

本病早期症见发热汗少，面垢唇红，烦满便泻，舌苔白滑，脉濡数，可以采用解暑清热、调脾胃之剂，宜黄连香薷饮加减，以芳香宣化、苦寒泄热。

组方：川黄连、香薷、厚朴、扁豆。

若伴有高热躁扰，暴泻如注，小便短赤，宜清热解肌，兼利小便，可采用葛根芩连汤加滑石、茯苓、竹叶、连翘、扁豆花等调治，使湿浊从小便排出，水谷既分，泻可自止。

组方：葛根、黄芩、川黄连、甘草、滑石、茯苓、连翘、扁豆花、竹叶。

若暑湿秽浊过盛，深陷营分，内扰厥阴，出现神昏抽搐，可采用清营汤加钩藤、天麻合紫雪丹以清营泄热，兼平肝息风，待其神清抽止，再以清热分利之剂调治，如六和汤（藿香、厚朴、杏仁、砂仁、半夏、木瓜、赤茯苓、香薷、人参、扁豆、甘草、生姜、大枣）。

组方：犀角片（先煎）、生地黄、玄参、竹叶、麦冬、丹参、连翘、金银花、黄连、钩藤、天麻。

从这两种泻的致病因素来看，一种是发自内因为主的热泻，一种是发自外因为主的暑泻，两者都有伤及后天之本的征象，由于脾脏受伤，致使运化能力减弱。古人认为"胃主收纳""脾主运化"，如果脾胃两伤，既不想纳谷，食后也不易消化，加之水湿不行于膀胱，外溢于大肠，则腹痛暴泻。以上两种泄泻，可能与西医学的中毒性消化不良有相同之处，二者都有身热烦渴、小水不利而短涩的表现，若处理不够及时，或因本身抵抗力低下，病情反复，就可能转入严重阶段。病之初期为胃肠道功能紊乱，进而伤阴竭津，扰及心包，出现神识昏沉、面色㿠白、呕逆频繁、抽搐肢厥等现象。在治疗方面，采取急则治其标、缓则治其本，必要时也可加入兴奋强壮补益之剂，如独参汤、四逆汤、龙牡救逆汤等。

（4）寒泻、疳积泻的辨证治疗

1）寒泻：小儿胃肠机能薄弱或者脾胃素弱、体质较虚，或曾因过服苦寒药物攻伐，致中阳不足，健运无权，水谷不能腐熟，津液不能运行，水液糟粕混杂而下，出现泄泻腹痛、恶寒身冷、便下澄澈清冷、小便清白、四肢发凉、脉象沉迟等一派运化能力衰弱征象，也有腹痛绵绵不休、喜热喜按、神倦肢乏、唇淡纳差等表现。治疗就要温中回阳、燥湿健脾，宜附子理中汤加茯苓、伏龙肝调治，可兴奋温阳，调整胃肠机能，兼化寒湿、益气止泻。

组方：制附子、人参、焦白术、干姜、炙甘草、生姜、茯苓、伏龙肝。

2）疳积泻：小儿多食肥甘致积，久则酿致肠胃功能紊乱而泄泻。其特点是面黄身瘦发枯、泻下腥黏恶臭。这主要是营养吸收受到障碍，因而生长发育迟缓，久则日趋消瘦。其主要病因虽由于喂养不够本身的需要，但是过分的食量或时多时少、过饱过饥，也有一定的影响。我们在门诊治疗过程中，常有幼儿和儿童求诊，其家长代述患儿食欲不振，颜面、周身消瘦不丰。其实家中经济情况多数充裕，但小儿就是不想吃东西，任何有滋味的食品虽想尽方法更换种类，但不能引起小儿食欲。在这些病例中，了

27

解到一些儿童家长很多是有营养常识的，但看到自己的小儿面黄发枯、肢体消瘦、不思纳食、周身懒倦等，就多方设法增加营养，或辅助药物治疗，如鱼肝油、钙片、葡萄糖等补益品，可是小儿依然不想吃。我们认为这主要是脾胃不健，运化无权所致。因此，运用健脾消导的方法，患儿不但食欲显著增加，而且体重有明显变化，很快有所好转。

古人治疗面黄身瘦、营养不良的疳积，主要是用"清热""杀虫""消积"三法。清热方面多采用川黄连、胡黄连、青蒿、麦芽等；杀虫方面多采用使君子、槟榔、雷丸、芦荟等；消积多采用三棱、莪术、鸡内金、枳实等，此外也有加用补益气血如四君子汤、四物汤之类，或加用培土益脾的山药、扁豆、莲子、薏苡仁等。总之治疗原则为消积杀虫、滋血调气，按"随顺药饵以扶之，淡薄饮食以养之"之意，使营卫调和，脏腑自然充实，疳积自然痊愈。

治疗小儿疳积，我们所采取的方法主要是自配的"小儿健脾散"和针刺手四缝。因为我们最初遇见这种面黄身瘦小儿，常使用补益强胃药物（如参苓白术散、香砂六君子汤等），可是不见效，后来改用肥儿丸，较以前是有进步，但是仍然不够理想。于是我们就在肥儿丸方剂的基础上改进了药味。我们认为小儿的身瘦面黄，发枯肢倦，不思饮食，肯定是消化系统病患无疑。《黄帝内经》说："饮入于胃，游溢精气，上输于脾，脾气散精，上归于肺，通调水道，下输膀胱。"这说明脾胃为后天之本，为气血津精之源，如果小儿面黄身瘦、不思纳食，首先应当调整肠胃机能，帮助运化吸收。小儿健脾散的主要作用是以清为补，其中没有贵重的药味，每服剂量也很少，由二分到四分，糖水送服。古人认为，肌肉的生成依靠水谷精微的供给，输送水谷精微的脏器主要是脾，故《黄帝内经》说"脾主身之肌肉"。可见，不思饮食、周身消瘦是胃不受纳，脾失健运所造成的。但是，为什么脾和胃不行使它的正常职权呢？我们考虑第一为胃肠道必有停着的积滞，第二就是脾脏运化功能失司。在治疗时如果要调理脾胃，在没有清除肠胃的积滞之前，虽然服用多量的营养食物，不仅不能吸收，反而增加肠胃负担。所以，我们采取导滞益脾化积的方法，使脾胃逐步恢复正常功能；同时，小儿健脾散也能杀虫，凡是小儿消瘦，食欲不振，面黄发枯，大便不调等一切痞积，服小儿健脾散都是可以的。

小儿健脾散组成：神曲、胡黄连、莪术、炒鸡内金、牵牛子、青皮、三棱、炒枳壳、川厚朴、焦麦芽、陈皮、青蒿、苍术、槟榔、大黄、草果、五灵脂、土鳖虫（如无此药可不用）、使君子。上药共研极细面，每10钱兑冰片5分，每包重2分，黑糖水送。嘱少服生冷厚味。

由于疳积而引起的泄泻主要是婴幼儿禀赋虚怯，乳汁不足，加之过早给予食物，使肠胃受损，日久则皮毛憔悴，项细腹大，贪食不饱，腹部硬满，大便频泻无度或便下腐臭，舌质多淡，舌苔或白或黄，脉象以细数居多。治疗可以消疳理脾汤或肥儿丸。

消疳理脾汤组成：芜荑、三棱、莪术、青皮、陈皮、芦荟、槟榔、使君子、甘草、川黄连、胡黄连、麦芽、神曲。

肥儿丸组成：人参、白术、茯苓、黄连、胡黄连、使君子、神曲、麦芽、山楂、甘草、芦荟。

3. 婴幼儿消化不良的简明针灸疗法

婴幼儿消化不良常采用针灸疗法，凡属实证、热证者宜针，虚证、寒证者宜灸，疳积酿泻者宜针四缝。

上肢穴位：内关、曲池、手三里、合谷等。

下肢穴位：足三里、内庭、涌泉等。

腹部穴位：中脘、下脘、天枢、气海、关元等。

背部穴位：三焦俞、气海俞、大肠俞、小肠俞等。

不过，婴幼儿针灸时不易合作，鲜有不畏惧的，啼哭挣扎在所难免，施术者最贵迅速，针刺亦不宜过深，灸时最好不用直接灸，总以隔姜为宜，避免损害皮肤。

根据临床实践，婴幼儿泄泻大多取足阳明胃经的足三里穴，可以认为足三里是小儿腹泻的特效穴位，同时可以配合大肠俞。有呕逆的可以针合谷、涌泉穴，收效较快；腹胀的可用天枢、承山穴；体温升高者可刺少商穴见血；有抽搐者可选用人中、内关穴，能较快地停止抽搐。

患儿面黄身瘦，腹大便泻，可以采取针刺手指节间四缝穴治疗。四缝即近于手掌第2指缝处、横纹缝中间，需用速刺法，可使用短毫针，针时先用酒精棉球将手指横纹消毒后，再用消毒针施术，出针后以把指缝关节腔内黄白黏液挤尽为度。每隔三日针 1 次，3 次即可。

针灸施之于婴幼儿，因其知觉较敏，往往是在表皮给予轻度刺激，即能血行旺盛，调整中枢神经机能。同时因婴幼儿发育的关系，应避免重的刺激，故一般最常用的是皮肤针。针时也可在穴位皮肤上加以叩打、轻轻拍按，即可减少进针的苦痛。

除上述治疗方法以外，尚有应用捏脊、割脂术、推拿、按摩、梅花针，以及各种单方、验方等民间疗法，均有一定效果。

4. 婴幼儿消化不良的预防和调护

（1）预防：①注意婴幼儿的起居：主要是勿使外邪侵袭，以免受寒、受热而引起大便作泻。②防范乳食变质：凡以牛乳为主食的婴儿，需防范牛奶受热变坏，婴儿食用可发生腹泻。③幼儿应节制饮食，最好不吃异样荤腥；宜固定时间喂养，亦不可过饱；留意食物清洁，腐坏食物绝对不能食用，因婴幼儿腹泻多数与饮食有关。④哺乳婴儿的禁忌：乳母有病，最好断奶，如果不能立即断乳，亦应对乳母疾病尽早处理，否则很容易影响婴儿。⑤注意婴幼儿日常身体状况：如果婴幼儿平时体质差，经常有消化不良或易于发热，必须予以治疗，即使症状消失，亦必须注意饮食调理。⑥用药宜谨慎：婴幼儿肤薄神怯，易虚易实，临床用药必须特别谨慎，既不可过猛，也不可操之过急，若非紧急情况之下，最好不用剧烈和毒性药，否则会影响婴幼儿的体质和脏腑功能。

（2）一般调护：中医学对于婴幼儿消化不良的调理，着重在饮食调理方面。实证、热证患儿，原则上主张短期减少食量或禁食；腹泻过程中，一般以米汤或烂稀粥、素菜、清淡之品为宜，忌油腻；如系乳儿，可以减少授乳次数，代以温开水。虚证、寒证患儿，不主张过度控制饮食，但浓煎、厚味、油腻之物亦非所宜，可予米汤、藕粉之类，乳儿可多次少量喂奶。中医学认为，体质本虚，因感寒致病之患儿，若再不注意饮食方面的适当给予，则将更促其病势加剧。饮料对于腹泻患儿亦必须适当给予，多饮则多泻、不给则不泻的想法是不对的。实证、热证患儿，可给予各种果汁，其中以鲜梨汁或鲜橘汁为宜。虚证、寒证患儿可用红糖生姜水多次少量频频与服，注意生姜不要太多，红糖亦只放到微甜为度。有很多病例属于虚性、寒性者，施用此法效果尚好，并且制备非常容易，有的患儿在开始服药前饮红糖生姜水，病势即有稳定趋势，因为红糖生姜水有暖胃散寒调中之力。

慢性腹泻患儿症状好转之后，饮食调护亦是非常重要的。《古今图书集成》有泄泻经验方，其云："久泻食减，糯米一升，水浸一宿，沥干，慢火炒熟，磨筛，入怀庆山药一钱，每日清晨用半盏，入砂糖二匙，胡椒末少许，以极滚汤调食，其味极佳，大有滋补。"这个方法有健胃助胃之功。

【珍贵留影】

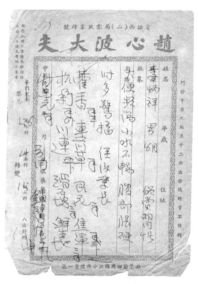

赵心波"处方笺"

二、赵心波治疗神经系统疾病验案

阎孝诚等搜集了赵心波老中医近 20 年在中国中医研究院（现中国中医科学院）西苑医院儿科病房、门诊治疗的部分常见神经系统疾病 31 例，编撰成《赵心波神经系统疾病验案选》一书，1982 年由宁夏人民出版社出版。这些病例西医诊断明确，病历资料记载较为完整，有观察结果，有些患者随访几年至十几年，疗效可靠。

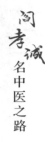

1. 流行性乙型脑炎

例1：陈某，男，8岁

1958年8月18日入院。病历号：29149。

3天来，患儿持续高热40℃以上，伴头痛、呕吐日十数次。昨日神昏谵语，今日昏迷不醒，颈项强直，数日未解大便，小便短赤，舌苔白、稍腻，脉濡数。

查体颈有抵抗，巴宾斯基征、克氏征、戈登征、奥本海姆征均为阳性，心、肺、腹未见异常。

脑脊液检查：蛋白（＋），葡萄糖2～5管（＋），细胞数186/mm³。

补体结合试验：①1：8；②1：32。

诊断为流行性乙型脑炎（极重型）。

辨证：热入营血，内陷厥阴。

治则：清营开窍，凉血平肝。

处方：清营汤合犀角地黄汤加减。

杭芍6g，玉竹9g，连翘3g，竹叶卷心6g，菊花6g，犀角3g，牡丹皮3g，地龙3g。

局方至宝丹1丸，分2次服。

治疗经过：此极重型病人，由蒲辅周、岳美中、赵心波三位老中医会诊处理。当天下午高热40℃以上，头剧痛，吐舌弄舌，烦躁如狂。此为暑邪深陷手足厥阴，继服上方，并加用活蚯蚓1团、皂矾2g共捣泥糊状，用胶布贴囟门处。两小时后渐安定，但仍高热不退，神昏谵语，加服下方2剂。

处方：犀角3g，牡丹皮3g，连翘3g，赤芍4.5g，郁金3g，鲜菖蒲6g，龙胆草3g。

先用鲜芦根30g，鲜荷叶1张，灯心草1.2g，竹叶卷心3g煎汤代水煎以上诸药；并服安宫牛黄丸1丸。

第2日体温降至39℃左右，精神安定，但仍神识不清，困倦欲寐，脉沉滑数，舌苔薄黄腻。此暑湿郁伏，改用辛开苦降法分消湿热、通利三焦。方选黄芩滑石汤加减。

处方：黄芩 3g，黄连 3g，滑石 12g，杏仁 6g，通草 3g，竹叶 6g，芦根 15g，扁豆衣 9g，川郁金 6g，连翘 6g，金银花 9g。

连进 2 剂，体温降至 38℃左右，脉较和缓，仍神识不清，躁扰不安，狂呼乱叫，舌苔黄。重用清心平肝安神之剂。

处方：犀角 4.5g，玄参心 3g，竹叶卷心 9g，连翘心 6g，麦冬 3g，金银花 3g，鲜菖蒲 6g，鲜荷叶 1 张。

并用局方至宝丹 1 丸、羚羊角粉 0.9g，分 2 次服。

住院第 4 日神识完全清楚，第 5 日体温正常，又用养阴润燥之剂善后。住院半个月痊愈出院，经过随访，未留任何后遗症。

按：此案病情危重，由三位老中医会诊处理。他们根据高热神昏、烦躁如狂、吐舌弄舌、颈项强直，辨证为暑热深入营血，内陷手足厥阴。用至宝丹、清营汤开窍清营，犀角地黄汤凉血解毒；兼用活蚯蚓、皂矾外治，以增强息风镇惊之力；妙在加用鲜茅根、鲜荷叶、鲜芦根、灯心草、竹叶卷心煎汤代水，既入心清热，又分利暑湿。这些辨证施治方法继承、发扬了叶天士、吴鞠通等温病学的理论。叶天士云："营分受热，则血液受劫，心神不安，夜甚无寐，或斑点隐隐，即撤去气药……如从湿热陷入者，犀角、花露之品，参入凉血清热方中。"鲜茅根、鲜荷叶等就是花露之品的运用和发挥。吴鞠通在《温病条辨》中强调"暑兼湿热"，并提出了证治原则。治疗的第 3 天，病人高热渐退，精神安定，但仍神识不清，困倦欲寐，脉沉滑数，舌苔薄黄腻，一派暑湿之象。三位老中医遵照吴氏的理论，马上改用辛开苦降法，用黄芩滑石汤分消湿热、通利三焦，使病情好转，获得了较好的临床效果。

例 2：谢某，男，7 岁

1965 年 8 月 28 日入院。病历号：8397。

发热 6 天，伴头痛、倦怠、口渴喜饮、汗出不畅、大便不通、尿少，前天开始呕吐，呈喷射状。

入院时体温高达 40℃，神清，颈软，克氏征、布氏征阴性，心、肺、腹无异常。脉浮数，舌苔黄白相兼。

脑脊液检查：蛋白（＋），葡萄糖 3～5 管（±），细胞数 150/mm³，单

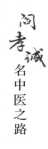

核细胞45%，多核细胞55%。

诊断为流行性乙型脑炎。

辨证：气分热炽，夹表湿。

治则：清气分热，兼解表化湿。

处方：白虎汤合香薷饮加减。

生石膏60g，知母6g，六一散9g，金银花15g，天花粉9g，连翘9g，大青叶15g，鲜藿香9g，鲜佩兰9g，香薷9g。

治疗经过：入院以后体温持续上升，高达40.8℃，并抽风1次，神识不清，口吐涎，尿失禁。此系暑热逆传心包，引动肝风之险候。于上方中加入止痉散，并增服局方至宝丹1丸。经处理后未再抽搐，体温渐降，第2日降至37.7℃。第5日正常，神识逐步清楚。后改用滋阴清热和胃之法。

处方：南沙参9g，麦冬9g，天花粉9g，生甘草4.5g，山药9g，金银花9g，大青叶15g，生稻芽9g，鲜生地黄9g，生石膏15g。

住院10日，唯语言稍欠流利，余均正常，出院调养。

按：高热、口渴喜饮、大便不通、尿少、呕吐、脉数，乃属暑邪入气分，胃热炽盛的证候表现；但兼有头痛、倦怠、汗出不畅、脉浮、舌苔黄白相兼，为暑湿在表未解。吴鞠通曰："手太阴暑湿……但汗不出者，新加香薷饮主之。"赵老根据本例病人的具体情况，结合吴氏论述，用白虎汤合香薷饮加减治疗。方中重用生石膏、知母清热；金银花、连翘、大青叶解毒；香薷、鲜藿香、鲜佩兰、六一散芳香解表化浊、甘淡渗湿；佐天花粉生津止渴，防阴液耗损。虽出现抽风、神识不清等逆传心包、引动肝风之险候，但赵老未改变治疗大法，仅于原方中加用开窍止痉之品，迅速防止了病情的恶化，使此重症在短期内获效。赵老的经验：暑湿治疗的根本大法是清热解毒兼化湿浊，可以随证选用清透、息风、开窍、救阴等治法，但要分清主次，不要舍本求末，乱了根本。

例3：程某，男，1岁

1968年9月15日入院。病历号：8233。

入院前一天发热，当日中午抽风，四肢强直，角弓反张，经治疗缓解。

入院时呈昏睡状，面部及右上下肢抽动不止，血压124/60mmHg，心率183次/分，颈有抵抗，膝反射未引出，腹壁反射、提睾反射消失，布氏征阳性。脉细数略浮，舌质微红，舌苔薄黄。

脑脊液检查：蛋白定性试验（潘氏试验）（＋），葡萄糖1～5管（＋），细胞数28/mm³。

诊断为重型流行性乙型脑炎。

辨证：经西医抢救，抽搐虽止，但四肢强直、目呆痴、对光反射迟钝、嗜睡状、高热40℃、汗出不畅。证属气血两燔，热极生风。

治则：清热凉血，镇肝息风。

处方：银翘散合白虎汤加减。

生石膏24g，知母15g，金银花6g，连翘6g，芦根12g，荆芥穗3g，大青叶9g，粳米9g，桃仁4.5g，生地黄9g，全蝎2.4g，党参6g。

紫雪散1.5g，日服3次，冲服。

治疗经过：第1日持续高热不解，昏睡状，有知觉，会吞咽，能哭，未抽搐，二便通畅，舌质红，苔腻，脉细数。仍用前方治疗，加用安宫牛黄散0.4g，日3次冲服。第3日体温降至37.8℃，神识清楚，浅反射均可引出，克氏征阴性。第4日体温正常，用滋阴润肺清解余热及和胃法善后。

处方：石斛6g，生地黄9g，麦冬9g，金银花9g，川贝母8g，桃仁3g，杏仁3g，杭菊花6g，台党参9g，焦麦芽6g，生甘草3g，炒枳壳4.5g。

按：此重型流行性乙型脑炎病人，赵老根据高热但汗出不畅、脉细数而略浮、舌苔薄黄而舌质仅微红，诊断为里热盛，表邪未解。抽风则因热极所致，故治疗以清热解毒为主，佐以活血息风。方选白虎汤、紫雪散清气泄热、息风解痉。金银花、连翘、荆芥穗、大青叶、芦根诸药既透邪于外，又解毒于内。略加桃仁、生地黄、全蝎活血、凉血、息风。吴鞠通有"暑温……脉芤甚者，白虎加人参汤主之"的立论，本案虽无脉芤甚，但见脉细，故赵老在上述方中酌加党参，意在益气扶正。赵老十分强调温热病引起的抽风主要是热毒引起，治疗必须以清热息风为主，平肝止痉、活血凉血等法可以随证选用。

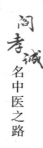
2. 病毒性脑炎

韩某，女，5岁

1976年7月12日初诊，病历号：183691。

患儿因右上、下肢震颤，头向左倾，口角向左歪斜，于1976年6月28日住北京某医院儿科。入院前两周曾有发热、咳嗽、流涕，经治疗3天烧退，但较易疲乏。

入院后查体：右鼻唇沟浅，口角略向左歪，舌正中，右上肢肌张力高，伴不自主震颤，右侧腹壁反射消失，右侧巴宾斯基征阳性，踝阵挛阳性。舌质微红，苔腻，脉沉缓。

脑脊液检查：白细胞 $2/mm^3$，蛋白65mg%，葡萄糖65mg%，氯化物655mg%。

血常规检查：血红蛋白13g，白细胞总数 $10550/mm^3$，中性粒细胞68%，淋巴细胞27%，单核细胞5%，血沉7mm/h。

超声波检查：中线波有移位。当即请另一医院神经外科会诊：根据曾有发热、起病较快，目前表现右侧轻瘫伴肢体震颤，复查超声波示中线向右移位，考虑脑左半球深部病变，性质待定。

脑同位素扫描：前后位、左侧位、右侧位均见中线稍偏左部有明显的放射性浓集区。

脑血管造影：未提示占位性病变。

辨证：风中经络，引动肝风。

治则：祛风活络，平肝息风。

处方：防风6g，羌活3g，蝉蜕4.5g，桑枝9g，全蝎3g，地龙6g，丝瓜络6g，生石决明12g，天竺黄9g，南红花4.5g，生侧柏叶9g。

治疗经过：服上方12剂，病情稳定，未再恶化，精神、食纳较好。因地震，1976年7月底治疗暂被中断。

1976年9月13日再度前来诊治：神清，右上、下肢不全瘫，伴不自主震颤，眼底出现早期水肿，脉沉数，舌质略红。此仍系风中经络、肝风未息之候，治疗重平肝息风、活血通络，并佐人参益气生津，意在扶正祛邪。

处方：生石决明 9g，僵蚕 3g（研末冲服），钩藤 6g，地龙 6g，橘络 4.5g，桑枝 9g，金银花藤 9g，南红花 4.5g，桃仁 3g，生侧柏叶 9g，当归 6g，人参 1.5g。

1976 年 10 月 8 日三诊：连服上方 20 余剂，右侧肢体活动恢复，震颤明显减轻，仅觉夜间右上肢发麻，搓揉则好转。风邪渐除，肝风渐平，但血脉不畅，经络失养，故见麻木。治疗重养血活血、通经活络，佐息风之品。

处方：当归 9g，杭白芍 6g，生地黄 12g，桃仁 4.5g，南红花 3g，生侧柏叶 9g，桑枝 12g，橘络 6g，伸筋草 9g，地龙 6g，淡竹叶 6g，生甘草 3g。

1976 年 10 月 15 日四诊：经以上处理麻木消失，已无明显自觉症状，仅右手在用力握物时略感颤动，脉沉缓，舌正常。用益气通络、调和营卫之法善后。

处方：生黄芪 12g，党参 9g，枸杞子 9g，桂枝尖 4.5g，杭白芍 4.5g，炙甘草 3g，钩藤 6g，地龙 6g，橘络 4.5g，石决明 15g，煅牡蛎 15g，生侧柏叶 9g。

1976 年 10 月 30 日五诊：患儿跑跳如常，无自觉症状，在北京某医院复查脑同位素扫描，结果示前后位、左侧位、右侧位均未见到放射性异常浓聚。

两年以后随访，患儿未留任何后遗症，智力发育良好，学习成绩优秀。

按：本案西医诊断为病毒性脑炎，因其有口角歪斜、半身不遂等证候特点，故属于中医学的"中风"范畴。

有关中风的病因、病机，历代医家论述颇多，但众说不一，有主风，有主火，有主气，有主痰；有分真中、类中；有分内风、外风。赵老认为，本例患儿中风主要是外感邪风，中于经络，引动肝风。为什么邪风能够中人？又为什么能够引动肝风？赵老责之为机体气血两虚。正如《灵枢·百病始生》记载："卒然逢疾风暴雨而不病者，盖无虚，故邪不能独伤人。此必因虚邪之风，与其身形，两虚相得，乃客其形。"由于气血虚，经络失养，易为邪风所中；由于肝藏血，血虚不能养肝，容易导致肝风内动。所

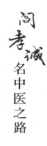
以，气血虚是内因，邪风是外因，内因是发病的根据，外因是发病的条件，外因通过内因而起作用。赵老根据这个认识，在治疗此类疾病过程中既注意祛外邪，又注意扶正气。一般情况下，早期以祛邪为主；中期在祛邪的同时佐以扶正；疾病恢复期以扶正为主。本例患儿的治疗，开始针对风邪，以治风为主，重用防风、羌活、蝉蜕等散风药物，同时加用全蝎、地龙、钩藤、僵蚕、生石决明等平肝息风之品，佐红花、生侧柏叶活血，意在加强息风之力。赵老的经验是有邪先祛邪，用药恰当不仅不伤正，相反可以起到"邪除正复"之效。实践证明，在邪盛、正未衰的情况下，祛邪愈彻底，疗效愈快，后遗症愈少；但到一定的阶段，邪势已减之后，就可加入扶正之品。本例在二诊加入人参、当归补气养血，即本此意。病到恢复期，邪去而正气未复，就重用扶正之品。赵老根据本病气血虚为内因的认识，在恢复期用黄芪、党参补气，当归、白芍养血，以巩固疗效。

3. 脑炎、脑病及后遗症

例 1：张某，女，8 岁

1959 年 4 月 21 日入院。病历号：2909。

发热 1 天，伴轻咳、汗多、呕吐。今日频发抽风，1 小时内抽搐 5 次，共抽风 15 次，昏睡谵语，大便数日未行，小便少。

入院检查：体温 38.4℃，嗜睡状，面色苍白，颈稍硬，肺叩诊右侧稍浊，可闻及少许小水泡音，心腹未见异常。膝反射正常，右足跖反射阳性，克氏征阳性。面色萎黄、无泽，口中恶臭，舌苔黄腻，两脉沉伏，左脉较弦细。

脑脊液检查：蛋白定性试验（潘氏试验）（+），葡萄糖第 2 管以上（+），白细胞 3/mm³，未见细菌。

血常规检查：血红蛋白 14.9g/dL，红细胞 5370000/mm³，白细胞总数 67500/mm³，中性粒细胞 91%，淋巴细胞 9%。

X 线检查：右肺下野呈片状模糊阴影，两肺纹理普遍增厚。

诊断为大叶性肺炎，中毒性脑炎。

辨证：热毒内壅肺胃，积滞不化。

治则：清热解毒，导滞化湿。

处方：香薷 9g，扁豆花 6g，厚朴花 4.5g，金银花 12g，连翘 9g，杭菊 12g，苏叶 3g，龙胆草 6g，姜黄连 8g，广犀角 8g，生石膏 24g。

紫雪散，每次 1g，日服 2 次，冲服。

西药：青霉素每次 10 万单位，每日 2 次肌注；并临时加用鲁米那，每次 0.1g，肌注。

治疗经过：第 2 天，患儿抽搐明显减少，神识较前清楚；仍呕吐，予以灌肠通便（便色黑、恶臭），小便不利，舌苔黄腻，脉左弦右滑。肠胃积热较盛，上方去苏叶、厚朴花、广犀角，酌加消导清热之品：焦山楂 6g，焦槟榔 6g，焦大黄 6g，黄芩 9g，鲜生地黄 12g，淡竹叶 3g。服 1 剂体温完全正常，神识清楚，可以坐起，不抽搐，未呕吐，能喝米汤，唯有大便闭结，小便短赤，口干，渴思凉饮，舌苔老黄厚腻，脉沉数。再予滋阴润肠、通腑导滞法。

处方：鲜生地黄 12g，鲜石斛 9g，玄明粉 3g，生大黄 7.5g，炒枳壳 6g，滑石块 12g，焦山楂、焦槟榔各 4.5g，黄芩 6g，金银花 9g，连翘 6g，藿香 9g。

甲壬金散 1g，分 2 次冲服。

患儿仅服 1 剂，大便通下，小便通利，精神较好，纳食增加，偶有咳嗽，腻苔减，脉稍滑数。改用清解余热、消导积滞法善后。住院第 7 天，肺部啰音消失。第 9 天 X 线胸透仅右肺下野纹理增厚，血象检查正常，痊愈出院。

按：本案西医诊断为大叶性肺炎合并中毒性脑炎，赵老根据发热、呕吐、口中恶臭、大便数日不行、小便少、舌苔黄腻、两脉沉伏等主要证候特点，辨证为热毒内壅肺胃，积滞不化；虽有抽风、昏睡、谵语等症，但赵老均责之为热毒内壅所致，故治疗着重清热解毒、消积导滞。因积久必生湿，故佐以化湿。方中广犀角、生石膏、黄连、龙胆草、金银花、连翘、紫雪散均为清热解毒之品，酌加香薷、苏叶、扁豆花、厚朴花等，既能消积滞，又能化湿浊，但通降之力不够。所以，在以后方中加入焦山楂、焦槟榔、焦大黄、生大黄、玄明粉等通下之品。处理过程中无一味止痉之品而抽止，随证选方而肺炎愈，说明了中医治病"必求其本"和"辨证施治"

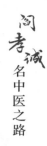

的重要性。

例2：刘某，男，3岁

1966年10月22日初诊。病历号：161361。

患儿8个月前患病毒性脑炎，使左下肢拘挛，不能站立，左半身运动失灵，渐见失语，不会哭，右眼歪斜，但智力尚佳。患儿曾在当地（黑龙江省佳木斯市）和北京市某医院进行诊疗，未见效。

来诊时检查：智力尚佳，不会言语，右眼歪斜，左上、下肢肌张力增强，膝反射稍亢进。全身有散在性出血点，心、肺、腹未见异常。脉象沉数有力，舌无垢苔。

血常规检查：血红蛋白12.6g/dL，白细胞总数6700/mm^3，中性粒细胞48%，淋巴细胞52%，血小板48/mm^3，出血时间7.5分钟，凝血时间9分钟。

辨证：肝风内动，瘀痰阻络。

治则：平肝息风，活血化痰，舒筋活络。

处方：当归6g，生地黄9g，僵蚕6g，杭菊6g，天竺黄6g，伸筋草6g，连翘9g。

降压1号丸，每次1丸，日服2次。

治疗经过：以上方为基础，后适当加入活血凉血药物桃仁3g、牡丹皮4.5g、生侧柏叶9g，祛风止痉药物天麻3g、钩藤4.5g、全蝎3g、蝉蜕4.5g，强壮筋骨药物川牛膝、杜仲，以及化风锭每次1丸，日服2次；痿痹通络丹，每次1丸，日服2次。先后治疗近3个月，患儿逐渐能够说话、唱歌，右眼不斜视，并能够站立，全身出血点、斑明显减少，血小板数目增加至71000/mm^3。患儿收到较好的临床效果，带上方药返乡调养。

按：此案病情复杂，既有脑炎后遗症，又有血小板减少性紫癜。赵老从错综复杂的证候中，抓住左侧肢体拘挛、右眼歪斜、不会言语，兼见全身出血点，认证为肝风内动，瘀痰阻络。"拘挛""斜视"是肝风内动的表现。《素问·至真要大论》说："诸风掉眩，皆属于肝。"亦说："诸暴强直，皆属于风。"肝风属于内风，形成的原因很多。历代医家侧重于内脏的失调和肝脏本身的病变。赵老从临床实践出发，认为肝风与经络的通达、气血的流通有很密切的关系，临床表现为拘挛、震颤、抽动、强直、歪斜等症状，多有经络受阻、气血不通、筋骨失养，即所谓内风时起，乘颠袭络的现象，故平肝息风一定要与活血化瘀、疏经通络、强壮筋骨诸法合用，以达相辅相成的治疗目的，改善新陈代谢，增强机体抗病能力。本案的治疗就是范例。处方中降压 1 号丸、化风锭、杭菊、天麻、僵蚕、全蝎、钩藤、蝉蜕，重在平肝息风；当归、生地黄、桃仁、牡丹皮、生侧柏叶活血凉血、止血化瘀；天竺黄、连翘清热化痰；川牛膝、杜仲、伸筋草、痿痹通络丹，疏经通络、强壮筋骨。配方时药物可以增加，但治则不可变，这些是赵老多年积累的宝贵经验。

例 3：陈某，男，4 岁

1976 年 6 月 9 日初诊。病历号：215373。

患儿于 6 个月前高热、呕吐，烧退、吐止之后，逐渐发现左眼视力丧失，左耳聋，左侧肢体活动不灵，不能自动前行。在当地（黑龙江省牡丹江市）和北京市某医院诊断为病毒性脑炎后遗症，经治无效，转来我院治疗。舌质微红，无垢苔，脉沉弦。

辨证：风热伤肝，筋脉失养。

治则：清肝明目，活血散风，舒筋通脉。

处方：白蒺藜 9g，生石决明 15g，羌活 4.5g，桑枝 12g，钩藤 6g，南红花 4.5g，生地黄 15g，生侧柏叶 9g，连翘 9g，木瓜 9g，川牛膝 9g。

治疗经过：以上为基本方，后随症加用清肝明目之品谷精草 9g、石斛 9g、杭菊 9g、羚羊角粉 1.2g，以及祛风止痉、舒筋活络之品僵蚕 6g、蜈蚣 1 条、伸筋草 9g，共治疗 1 个月，视力、听觉逐渐恢复，可以自动步行，达到临床明显好转，带下方返乡调养。

处方：茺蔚子 6g，白蒺藜 9g，生石决明 12g，磁石 12g，生地黄、熟地黄各 9g，杭白芍 6g，生侧柏叶 9g，蜈蚣 1 条，南红花 3g，杭菊 9g，生甘草 3g，银柴胡 3g，羚羊角粉 0.6g（分两次冲服）。

按：此脑炎后遗症患儿主要是左眼视觉、左耳听觉丧失，兼有左侧肢体运动障碍。赵老认证为风热伤肝，筋脉失养，治疗以清肝明目为主，选用白蒺藜、生石决明、谷精草、石斛、杭菊、羚羊角诸药，但也合用了祛

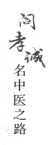

风止痉、活血化瘀、舒筋通络等治疗原则，使此疑难之病治疗1个月恢复了视力、听觉，并可自动行走。其临床效果是明显的。

例4：陈某，男，2岁

1963年6月22日初诊。病历号：115572。

患儿6个月前患百日咳、肺炎合并中毒性脑病。百日咳、肺炎治愈后，目不能视，失语，左侧上下肢瘫痪，右侧肢体抖动，颈项强直，烦急呻吟，夜寐不安。

检查：神识不清，颈硬，目斜视，仅有光感，左上下肢强直性痉挛，右上下肢肌肉紧张，腱反射减弱。唇红，舌质红，脉象沉涩。

辨证：热毒深陷厥阴，瘀血内阻经络。

治则：祛风清热，平肝镇静，活血通络。

处方：钩藤3g，全蝎3g，天竺黄6g，玳瑁6g，南红花3g，鲜生地黄9g，僵蚕6g，化橘红4.5g，桃仁3g，伸筋草6g，金银花藤9g。

甲壬金散，每服0.6g，日服2次，冲服。

治疗经过：在服上方的同时，加服降压1号丸（每服1丸，日服2次）及化风锭（每服1丸，日服2次），共治疗1个月。

1963年7月24日来诊：目无斜视，右上肢已能屈伸，右手能持物，已对刺激有反应，会笑，饮食、二便均正常，但仍无视觉，舌质红，有糜烂点，脉象沉涩。守上方加重清肝明目之品。

处方：羚羊角粉0.3g（冲服），生石决明12g，白蒺藜6g，僵蚕6g，桃仁泥4.5g，全蝎2.4g，钩藤3g，蜈蚣1条，生地黄9g，黄芩4.5g，金银花藤6g，焦大黄3.6g。

再治疗20天，1963年8月16日诊治：左半身肢体已可自主活动，虽有视觉但视物模糊，多烦急，智力仍差，舌质微红，脉象沉涩。守上法，酌加开窍醒脑之品。

处方：石菖蒲6g，川郁金6g，玳瑁4.5g，桃仁泥4.5g，龙胆草3g，银柴胡4.5g，生地黄9g，赤芍3g，生侧柏叶6g，僵蚕6g，全蝎2.4g。

甲壬金散，每次0.5g冲服，日服2次。

连续治疗3个月，至1963年12月4日，患儿智力明显恢复，可以学挤眼，学羞人，四肢可以自由活动，视力明显好转，但不会行走。改用痿痹通络丹、降压 1 号丸、化风锭缓调，交替服用，每次 1 丸，每日 2 次。

先后治疗 13 个月。至 1964 年 7 月 24 日，患儿已能走路，眼睛完全复明，智力良好，临床基本治愈。随访 3 年，一切正常。

按：赵老认为，形成脑炎后遗症的主要原因是热毒未能外解内清，深陷于足厥阴，侵犯脑髓，阻塞经络，影响气血之运行、筋骨之濡养，故产生呆痴、失语、失明、失聪、抽搐、瘫痪、癫狂等病症，治疗时可根据不同的表现用药。呆痴者要益智醒脑；失语者要活络通窍；失明者要清肝明目；失聪者要补肾养肝；抽搐者要平肝息风；瘫痪者要通经活络、强壮筋骨；癫狂者要镇静安神。同时要配合活血凉血、清热泻火的治疗法则。本案既有神识不清、失明失语，又有瘫痪、肢抽、烦急不寐，治疗颇为困难。赵老抓住热毒深陷厥阴、瘀血内阻经络的证候特点，用甲壬金散清热解毒透邪，用玳瑁、钩藤、全蝎、僵蚕等药平肝息风，佐用红花、桃仁、伸筋草、金银花藤、生地黄、天竺黄、化橘红等活血通络化痰之品，使此顽固之疾治疗 1 个月而神识清、肢体活动转佳。由于仍无视觉，随即重用羚羊角、生石决明、白蒺藜等清肝明目的药物，最后终获治愈，并有较好的远期疗效。

例 5：袁某，女，5 岁

1965 年 1 月 18 日初诊。病历号：134157。

患儿 1 岁时患重型中毒性痢疾，在北京某医院住院治疗。痢疾愈后而智力低下，不会言语，听不懂话，表情呆痴，睡眠不安，大便干结，脉沉弦细，舌质微红，无垢苔。

辨证：热伤脑髓，蒙闭心窍。

治则：清心醒脑，活血开窍。

处方：石菖蒲 6g，玳瑁 6g，生石决明 9g，南红花 3g，天花粉 9g，连翘 9g，全蝎 3g，天竺黄 6g，蝉蜕 4.5g，莲子心 3g，酒大黄 4.5g。

牛黄抱龙丸，每次服一丸半，日服 2 次。

治疗经过：以上方为主，后随证加入钩藤、远志、僵蚕、桃仁、玄参、生地黄、郁金、龙胆草等品。治疗两个半月，患儿可以喊爸爸、妈妈，并可以说简单的话，能听懂一般语言。再配合降压 1 号丸（每次 1 丸，日服 2 次）及牛黄清心丸（每次半丸，日服 2 次）。治疗两个半月，至 1965 年 6 月 6 日，患儿已能回答问题，能与小朋友打闹，但语言不清楚，睡眠不安适，脉弦数有力，舌苔中心黄。继用清心醒脑、凉血活血、祛风安神之法。

处方：炒栀子仁 4.5g，白茅根 9g，生地黄 9g，莲子心 4.5g，大蓟、小蓟各 9g，僵蚕 6g，全蝎 2.4g，桃仁泥 4.5g，金银花 9g，朱茯神 9g，朱远志 9g。

牛黄镇惊丸，每次 1 丸，日服 2 次。

1965 年 11 月 12 日再诊：患儿生活已能自理，能与小朋友玩要，但较同龄儿智力仍是低下，继予醒神益智涤痰之剂常服。

处方：石菖蒲 6g，天竺黄 4.5g，蝉蜕 3g，化橘红 3g，僵蚕 6g，杭菊 6g。

经 3 年多随访，智力逐步恢复，一般情况均好。

按：本案主要症状为呆痴、失语，故治疗重用清心醒脑、活血开窍之法，选用牛黄抱龙丸、牛黄清心丸、石菖蒲、莲子心、连翘、红花、桃仁、生地黄、郁金等方药为主治疗，但也同时使用了平肝息风（生石决明、玳瑁、蝉蜕、钩藤），清热化痰（龙胆草、栀子、白茅根、天竺黄），镇静安神（远志、茯神、牛黄镇惊丸）等治法。赵老除重用清心醒脑法以外，又采用了活血行瘀开窍之法，推动血行，以清热息风，增强机体抗病机能，以达智力逐渐恢复之目的。同时，赵老强调治疗中不宜随便改方，同时要坚持治疗。

4. 脊髓灰质炎

例 1：刘某，女，1 岁 3 个月

1965 年 1 月 18 日初诊。病历号：134161。

患儿半个月前发热、咳嗽，经治 3 天热退。3 天后左腿软瘫不能动，在北京市某医院诊断为脊髓灰质炎，经针灸治疗未见效。现左侧下肢瘫痪，膝反射消失，肌张力低下，完全不能自主运动，右腿正常。舌尖微红，舌苔薄白，脉数有力。

辨证：时疫瘟邪深伏经络，筋脉失养。

治则：清热透邪，活血祛风，舒筋活络。

处方：嫩桑枝 9g，独活 3g，南红花 3g，桃仁泥 3g，川牛膝 9g，秦艽 4.5g，伸筋草 6g，僵蚕 6g，全蝎 2.4g，宣木瓜 6g，焦大黄 3g。

化风锭，每次 1 丸，日服 2 次。

治疗过程：服上方 4 剂，左下肢已能自主活动，且能站立，扶物可以行走，但蹲下不能自己起立，唇红，舌质红，舌苔薄黄，脉沉弦数。再守前法治疗。

处方：嫩桑枝 9g，桃仁泥 3g，金银花藤 6g，南红花 3g，川牛膝 9g，防风 3g，僵蚕 6g，全蝎 2.4g，伸筋草 6g，生侧柏叶 6g。

化风锭，每次 1 丸，日服 2 次。

以后又加用局方至宝丹，每次 1/3 丸，日服 2 次。共治 20 天，能迈步行走，但不耐久。

再服上方 7 剂，改用痿痹通络丹每次 1 丸，日服 2 次。至 1965 年 3 月 21 日已可自动行走，先后治疗两个月痊愈。

按：脊髓灰质炎瘫痪期，属于中医学的"痿证"。《黄帝内经》有"诸痿喘呕，皆属于上"的论述，历代医家都信奉治痿"独取阳明"的理论。赵老根据现代医学对脊髓灰质炎的认识和多年临床实践，认为此病主要是外感时疫瘟毒，毒热灼伤宗筋，邪气凝滞经络，阻塞气血畅通，使肢体失养而痿痹不用。防治此病一定要遵循温病学理论辨证施治。本案正值瘫痪期，辨证为时疫瘟邪深伏经络，筋脉失养，采用清热透邪、活血祛风、舒筋活络的治法。赵老的见解：此阶段（发病 40 天以内）透邪清热愈彻底，肢体恢复愈快，后遗症愈少。他常选用"三宝"之一的局方至宝丹，此乃清心开窍、解毒透邪之良药；若无此药可用化风锭、甲壬金散代之。同时要配合运用活血凉血祛风、舒筋活络法，既可以帮助排毒，又可以疏通气血，恢复肢体的活动。赵老常用的活血凉血药有桃仁、红花、生侧柏叶；祛风药有独活、防风、秦艽、全蝎、僵蚕；舒筋活络药有桑枝、牛膝、伸筋草、木瓜及痿痹通络丹，其中痿痹通络丹多用于恢复期的治疗。

痿痹通络丹是赵老的经验方，有舒筋活血、疏风通络、通利关节、促进瘫痪恢复的功效。

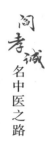
例 2：尤某，男，5 岁

1964 年 7 月 24 日初诊。病历号：128489。

患儿于 7 月初先高热，而后出现右下肢麻痹。经北京市多家医院诊断为脊髓灰质炎，针灸治疗稍见好转。现仍不能站，不能行走，右膝反射未引出，左下肢正常。舌苔中心薄黄，脉沉弦。

辨证：温毒深伏经络，经脉失养。

治则：清热透邪，活血祛风，强壮筋骨。

处方：桑寄生 9g，南红花 3g，桃仁泥 3g，独活 3g，生侧柏叶 6g，川续断 6g，宣木瓜 6g，秦艽 4.5g，川牛膝 9g，僵蚕 6g，全蝎 3g。

化风锭，每次半丸，日服 2 次。

服上方 6 剂，右腿即可站立，并能行走，但不稳，也不耐久，舌苔中心薄黄，脉弦数。仍守上方加伸筋草 6g，去化风锭，改用局方至宝丹每次半丸，日服 2 次。

共治疗 1 个月，患儿能站立行走，但仍耐力不够，改用加味金刚丸、痿痹通络丹，每服 1 丸，每日 2 次，交替服用善后。

按：此案处理原则与前案完全相同，所用方药基本一致。赵老十分强调中医的辨证一定要与西医的辨病紧密结合起来，探讨治病的规律。在同一个病、同一个阶段，主证相同，大法大方可不变。若因兼证不同，药物可以适当增加或减少。

例 3：高某，男，7 个月

1964 年 5 月 4 日初诊。病历号：125356。

患儿两周前高热，烧退后出现腹部大包块，右下肢瘫痪，不能站，不能动，周身多汗，指纹淡紫，舌无垢苔。

辨证：温邪深伏经络，筋脉失养，瘀血不化。

治则：清热透邪，舒筋活络，活血化瘀。

处方：防风 3g，生侧柏叶 6g，桑枝 6g，川牛膝 6g，南红花 3g，伸筋草 6g，桃仁泥 3g，生地黄 6g，羌活 2.4g，僵蚕 4.5g，全蝎 2.4g，焦麦芽 6g。

局方至宝丹，每次 1/3 丸，日服 2 次。

治疗经过：服上方 6 剂，腹部包块缩小，能够站，但乏力，大便略频，为不消化之物，带黏液，指纹淡紫，舌苔中心白滑。守上法略加清热利湿之剂。

处方：车前子 6g，藿香 6g，焦麦芽 6g，金银花 6g，川黄连 1g，僵蚕 4.5g，全蝎 2.4g，川牛膝 6g，伸筋草 6g，宣木瓜 6g，南红花 3g。

化风锭，每次 1 丸，日服 2 次。

再治 1 周，腹泻愈，能站立且较前有力，但右脚放不平，舌苔薄白，脉沉滑。继用息风活血、舒筋通络之剂。

处方：桑枝 9g，生侧柏叶 6g，川牛膝 9g，伸筋草 6g，独活 3g，南红花 3g，川续断 6g，全蝎 2.4g，秦艽 4.5g，僵蚕 6g，防风 2.4g。

至 1964 年 6 月 22 日，患儿腹部包块消失，右下肢活动自如，临床无自觉症状。先后治疗 48 天而获痊愈。以后改用痿痹通络丹每次 1 丸，日服 2 次巩固之。

按：本案因治疗期间有大便频、带黏液、内有不消化之物、舌苔中心白滑等一派肠胃病的征象，考虑构成以上证候的原因系肠胃湿热，故治疗中略加清热利湿之品（车前草、藿香、川黄连、焦麦芽等），其他仍按前案治疗原则处理。

例 4：李某，女，1 岁

1964 年 4 月 27 日初诊。病历号：125134。

患儿 6 天前发热、嗜睡、多汗、纳差，近两日烧退而左腿瘫痪，不能翻身，不能站立，肌肉松弛，膝反射消失。舌质边红，脉细数。

辨证：热灼宗筋，经络不通，瘀血内停。

治则：清热通络，活血舒筋。

处方：秦艽 6g，防风 4.5g，金银花 9g，连翘 9g，僵蚕 6g，生侧柏叶 9g，南红花 3g，当归 4.5g，桑枝 9g，木瓜 9g，丝瓜络 9g，伸筋草 9g。

化风锭，每次 1 丸，日服 3 次。

治疗经过：服 3 剂后患儿可以翻身，可以站，但无力，不能迈步。再守上方，化风锭改用局方至宝丹每次 1/3 丸，日服 3 次。再治 3 天，左下肢功能基本恢复，可以扶物行走，与病前无异。再用前法巩固之，观察一

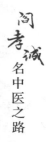

个半月，一切正常，改用加味金刚丸，每次 1 丸，日服 2 次善后。

按：加味金刚丸是赵锡武老中医的经验方，有温肾壮阳、强壮筋骨、活络祛风的功效。赵老在治疗脊髓灰质炎时，常把痿痹通络丹用于瘫痪期和恢复期，把加味金刚丸用于后遗症，但也不是绝对的，有时也合用或交替使用。

例 5：付某，女，10 个月

1964 年 7 月 21 日初诊。病历号：128331。

患儿 16 日前出现高热，6 日后热渐退，乃发现右腿全瘫，不能动，对任何刺激无反应，皮肤发凉，肌肉略见萎缩，膝反射消失。在北京市某医院诊断为脊髓灰质炎，用针灸治疗未见明显效果。脉略数，舌无垢苔。

辨证：风温之邪入络，筋骨失养，瘀血内停。

治则：清热祛风，舒筋通络，活血化瘀。

处方：嫩桑枝 9g，南红花 3g，川牛膝 9g，僵蚕 6g，宣木瓜 6g，桃仁 3g，生侧柏叶 6g，全蝎 2.4g，秦艽 4.5g，金银花藤 6g。

化风锭，每次 1 丸，日服 2 次。

治疗经过：经上方治疗 10 日，足趾可以活动，膝关节可以屈伸，能爬，但仍无力，不能站，脉弦数，舌无垢苔。守上方治疗，化风锭改用局方至宝丹，每次 1/3 丸，日服 2 次。再治 20 天，患儿可以扶物站立，但不耐久，亦不能行走，改用加味金刚丸、痿痹通络丹治疗。至 1964 年 11 月 2 日可以行走。坚持治疗 1 年，左下肢功能完全恢复，慢步行走正常，快跑时略见跛状。

按：脊髓灰质炎的治疗贵在及时和坚持，这样才能减少后遗症，提高治愈率。本案治疗 20 天即能站立，但肢体运动功能基本恢复用了 1 年的时间。最后患儿快跑时仍略见跛状，可见其根治之难。

例 6：单某，女，2 岁

1959 年 12 月 24 日入院。病历号：3572。

患儿 8 个月前高热、汗多，热退后右腿瘫痪。在北京市某医院诊断为脊髓灰质炎，经用针灸、穴位注射、梅花针、组织疗法治疗，已能行走，但下肢软弱无力，易摔跤，并见明显足外翻。

检查：右下肢肌肉萎缩、力弱，膝反射未引出。心、肺、腹未见异常。脉沉，舌苔白。

辨证：瘀血不化，经络不通，筋骨失养。

治则：活血通络，强壮筋骨。

处方：桑寄生 12g，独活 4.5g，当归 6g，赤芍 6g，川牛膝 9g，宣木瓜 6g，桃仁 4.5g，生侧柏叶 9g，伸筋草 9g，生地黄 9g，橘络 4.5g。

加味金刚丸，每次 1 丸，每日 2 次。

治疗经过：以上方和加味金刚丸为主，并配合针灸疗法，共治疗四个半月。两下肢功能基本恢复正常，走路姿态良好，于 1960 年 4 月 12 日出院。

按：脊髓灰质炎后遗症由于病程长，往往出现畸形、肌肉萎缩和行走无力，故治疗难度比较大。赵老认为，后遗症阶段主要是瘀血阻络，气血不通，筋骨失养，治疗要抓住活血化瘀、舒筋通络、强壮筋骨等治法，针药并用，综合治疗。其中加味金刚丸是主要而有效的方药。

5. 感染性多发性神经根炎

梁某，女，3 岁 6 个月

1975 年 10 月 8 日初诊。病历号：198876。

患儿发病时间与原因不明，病情呈渐进发展，从走路跌跤到不能站立，上肢不能抬举，乃至不能坐，约 1 个月的时间。在某医院检查：神识清楚，四肢软瘫，腱反射消失，感觉障碍。脑脊液细胞数正常，蛋白稍增高。诊断为感染性多发性神经根炎，治疗两周，效果不明显。仍不能站，不能坐，上肢不能动，脉微数，舌无垢苔。

辨证：风中经络，筋骨失养。

治则：息风通络，强壮筋骨，佐以活血。

处方：天麻 4.5g，钩藤 6g，防风 4.5g，秦艽 6g，僵蚕 6g，伸筋草 9g，川牛膝 9g，川续断 6g，金银花藤 9g，生侧柏叶 9g，南红花 3g，生地黄 9g。

服上方 6 剂，四肢已能活动，可以坐，但不能站，上肢不能抬举，脉缓，舌质正常，无垢苔。仍依上方加减。

处方：全蝎 3g，僵蚕 6g，乌梢蛇 6g，地龙 6g，伸筋草 9g，络石藤 9g，川续断 9g，南星 4.5g，南红花 3g，桃仁 4.5g，生侧柏叶 9g，当归 3g。

再治半个月，两上肢已能抬举到头部，两下肢可以自由活动，但不能持久，脉沉缓，舌正常。风邪渐除，气血未复，应加重补气活血、强壮筋骨之品以巩固疗效。

处方：黄芪 9g，当归 6g，川续断 9g，川牛膝 6g，伸筋草 9g，钩藤 4.5g，僵蚕 6g，全蝎 3g，地龙 6g，桃仁 4.5g，红花 3g，生侧柏叶 6g，南星 4.5g。

共治疗 55 天，至同年 12 月 2 日，患儿四肢活动良好，行动如常，达到临床治愈。

按：此案西医诊断为感染性多发性神经根炎。因其主要症状是瘫痪，故属于中医学"痿证"范畴。历代医家在治疗"痿证"时多信奉"独取阳明"，赵老则不然。他认为，该病成因是机体气血不足，风邪乘虚而入，客于经络，阻塞气血畅达，导致肌肤不仁，筋骨失养，四肢痿痹不用。"气血虚"是本，"风邪入"是标。赵老根据"急则治其标""有邪先祛邪"的原则，以治风为主。选用防风、秦艽等祛风药，天麻、钩藤、僵蚕、全蝎等息风药，乌梢蛇、地龙等搜风药，同时加用桃仁、红花、侧柏叶等活血药物，取其"治风先治血，血行风自灭"之理，用药 6 剂收到明显的效果。三诊时，患儿就可以行走，两上肢能够抬举到头部，但活动尚不能持久，脉沉缓。此时赵老认为风邪渐除，气血未复，随即转用黄芪、当归补养气血，兼用川续断、川牛膝强壮筋骨，从本根治，以巩固疗效，防止复发。

6. 大脑发育不全

例 1：郑某，男，12 岁

1975 年 11 月 26 日初诊。病历号：215378。

其母妊娠期间患甲状腺肿，加上年高体弱、营养差，全身浮肿比较明显，曾服多种药物治疗。产后逐渐发现患儿智力低下，坐立、说话、行走都较迟；至 7 岁还发音不清；现已 12 岁，生活尚不能自理，好歹不分，打人毁物，乱跑乱动，不避危险，说话不清楚，更不会数数，脉沉弦，舌苔薄黄。

辨证：肝火炽盛，痰阻包络。

治则：清肝泻火，清心化痰。

处方：磁石12g，通草8g，红花4.5g，石菖蒲9g，莲子心6g，桃仁4.5g，蝉蜕6g，龙胆草6g，炒山栀4.5g，生地黄12g，生甘草8g，神曲6g。

治疗经过：以上方为主治疗3个月，患儿智力略见恢复，开始知道好坏，会说简单的话（如"我要吃饭""把东西给我"），并能回答一般问题，稍安静，但仍好动多言，但言语不清。继用平肝镇惊、清心醒脑之剂。

处方：石菖蒲9g，莲子心6g，麦冬心6g，玳瑁6g，茯神12g，桃仁4.5g，天花粉9g，连翘9g，益智仁9g，龙胆草6g，生甘草8g。

化风锭，每次1丸，每日2次。

至1976年9月1日，经治9个月，患儿智力又有所好转，能认、写简单的字，精神较前安定，可做简单的家务（如扫地、擦桌子），生活基本能够自理，但仍时而多言好动，夜寐肢体抽动。守上法治疗。

处方：益智仁9g，石菖蒲9g，茯神9g，远志9g，当归9g，莲子心3g，麦冬9g，生石决明30g，代赭石30g，磁石30g，僵蚕9g，珍珠母30g。

连续治疗两年，患儿智力明显进步，语言较前清楚，对话明白，能认、写一些字，并能进行简单的计算和上街买菜。但此病终究系先天疾患，患儿智力仍十分低下。继续用上方加减治疗，并加用头针疗法。

1979年8月31日随访，患儿已能拿着妈妈写的纸条到商店选购东西，看完电影能说出某些片段内容，说话也稍有逻辑性。

按：大脑发育不全以智力低下为主，也兼有精神异常、癫痫发作、运动障碍或失语、失明等。中医儿科称之为"五软""五迟"，一般按虚证处理。赵老根据"心主神明""肝主风"和"诸风掉眩、皆属于肝"的理论，结合多年临床实践，认为此病主要原因是心神受损和肝风内动，也兼有肾气不足、脾气虚弱的因素。所以，他常用清心开窍、安神醒脑、平肝息风的治法。

本例患儿智力低下兼有精神异常，赵老认证为肝火炽盛，痰阻包络。

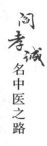

用磁石、龙胆草、玳瑁、生石决明等清肝平肝；用莲子心、山栀子、麦冬、连翘清心泻火；用石菖蒲、茯神、远志等安神醒脑、化痰开窍；用桃仁、红花、生地黄活血凉血，取其"治风先治血、血行风自灭"之意，目的是加强平肝息风之力；用化风锭、蝉蜕镇惊息风；佐益智仁，既益脾胃又理元气，赵老认为有增强益智安神的作用。连续治疗两年，取得一定的效果。

例2：胡某，女，8岁

1966年6月16日初诊。病历号：137401。

患儿为难产儿，出生后不会吮奶，不会哭，4岁才开始学走路，至8岁仍走路不稳，经常跌倒，两手拿东西不灵活，不能端水碗，说话不清楚，只能讲简单的话，不能回答提问，表情如二三岁的儿童，经多方治疗未见明显效果。脉沉弦，舌质正常，无苔。

辨证：心肾两虚，筋骨失养，经络不通。

治则：首重滋益心肾，继用疏经通络、强壮筋骨之品。

处方：黄精9g，朱茯神9g，鹿角霜6g，杭白芍9g，枸杞子6g，石菖蒲4.5g，生地黄、熟地黄各9g，益智仁6g，潼蒺藜6g，银柴胡4.5g，龙胆草4.5g。

治疗经过：上方治疗1个月以后，改用丸药治疗：痿痹通络丹每次1丸，每日2次；降压1号丸每次半丸，日服2次。

用以上两种丸药坚持治疗7个月，患儿行走稳，已不跌倒，能讲一些基本的话，但较慢，手持物的能力较前进步，但欠灵活。再继续服用上述两种丸药半年，至1967年8月8日，患儿一般情况好，智力明显进步，上肢活动也灵活，改用益肾补肾、强壮筋骨之剂常服。

处方：熟地黄60g，山药60g，茯苓60g，泽泻30g，山茱萸30g，川牛膝30g，鸡血藤30g，虎胫骨15g，石菖蒲15g，菟丝子60g，鹿角胶15g，龟甲30g。共研细末，蜜为丸，每丸重6g，每次服1丸，日服2次。

按：此案患儿智力低下兼肢体软弱无力，为心肾两虚、筋骨失养、经络不通的证候。赵老先后采用滋益心肾、疏经通络、强壮筋骨的治疗原则，用黄精、潼蒺藜、鹿角霜、枸杞子、熟地黄等补精益肾，用朱茯神、石菖蒲、益智仁等益心醒脑，用痿痹通络丹疏经活络、通利关节。痿痹通络丹专治下肢痿软无力，步履艰难，是赵老多年临床经验的结晶。另外，本案方中还加用了龙胆草、银柴胡、生地黄、白芍和降压1号丸（此丸药有清肝降火的功用）等清肝平肝、凉血清热之品，可见赵老治疗此类疾病是十分注重清火平肝抑木的，用意是防肝风内动。这个临床经验是以小儿"肝常有余"的理论为指导的。

例3：李某，男，3岁

1965年6月11日初诊。病历号：139473。

患儿出生时难产，加之用产钳致使其颅内出血，影响大脑发育而智力低下，现已3岁还不会说话，不会走路，双目活动不灵活，口歪多涎。脉偏弦滑，舌苔白。

辨证：肝经风热，筋骨失养。

治则：平肝息风，强壮筋骨，兼通经活络。

处方：石菖蒲6g，木瓜6g，牛膝9g，红花3g，伸筋草6g，僵蚕6g，全蝎2.4g，蝉蜕8g。

降压1号丸，每次半丸，日服2次；痿痹通络丹，每次1丸，日服2次。

治疗经过：用上方药治疗5个月，至1965年11月17日，患儿双目活动已灵活，口歪多涎消失，可以喊叫，但吐字不清，已能单独行走几步，脉沉涩，舌质红，白苔。单用丸药治疗：降压1号丸每次半丸，日服2次；礞石滚痰丸每次2g，日服2次。

再治疗4个月，患儿已能独自行走，听觉、视觉均好，能讲简单的话，但不清楚。继续用上述丸药治疗。

按：赵老抓住本案口歪多涎、双目活动不灵和脉弦偏滑的证候特点辨证为肝经风热；又根据不会走路、不会说话的特点，认证为筋骨失养，经络不通。所以，赵老用降压1号丸、全蝎、僵蚕、蝉蜕清热平肝息风；用牛膝、木瓜、伸筋草和痿痹通络丹等疏经活络、强壮筋骨；略佐红花活血，石菖蒲开窍，并在以后的治疗中加用礞石滚痰丸清热坠痰。所用药物并无补益之品，而以"清、消"两法为主，治疗9个月而获一定效果，可见治疗大脑发育不全并非一定要用"补"法。

例4：史某，男，6个月

1964年6月1日初诊。病历号：126519。

患儿出生后即抽风，每日发作4～5次，发病时两眼上翻、口吐白沫、四肢抽动，持续8～15分钟始缓解，患儿表情呆痴，对任何刺激无反应。指纹隐紫，舌苔厚腻剥脱。

辨证：肝风内动，痰蒙心窍。

治则：平肝息风，活血化痰，佐以消导。

处方：钩藤3g，僵蚕6g，桃仁4.5g，南红花2.4g，全蝎3g，天麻3g，龙胆草4.5g，生侧柏叶6g，化橘红3g，天竺黄6g，焦大黄3g，焦麦芽6g。

牛黄镇惊丸，每次半丸，日服2次。

治疗经过：经治两个月，抽搐由每日4～5次减少到每日1次，持续时间明显缩短，双目较前灵活，已知事，想玩。再治疗3个月，1个月内未见抽搐，下肢时有震颤，大便带黏液，小便黄，脉略数，舌苔薄黄，可见剥脱。仍守上方加减治疗。

处方：钩藤3g，生龙骨、生牡蛎各6g，南红花3g，桃仁泥6g，僵蚕6g，化橘红4.5g，全蝎3g，天竺黄6g，黄芩3g，焦大黄3g，生甘草3g。

牛黄镇惊丸，每次半丸，日服2次。

至1966年3月9日，患儿未再抽搐，智力亦有所进步，能够玩耍。

按：此案为大脑发育不全，兼有癫痫发作。赵老认证为肝风内动，痰蒙心窍，用平肝息风、活血化痰法为主治疗，目的是止抽搐。坚持治疗3个月而抽搐止，智力也因此有所进步，可见治疗此类患者并非要补肾为主，可以考虑怪病多痰瘀的治疗规律。

7. 脑挫裂伤

赵某，男，1岁6个月

1958年4月18日入院。病历号：63968。

4天前患儿自车上跌下，头部着地，当即昏迷不啼，急送某医院抢救两个多小时稍见好转。继而出现左上下肢抽动不止，右上肢瘫痪不能活动，颈向后背，双目凝视斜向右侧，频吐不止，神识不清。查脑脊液"有血球"，诊为脑挫裂伤。住院治疗4天，仍高热不退，并出现口眼歪斜，遂转来我院由赵老治疗。

当时检查：体温 38 ～ 39℃，神识昏迷，右上肢完全性强直性瘫痪，右下肢不完全性强直性瘫痪，左上下肢时有抽动，目斜视，口眼歪向左侧，右眼不闭。膝反射亢进，无病理反射，心、肺、腹未见异常。舌苔中心薄黄，两脉细数。

辨证：惊热伤肝，瘀血内阻。

治则：清热镇惊，平肝息风，活血化瘀。

处方：金银花 9g，天麻 3g，生地黄 9g，木瓜 6g，桑枝 9g，牡丹皮 6g，南红花 3g，生侧柏叶 6g，麦冬 6g，菊花 6g，羚羊角粉（每次 0.2g，日服 3 次）。

治疗经过：服药 1 剂，当日神识清醒，再未呕吐，仍抽搐不止，喉有痰鸣。

处方：僵蚕 3g，南红花 3g，生地黄 9g，天竺黄 4.5g，清水蝎 2.4g，金银花 9g，大蓟、小蓟各 9g，桃仁、杏仁各 3g，焦大黄 4g，汉三七 2.5g。

局方至宝丹，每次 1/4 丸，日服 4 次。

次日神识清楚，能识人，未见抽搐，右上下肢可以自由活动，但仍见两眼凝视，情绪烦急，体温尚有波动。于住院第 5 日，重用清热平肝之剂。

处方：生石膏 18g，龙胆草 3g，青蒿 9g，金银花 9g，桃仁 3g，生地黄 9g，桑枝 9g，莲子心 3g，僵蚕 4.5g，焦大黄 2.4g。

紫雪散，每次半瓶，日服 3 次。

住院第 9 日，口眼歪斜、两眼凝视消失，右下肢运动良好，右上肢肩关节活动稍差，体温稍有波动。再治疗 2 日，体温正常，精神、食纳均好，改用祛风活血、舒筋通络之剂。

处方：当归 6g，金银花藤 9g，嫩桑枝 9g，干地黄 9g，宣木瓜 6g，僵蚕 6g，清水蝎 2.5g，桃仁 8g，麦冬 9g，蜈蚣 1 条，鲜藿香 9g。

并配合针灸、按摩治疗。

住院第 20 天，除右肩活动稍差以外，其他肢体运动良好，一切正常，出院调治。

随访 10 余年，患者智力良好。1976 年因地震受惊而致癫痫小发作。

按：此脑挫裂伤患儿病情重，既有昏迷、发热，又有抽搐、偏瘫、口眼歪斜。赵老根据病因（外伤）和证候特点，辨证为惊热伤肝，瘀血内阻，用清热镇惊、平肝息风、活血化瘀法治疗，选用羚羊角、局方至宝丹、紫雪散等清热解毒、开窍醒脑重剂，以及生地黄、牡丹皮、红花、生侧柏叶、桃仁、大蓟、小蓟、汉三七等多味凉血活血药物。赵老认为，此类疾病非及时清热解毒、透邪外出、活血凉血、化瘀通络不可，否则，深陷经络，灼伤脑髓，而导致后遗症。由于赵老采用上述原则处理，患儿当日神清，次日抽止，20 日基本痊愈出院。

8. 脑外伤后遗症

柴某，女，21 岁

1973 年 2 月 19 日初诊。病历号：203045。

患者两年半以前因跌扑头部受伤，当时昏迷约有 10 分钟，苏醒后头痛剧烈，伴呕吐、发热。曾在某医院治疗无效，又转入北京市某部队医院，诊断为脑挫伤，治疗两月余，病情稳定后出院。10 天后患者体温突然升高，给予抗生素治疗无效，停药后自动退热；1 个月后再度发热达 39℃，并出现哭笑无常、打人毁物、幻听幻视、二便失禁，伴有抽风。两个月后又住该院治疗无效而自动出院。当时检查脑电图为低中幅波及快波，过度换气时尤甚，中额部出现较多中高幅阵发慢波。全血象减低（血红蛋白 8.5g%，白细胞总数 3200/mm^3，血小板 60000/mm^3），谷丙转氨酶 210 单位。

后经北京市多家医院神经内科会诊，用过各种亲神经药、镇静药、抗癫痫药、神经营养药、退热药、抗生素、激素、中药等，均无明显疗效。1972 年 7 月 26 日复查脑电图：额、颞、枕部均有慢波，左侧较显，且左额有阵发性棘波。到我院就诊时，神识昏沉，痴呆不语，右侧不全瘫痪，抽搐频发，高热不退，不能坐立，生活不能自理。脉细弦数，苔微黄。

诊断为脑外伤后遗症（脑萎缩、癫痫、右侧不全瘫痪、中枢性发热），继发全血象降低。

辨证：毒热攻心，劫动肝风，瘀血阻络。

治则：清心解毒，平肝息风，活血通络。

处方：钩藤 6g，莲子心 6g，紫花地丁 9g，全蝎 3g，连翘 12g，玳瑁

9g，南红花 3g，煅牡蛎 12g，党参 9g，蝉蜕 4.5g，麦冬 12g，熊胆 3g。

降压 1 号丸，每次 1.5 丸，日服 2 次。

治疗经过：1973 年 4 月 27 日二诊。患者服上方 3 剂抽搐即止，发热减退，纳食增加。服药 20 剂后停用一切西药，仍神识不清，大小便不能自主，不能坐立。

处方：钩藤 6g，石菖蒲 9g，南红花 6g，蒲公英 12g，蝉蜕 6g，僵蚕 9g，玳瑁 9g，金银花 12g，麦冬 12g，天竺黄 9g，竹叶 6g，党参 9g，熊胆粉 1.5g（分冲兑服）。

1973 年 6 月 1 日三诊：体温完全正常，抽搐未再发作，他人搀扶可以站立，二便已能控制，神识稍见好转，但仍不能言语，右侧肢体活动不灵活。

处方：石菖蒲 9g，莲子心 4.5g，败酱草 9g，煅牡蛎 12g，南红花 4.5g，玳瑁 9g，全蝎 4.5g，天竺黄 12g，龙胆草 6g，天花粉 9g，生石决明 12g，竹叶 6g，桃仁 4.5g，炒山栀 4.5g，熊胆末（每次 0.6g，每日 2 次冲服）。

1973 年 7 月 12 日四诊：体温正常无波动，大抽搐一直未发作，可以扶着走几步，已能说话，但吐字不清楚，颜面时有小抽动。

处方：石菖蒲 9g，鳖甲 9g，天竺黄 9g，全蝎 4.5g，桃仁 4.5g，莲子心 6g，生石决明 12g，南红花 4.5g，龙胆草 6g，玳瑁 9g，蝉蜕 6g，天麻 6g，金银花 12g，蒲公英 12g，生石膏 30g，熊胆末（每次 0.6g，每日 2 次冲服）。

1973 年 9 月 27 日五诊：扶着能步行 100 多米，右侧肢体活动良好，右手已能握物，能够说话，但不十分清楚，答非所问，颜面偶见小抽动。血常规检查：血红蛋白 12g%，血小板 130000/mm³。此毒热渐解，肝风渐平，气血未复，心失所养，在清余热、平肝风的同时，重用醒神开窍、补气活血之品。

处方：石菖蒲 6g，莲子心 4.5g，党参 9g，当归 6g，天麻 4.5g，蝉蜕 4.5g，地龙 5g，橘络 6g，川牛膝 9g，玳瑁 9g，生石膏 24g，黄芩 6g，熊胆末（每次 0.6g，日服 2 次）。

1973 年 11 月 29 日复查脑电图：轻度不正常。

1974 年 5 月 28 日六诊：自己步行来诊。面色红润，精神好，说话清

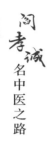
楚，可以正确回答问题；但仍体倦乏力，记忆力差，易烦急，面目轻度浮肿，脉象缓细，薄黄苔。以补气养血为主善后调理。

处方：黄芪12g，党参9g，茯苓12g，炒薏苡仁9g，泽泻9g，熟地黄12g，生侧柏叶9g，地龙6g，玳瑁6g，莲子心3g，煅牡蛎12g，竹叶6g。

1975年6月22日随访，患者发育、营养良好，精神饱满，言语、行动均与常人无异，饮食、二便、月经均正常。各项实验室检查均正常。

按：本案经北京市各大医院诊断为脑外伤后遗症，西医多方治疗无效，反而日益加重，形成脑萎缩、癫痫、偏瘫、中枢性发热、全血象降低，病情十分严重。经赵老治疗7个多月而获全效，两年后身体基本恢复正常，值得很好地总结。

赵老从分析本病的起因（外伤）、发展和证候特点（神识昏沉、痴呆不语、高热不退、抽搐频发、左侧偏瘫、脉细弦数、苔微黄），辨证为毒热攻心，劫动肝风，瘀血阻络。治疗重用清热解毒、平肝息风、清心脑之法，略佐活血以助息风，益气帮助驱邪。从1973年2月19日至1973年9月27日7个多月的时间，赵老先后5次处方。其中，清热解毒的药物有熊胆、紫花地丁、连翘、蒲公英、金银花、龙胆草、生石膏、黄芩；平肝息风的药物有钩藤、全蝎、玳瑁、牡蛎、蝉蜕、僵蚕、生石决明、天麻、地龙；清心开窍的药物有莲子心、麦冬、竹叶、石菖蒲；活血的药物有当归、红花，益气的药物有党参；另有天竺黄、橘络、川牛膝化凝通络、壮筋骨，是辅助药物。熊胆和玳瑁是主药，每次必用。熊胆大苦大寒，入心、肝、胆三经，有清心肝毒热之功，专治热盛抽搐之症；玳瑁甘寒，入心、肝二经，有清热解毒、平肝定惊之效，对于热病烦躁、神昏谵语、惊痫抽搐均适宜。

从本案的临床实践可以看出，赵老治疗神经系统疾病的基本理论来源于《素问·至真要大论》所论述的"诸风掉眩，皆属于肝"；"诸热瞀瘛，皆属于火"；"诸躁狂越，皆属于火"；"诸暴强直，皆属于风"。他认为，抽搐、昏迷、震颤、痴呆等精神症状的主要病因是火热攻心，肝风内动，故治疗首重清热泻火、解毒避邪、平肝息风，并佐用活血法，活血也是息风。在治疗过程中，赵老也十分注意正气。在初期以祛邪为主，有时根据情况略加益气之品；到了恢复阶段，起老强调要益气养血善后。本案的治疗过程就是范例。

9. 坐骨神经干损伤

江某，女，4 岁

1976 年 5 月 28 日初诊。病历号：215339。

患儿于 1 个月前因感冒发热注射"百尔定"后，立即出现下肢不能动，左腿不能站立，不能蹲，不能走，足面浮肿，注射部位疼痛。1～2 周后，患儿出现软瘫，在北京市某医院诊断为左侧坐骨神经干损伤。1 个月来，左下肢肌肉萎缩。脉平，舌苔中心黄厚。

辨证：瘀血内阻，经络不通，筋骨失养。

治则：活血化瘀，舒筋活络，强壮筋骨。

处方：桃仁 3g，南红花 3g，生侧柏叶 9g，伸筋草 9g，宣木瓜 6g，川牛膝 9g，橘络 4.5g，川续断 6g，金银花藤 6g，黄芩 6g，神曲 9g。日 1剂，水煎服。

兼用外洗方：蕲艾 12g，防风 6g，透骨草 9g，羌活 4.5g，南红花 6g，地龙 6g，肉桂 3g，乳香 6g。

治疗经过：以上方为基本方治疗 1 个月，患儿能站、能蹲，也能行走，但不能久立；左膝上及足腕部肌肉轻度萎缩，注射部位稍有痛感。继用上方治疗近 5 个月，至 1976 年 10 月 8 日，患儿局部疼痛消失，已行走如常，但不耐劳，午后稍感膝关节不适，面色萎黄，脉沉缓。此气血未复，脾肾两虚之候，用下方善后处理。

处方：当归身 12g，杭芍 9g，阿胶珠 9g，党参 12g，生侧柏叶 9g，桑枝 9g，菟丝子 9g，茯苓 12g，川牛膝 9g，南红花 4.5g，鹿角霜 6g，杜仲 9g，枸杞子 9g，黄芪 12g。

河车大造丸，每次 1 丸，日服 2 次。

按：本案因注射而损伤坐骨神经干，赵老认为属于外伤，由于瘀血内阻导致经络不通，筋骨失养，形成肢体活动障碍。开始以活血化瘀、舒筋活络、强壮筋骨治疗，以桃仁、红花、生侧柏叶、伸筋草、宣木瓜、川牛膝、川续断为主，兼用外洗方；待疼痛消失并能行走之后，表现出不耐劳、面色萎黄、脉沉缓等气血不足、脾肾两虚之证候，则改用补气血、益脾肾法善后，获得较为理想的疗效。

10. 癫痫

例1：孙某，女，1岁

1965年12月27日初诊。病历号：1331。

患儿一个半月前的一个夜晚突然哭醒，随即两眼上翻、四肢抽动、面色发青，持续约10分钟方止，抽搐前无感冒、发热等病史。8天后患儿又在夜间抽搐，曾在北京市某医院诊断为癫痫，并进行治疗。昨日又犯病。平素睡眠不安，时有惊悸。舌质微红，无垢苔，脉沉数。

辨证：肝风夹惊。

治则：平肝息风，清热镇惊。

处方：牛黄镇惊丸，每次半丸，日服2次；降压1号丸，每次半丸，日服2次。

治疗经过：用以上两种丸药治疗，至1967年9月21日止，共21个月未犯病，达到临床缓解。

按：赵老根据中医基本理论和多年临床经验，将癫痫分为3个证型：肝风偏盛、痰火偏盛、正气偏虚，并总结了息风止痉、活血凉血、平肝镇惊、行气化痰、清热泻火、益气补血几种治疗法及化痫止抽1号方、化痫止抽2号方、降压1号丸、化风锭、化痫饼5个主方。本案属于肝风夹惊，用平肝息风、清热镇惊法处理，选用成方降压1号丸、牛黄镇惊丸，共观察21个月未犯病，收到了一定的效果。

降压1号丸是赵老与郭士魁老中医共同制定的经验方，原来用于治疗高血压，因其有清肝降火、活血化瘀、祛风通络等作用，故赵老用来治疗癫痫和其他神经系统疾病，只要对证，往往收到较好的疗效。

例2：喻某，男，6岁6个月

1967年3月6日初诊。病历号：167005。

患儿数月前开始局部抽动，逐渐加重，10天或半个月抽动1次，抽时流涎，牙关紧闭，不能吞咽，持续数秒钟，发作前有先兆，发作中无意识丧失，经中国人民解放军总医院、首都医科大学宣武医院诊断为局限性运动性癫痫。脉弦细数，舌质淡红，无垢苔。

辨证：肝风内扰。

治则：平肝息风，活血通络。

处方：僵蚕6g，全蝎2.4g，天麻3g，钩藤3g，桃仁3g，南红花3g，生地黄9g。

治疗经过：服上方6剂，月余未发作，后加青礞石6g、天竺黄6g、秦艽4.5g、威灵仙4.5g，配用化风锭每次1丸，日服2次；降压1号丸每次1丸，日服2次。治疗1年多未犯病，达到临床缓解。

按：本案西医诊断为局限性运动性癫痫，赵老根据面部抽动、牙关紧闭、流涎、不能吞咽、无意识丧失等证候特点，认为肝风内扰，用平肝息风法为主，佐以活血通络，选用天麻、全蝎、钩藤、僵蚕为主药，辅助桃仁、红花等药物，并长期服用降压1号丸、化风锭，使此病获效。

化风锭有散风镇惊、清热化痰的功效，是赵老治疗癫痫和痰热惊风最常用的成药。

例3：陈某，男，1岁6个月。

1960年3月23日入院。病历号：8772。

患儿10个月前突然高热40℃，抽风1次，经治疗热退，抽风未犯。4日后无发热，但两目凝视，双手握拳，神识不清，四肢抽搐，持续约两分钟缓解。以后逐渐频发，每日7～8次。在山东省某部队医院检查，确诊为癫痫，用苯妥英钠、鲁米那治疗两天未能控制发作，转来我院住院。

查体：发育营养好，神识清楚，心、肺、腹无异常，颈软，无病理性神经反射。脉滑，苔白。

辨证：肝风内动，痰火内扰。

治则：平肝息风，清火化痰，活血化瘀。

处方：天麻2.4g，钩藤3g，僵蚕6g，全蝎2.4g，天竺黄4.5g，南红花2.4g，生地黄6g，桃仁3g，法半夏3g，焦大黄3g。

牛黄镇惊丸，每服半丸，日服2次；化风锭，每服1丸，日服2次。

治疗经过：经以上处理，抽搐由每日7～8次减少到3～4次，但持续时间长（约4分钟），口吐白沫，面色青紫，四肢抽搐。共服药9天，改用降压1号丸治疗，每次服1丸，日服2次。第2天抽搐即止，10天未再抽。出院一直服用降压 1 号丸。至 1967 年 8 月 25 日未犯病，回原籍调养。

按：此案西医诊断为大发作型癫痫，发作时既有抽搐又有神识不清，辨证为肝风夹痰火，用平肝息风、清火化痰、活血化瘀法治疗，除选用天麻、钩藤、僵蚕、全蝎、天竺黄、桃仁、红花、生地黄、法半夏等药物以外，加用了牛黄镇惊丸和化风锭。

牛黄镇惊丸由《古今医鉴》抱龙丸加减而成，有息风镇惊、解毒清热、化痰开窍的功效，用于肝风夹痰火证较适宜。

例 4：邢某，男，2 岁 6 个月。

1975 年 12 月 2 日初诊。病历号：208795。

患儿月余前高热 39.8℃，经治疗渐退；然后发现患儿口角、眼角抽动，两眼发直，日十数次至数十次，伴烦急、睡时易惊、手足抖动。指纹淡紫，舌无垢苔。

辨证：肝风内扰。

治则：平肝息风，佐以清热镇惊。

处方：磁石 9g，钩藤 4.5g，南红花 3g，生石决明 12g，桃仁 3g，蝉蜕 4.5g，全蝎 3g，地龙 4.5g，青礞石 9g，茯苓 9g，远志 4.5g。

化风锭，每次 1 丸，每日 2 次。

治疗经过：以上方为主，连续治疗 3 个多月，颜面抽搐由频发逐渐减少，至 1976 年 3 月完全不抽，停药观察一年半未复发，达到临床缓解。

1978 年 8 月随访，患儿病情稳定无反复。

按：此案西医诊断为小发作型癫痫，以颜面抽动为主症，属肝风内动证，用平肝息风、清热镇惊法治疗。3 月余即控制了发作，停药观察一年半未发。经过随访，远期疗效也较好。

例 5：杨某，男，11 岁

1965 年 10 月 4 日初诊。病历号：105110。

患儿 1962 年底患病毒性肝炎后即发抽搐，每月 1 次，多在夜晚发作。曾到西医院经脑电图检查确诊为癫痫，长期服用苯妥英钠、鲁米那，曾一度控制了发作，但停药后病情加重。发病时突然晕倒、四肢抽搐、口吐涎沫，持续 10 多分钟，连续两日大发作，且每日嘴角抽动。再服苯妥英钠、鲁米那治疗无效。脉沉弦，舌质边红，无垢苔。

辨证：痰热内蕴，中焦阻滞。

治则：清热化痰，通里导滞。

处方：化痫饼（验方）。

青礞石18g，法半夏24g，天南星21g，海浮石18g，沉香9g，生牵牛子、熟牵牛子各45g，炒建曲120g。共研细末，每用250g细末加625g面粉，用水调拌，烙成30张薄饼，每日早晨空腹吃1张。

治疗经过：连续服用化痫饼半年，癫痫一直未发作，随诊21个月无反复。

按：此病发生于痰热内蕴、脾胃不和（病毒性肝炎）之后，临床表现为突然晕倒，口吐痰沫，四肢抽搐，脉沉弦，舌质边红，无垢苔。辨证为痰热内蕴，中焦阻滞，用验方化痫饼治疗。方中青礞石坠痰清热，专治积痰惊痫，与半夏、天南星、海浮石、沉香配伍，其内外之痰皆可荡涤；兼有生牵牛子、熟牵牛子及炒建曲通里消导，断痰之源；用面粉相拌烙饼既便于服用，又能理中，故空腹服无副作用。用药半年，获得临床缓解。

例6：李某，男，8岁

1964年6月20日初诊。病历号：121917。

患儿于1958年冬从二楼跌下，经抢救脱险。1960年4月开始抽搐，周期性发作，每日十多次跌倒，四肢抽搐，口吐痰沫，每次发作3～10日乃止。每间隔二三个月又发，已病4年，经服鲁米那、苯妥英钠等抗癫痫药物无效，专程由外省来京请赵老医治。脉弦，无垢苔。

辨证：惊风伤肝，痰热上扰。

治则：平肝镇惊，息风止痉，兼清痰火。

处方：降压1号丸，每服1丸，日服2次；化风锭，每服1丸，日服2次。

治疗经过：用以上两种丸药，坚持治疗31个月，鲁米那、苯妥英钠在半年内逐渐停用。只一次因服山道年驱虫诱发抽搐数次以外，一直未发病。

按：此大发作型癫痫，单用降压1号丸、化风锭治疗31个月，基本控制了抽搐的发作，疗效显著。赵老强调，癫痫患者如长期服用西药治疗，效果不够理想，增服中药时，切不可骤停西药，否则恐其抽搐加剧，必须逐步减量。本例采用丸剂治疗，乃因久病宜缓缓调理。

例7：王某，男，11岁

1973年1月22日初诊。病历号：199884。

患儿患癫痫8年，经多方治疗未愈。初时每年发作1～3次，发病时四肢抽搐、牙关紧闭、口吐白沫、不省人事；近日发作较频，抽搐时间较长，注射鲁米那方能缓解。发作后感觉头痛，睡眠不安，时有烦急，脉偏弦缓，舌质边红，无垢苔。

辨证：肝风内动，痰火扰心。

治则：息风止痉，清热化痰，活血镇惊。

处方：全蝎3g，钩藤4.5g，地龙6g，青礞石6g，天竺黄6g，橘红6g，磁石9g，龙胆草6g，桃仁4.5g，生侧柏叶9g，红花3g，焦山楂9g。

化风锭，每次1丸，日服2次。

治疗经过：以上方为主，后随症加入黄芩、生地黄、代赭石、胆南星、法半夏，先后服用汤药44剂、化风锭80丸，癫痫一直未发作。以后守方治疗，至1973年5月22日改用医痫无双丸（每次1丸，日服2次）及礞石滚痰丸（每次1.5g，日服2次）常服，坚持治疗1年。1978年5月随访，患者已5年多未发病，智力良好。

按：此大发作型癫痫病程长，抗癫痫西药控制不理想。赵老根据发病时四肢抽搐、牙关紧闭、不省人事、口吐白沫，发作后头痛、睡眠不安、烦急、脉弦缓、舌质边红，辨证为肝风夹痰火，用息风止痉、清热化痰、活血镇惊诸法治疗，很快控制了发作。后改用医痫无双丸、礞石滚痰丸常服，使此顽固之疾获愈。随访5年余未发病，而且智力良好。

医痫无双丸来源于《沈氏尊生书》，有息风化痰、安神定搐之效，对各类癫痫均有一定效果。礞石滚痰丸来源于《景岳全书》，有降气坠痰、清热泻火的功效，对痰火型癫痫有较高的疗效。

例8：陈某，男，3岁6个月

1963年6月15日初诊。病历号：116217。

患儿于1962年12月开始出现发热抽风，逐渐加重，以后不发热亦抽，每日数次至十数次。每次发作时左侧上下肢抖动，握拳，口眼歪斜，持续3～5分钟，先后在原籍治疗4次，病情不见好转。1963年6月来京，经某医院脑电图等检查，发现脑广泛病变，结合病史（生后11个月开始智力低下、不能言语、不能站立）及家族史（其姐有同类病史），初步诊断为退行性脑病与癫痫，介绍到我院由赵老治疗。因抽搐严重，于1963年7月17日收住院。

入院时不会说话，不能坐立，左侧肢体抽搐明显。查体：发育迟缓，表情痴呆，右鼻唇沟稍浅，心、肺、腹无特殊，腱反射存在，腹壁及提睾反射消失，布氏征（±），巴宾斯基征（－）。脉左弦右数，舌苔薄黄。

辨证：痰热蒙闭清窍，肝风内动。

治则：息风止痉，清心开窍，化痰清热。

处方：石菖蒲6g，天竺黄4.5g，桃仁、杏仁各4.5g，全蝎2.4g，钩藤3g，生石决明9g，化橘红6g，知母4.5g，蝉蜕4.5g，僵蚕6g，藕节6g。

化风锭，每服1丸，日服2次。

治疗经过：以上方为主，共治疗半个月，抽搐止，病情有所好转而出院。出院后服降压1号丸（每服1丸，日2次）及化风锭（每次1丸，日2次），坚持治疗7个月，患儿一直未抽搐，并能叫"爸爸""妈妈"，会坐，扶着能站立和走路。遂改用滋养肝肾、清心开窍法善后。

处方：熟地黄9g，山药9g，牡丹皮3g，泽泻6g，山茱萸9g，枸杞子6g，石菖蒲3g，菊花6g，化橘红3g，桃仁3g，忍冬藤15g，络石藤6g。

按：此案病情复杂，既有抽搐，又有运动障碍、进行性智力减退，治疗难度较大。赵老根据证候特点，辨证为痰热蒙闭清窍，兼有肝风内动，用息风止痉、清心开窍、化痰清热诸法治疗。选用降压1号丸、化风锭为主方，坚持治疗7个月而获显效，后改用滋养肝肾、清心开窍法巩固之。因系外地患者，未能追访远期效果，但近期效果是肯定的。

弘扬中医前辈治学精神

中国中医研究院（现中国中医科学院）在建院初期，从全国各地调入

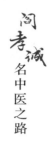
数十名知名专家。他们都是中医界的精英，在社会上有很大影响，大力宣传其医德、医风和医技，必将大大提高中医药的社会影响。阎孝诚抱着向老中医虚心学习的态度，满腔热忱地对他们进行采访，撰写了多篇文章在《人民日报》发表，在当时产生了很大影响。下面选录阎孝诚对赵心波、郭士魁、钱伯煊三位老中医的采访报道。

老中医赵心波抱病著书立说

全国著名中医儿科专家、北京中医研究院（现中国中医科学院）研究员赵心波，身患癌症，仍抱病著书立说，指导弟子完成了3篇中医著作，约20万字，为继承、发扬中医药学作出了宝贵的贡献。

1977年春节，赵老因严重的血尿和肺部感染卧床不起，住院治疗。治疗期间，他在病床上一面向弟子传授经验，一面修改其医案的书稿，并着手撰写"儿科常见病证治疗"书稿。经师徒共同努力，仅用3个月的时间，完成了一本包括"赵心波医案"及"儿科常见病证治疗"的《赵心波儿科临床经验选编》初稿。赵老后来确诊为膀胱癌，做了肿瘤切除术。他说："我的生命是党给的，没有党的关怀，我早就不在人世了。我要珍惜这有限的生命，为党多做工作。"

赵老治疗神经系统疾病有丰富的经验，治愈了不少疑难重症。他从几十年的临床经验中，积累了不少有效病案。弟子们在赵老的指导下，从10多万份的病案中搜集了225例资料记载较完整、有观察结果的常见神经系统疾病病案，其中包括癫痫、乙型脑炎等。弟子们对这些病案逐个进行分析，完成了"中医中药治疗40例癫痫初步分析"论文及《赵心波神经系统疾病验案选》专著，初步摸索了中医药对癫痫的辨证分型和处方用药规律。（原文刊登在《人民日报》1979年8月9日第2版）

为冠心病人造福———记著名老中医郭士魁

全国劳动模范、著名老中医郭士魁，长期从事中医药治疗心血管疾病的研究，研制了冠心片、宽胸丸、宽胸气雾剂等新药，为我国防治冠心病闯出了一条新路。

20世纪50年代末，刚四十出头的郭士魁大夫决心突破"中医不能治疗急性病"的说法，钻研严重威胁人们生命安全的"心绞痛"的治疗。1959年冬天，某医院病房收治了一位重型冠心病患者，用了很多中西药物也没有控制住心绞痛的发作，请郭士魁大夫会诊。郭大夫在详细诊查之后，拟了一个活血化瘀的方子，以通窍活血汤加减。在他精心治疗下，患者不久就控制了心绞痛，出院回家休养。

郭士魁大夫从此开始有目的地应用活血化瘀法进行临床实践，逐步组成了冠通汤、冠心1号方、冠心2号方等方剂。

为了进一步检验疗效，郭士魁大夫与中国医学科学院阜外医院合作，设立了中医病床，与西药组进行对照观察。历经3年，他用活血化瘀为主的汤方治疗30多例患者，获得了较好的效果。

前进的道路并不平坦。中医药治疗冠心病虽然取得了疗效，但患者反映这种治疗一是慢，二是繁，三是贵。郭士魁大夫决心闯这"三关"：变慢为快，变繁为简，变贵为贱。在那段时间里，他吃不下、睡不着，白天看病，晚上翻资料，终于从一个治疗牙痛的验方中得到启发，制成了宽胸丸。其价格便宜，效果也好，一般患者服药后三五分钟就能止痛。

1971年，郭士魁大夫联系了相关单位，组成了北京地区防治冠心病协作组，探究活血化瘀的机理。当时科研条件十分艰苦，为了不耽误研究进程，郭士魁大夫决定先在自己身上做试验。他曾因服药反应而出现头晕眼花、恶心呕吐。

在他的带动下，研究小组人员从生化、药理、药化、剂型等不同方面进行深入研究。1977年，冠心2号方获得全国科学大会奖和中医研究院科研成果二等奖。（原文刊登在《人民日报》1981年8月11日第2版，此处略有修改）

青松不老春常在———记著名老中医钱伯煊

著名老中医钱伯煊，虽然银须白发、步履蹒跚，但为了发展中医学，仍在不倦地工作着。

东方未晓，钱老已经伏案写书了。他要将自己多年的临床经验总结出

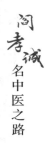
来留给后人。几年的时间，他编写了《女科证治》《妇科方剂学》《中药学》《脉学》，并审改了《钱伯煊妇科医案》等书稿，有50余万字。其中《女科证治》《钱伯煊妇科医案》已经出版发行。这些著作是他一生心血的结晶，也是中医学的一份宝贵财富。

无论是对国内患者、海外患者的来信问病，还是对赴京求医者，钱老均一视同仁，做到"有信必回，有问必答，有求必应，有病必医"。据不完全统计，近3年时间里，钱老亲笔回答了世界各地来信300余封，接诊患者近千人，因疗效显著，受到各界人士的好评。

钱伯煊把培养中医药事业接班人作为党和人民交给的一项政治任务来完成。他培养了不少学生，遍布祖国各地，很多已是业务骨干。钱老要求学生从难从严，一丝不苟；教育学生不厌其烦，诲人不倦；传授经验推心置腹，毫不保留。凡是学生撰写的心得或论文，无论篇幅，他都仔细阅读，认真修改，甚至字句和标点符号的错误也不放过。他的3个研究生的3篇毕业论文，近5万字，钱老反复修改了3遍。那时正值盛暑季节，他不顾炎热，常常一连批改几个小时。由于过度劳累，他的血压忽高忽低，经常头晕眼花。学生和家人一再劝他休息，他怎么也不肯。直到研究生的毕业论文修改满意了，他才松了一口气。由于师生的共同努力，3篇毕业论文均以优良成绩通过答辩。

钱老出生在中医世家。父亲是江浙地区有名的外科医生。他15岁跟父学习，17岁又拜一位内科名医为师，经过6年的刻苦钻研，21岁正式行医，积累了极为丰富的临床经验。当钱老与同事共同完成了有关月经病的诊疗程序，有人劝他多多休息时，他含笑说："谢谢！我已经85岁了，要抓紧时间为党、为人民多做一些工作。"（原文刊登在《人民日报》1981年2月17日第2版，此处略有修改）

第四章

临床与研究

小儿肺炎的临床治疗经验

肺炎是小儿常见的疾病，发病率高，是我国住院小儿死亡的第一位原因，病死率高达 15%，腺病毒肺炎甚至高达 30%，对儿童的健康威胁极大。早在 20 世纪 70 年代，阎孝诚就与中国中医科学院西苑医院儿科的同事展开了小儿肺炎中医临床治疗研究。

一、经验方

我们在赵心波、王伯岳两位老中医的指导下，根据中医基本理论和多年临床经验，结合西医辨病，认识到导致小儿肺炎发生、发展和变化的主要原因是"热毒"和"气阴"（津、液、血），故在治疗中紧紧掌握"热邪"的传变和"气阴"的存亡。

从 1972 ~ 1978 年共治疗各种小儿肺炎 725 例，包括 64 例腺病毒肺炎，取得了 99.6% 的治疗效果，病死率仅为 0.4%。从 725 例小儿肺炎入院分型辨证来看，里热炽盛、痰热壅肺证最多见，占 60.1%，气阴两伤、心气虚衰证次之，占 18.9%。因此，治疗肺炎最常用的治法是解表清热、清肺解毒，益气养阴、清热生津等；最常用的方剂是肺炎 1 号、清肺液、生脉散、肺炎 2 号和肺炎 3 号，均为我科协定处方，特别是肺炎 1 号、清肺液均已制成静脉注射液，单用或合用都有一定效果，已作为我科治疗小儿肺炎的常规用方。

1. 肺炎 1 号

组成：炙麻黄 6g，杏仁 9g，生石膏 30g，生甘草 6g，黄芩 9g，荆芥 6g，金银花 9g，连翘 9g，板蓝根 9g，鱼腥草 15g，知母 6g。

功效：宣肺解表，清热解毒。

主治：发热，恶汗，无汗，面赤，口干烦躁，痰鸣，气促，苔薄白或薄黄。

2. 肺炎 2 号

组成：芦根 9g，炒杏仁 9g，桃仁 6g，知母 6g，瓜蒌 12g，莱菔子 9g，鱼腥草 12g。

功效：清热养阴，化痰止咳，逐瘀排脓。

主治：肺热未清，痰涎壅盛，咳嗽频作，但身无大热，喘促已平，舌质正常，苔厚腻，脉滑略数。

3. 肺炎 3 号

组成：沙参 9g，麦冬 9g，炙桑皮 9g，杏仁 6g，麦芽 9g，稻芽 9g，甘草 3g，紫菀 9g，草河车 9g。

功效：润肺止咳兼消食。

主治：小儿肺炎后期之肺胃阴伤，症见咳嗽痰少或咳痰不爽，口干舌燥，午后低热，纳谷不香，苔少，舌质红乏津，脉细偏数。

4. 清肺液

组成：黄芩、栀子、大黄等量。

功效：清肺解毒，泻火除烦。

主治：高热，喘憋，烦躁，口鼻气热，舌红，苔黄腻，脉洪数，里热炽盛者用之宜。

二、辨治经验

小儿肺炎以发热、咳痰、喘憋为临床主要特点，相当于中医文献所述的"肺闭喘嗽""肺风痰喘""火热喘急""马脾风"等。小儿肺炎系由外感风温或风寒，闭塞毛窍，未从表解而入里化热，与痰浊相搏，壅塞气道，焦灼肺金，导致肺气不能宣通下达的疾病。其辨证施治既要掌握温病的规律，又要结合脏腑辨证特点，并紧紧把握疾病的发生、发展、变化、转归及病情的轻重来考虑，分成"两型、三期、二十一证"。

两型即轻型、重型：轻型是指普通肺炎，具有典型肺炎症状、体征；中医认证热邪在卫分、气分，以肺本身病变为主，未向里传或逆传，气阴也未受损。重型是指重症肺炎，症状严重，伴有并发症；中医认证为热入营血或逆转内陷，由肺脏病变影响其他脏腑的变化，气阴（包括津、液、血）受到明显损害。

三期即初期、极期、后期：初期是疾病初起，邪在表，无明显里热证候，

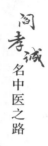
以舌质正常、舌苔白为主要标志。极期已从表传里，有明显里热证候，以持续发热、舌质红、苔黄为主要标志。后期为热势已减，以热退为主要标志。

1. 轻型的证候特点和治疗

轻型初期病在表，有风寒犯肺、风温犯肺之分。轻型极期病入里，有痰热壅肺、里热炽盛之分。

（1）风寒犯肺

主症：发热不高，恶风寒，无汗，喉痒作咳，痰多稀薄，色白，伴喘，遇冷加重，或可见鼻塞、流涕、打喷嚏、多眵，脉浮稍数偏紧，指纹显，舌质正常，舌苔薄白。

治则：辛温解表，宣肺平喘。

处方：三拗汤、杏苏散或加减吴氏华盖散。

（2）风温犯肺

主症：发热盛，微恶风，有汗或汗出不畅，咳剧，咽痛，有痰较黏稠，气粗，伴喘，或见咽红肿、眼多眵、尿赤，脉浮数，指纹紫显，舌质尖边红，白苔略有黄象。

治则：辛凉解表，宣肺平喘。

处方：麻杏石甘汤合银翘散加减。

说明：以上两证指一般肺炎，具有典型症状、体征及X线检查阳性征。

（3）痰热壅肺

主症：发热，咳嗽声重，喉间痰鸣，痰多，色偏黄，早晚喘重，动则加剧，或见胸腹满闷，纳谷不香，口中无味、发黏，便偏稀软，脉滑数，舌质红，苔黄腻。

治则：清热解毒，豁痰降逆。

处方：肺炎1号合肺炎5号（协定方：白矾、胆星、川贝、天竺黄、沉香）或化风锭。

（4）里热炽盛

主症：高热（39℃以上），汗出热不退，日晡益盛，口渴欲饮，呼吸急促，咳声不断，喘满，痰少而黏，鼻扇，或稍显烦躁，夜寐欠安，纳差，便干结或溏，尿赤或口舌生疮。

治则：清热解毒，通腑泻火。

处方：清肺液或凉膈散。

2. 重型的证候特点和治疗

重型初期逆传内陷，有风寒闭肺，心气受损；风温闭肺，逆传厥阴之分。 重型极期热入营血，气阴明显受损，有气营两燔、热入血分、热陷心包、热动肝风、热耗气阴之分。

（1）风寒闭肺，心气受损

主症：起病急，喘憋重，呼吸困难，张口抬肩，鼻扇，面色青白或发灰，四肢不温，不发热或低热，或烦躁不安，少气懒言，纳差，腹胀，脉细数无力，舌质淡，舌苔薄白。

治则：散寒平喘，生脉益气。

处方：小青龙汤合生脉散。

说明：此证相当西医学所谓喘憋性肺炎合并心力衰竭。

（2）风温闭肺，逆传厥阴

主症：起病急，发热高，喘憋重，口鼻气粗；迅速逆传厥阴，惊惕、抽动、啼叫，甚者昏迷抽风，或见热深厥深，四肢逆冷，有汗热不解，脉象弦疾，舌尖边赤，苔白有黄象。

治则：辛凉开肺，清热息风。

处方：麻杏石甘汤合银翘散加减，并用清开灵。

说明：此证为高热惊厥或中毒性脑病。

（3）气营两燔

主症：高热不退，汗出不解，口鼻气热，喘憋重，鼻扇明显，烦躁或嗜睡，病夜重，甚者神昏、谵语，或口渴，或渴不欲饮，便干，尿黄。

治则：清营转气，解毒泻火。

处方：口服清营汤或清瘟败毒饮；清肺注射液静脉滴注。

说明：此证相当于肺炎毒血症。

（4）热入血分

主症：高热不退，咳喘重，痰黏稠、带血丝，烦躁或嗜睡，或两者交替出现，斑疹隐现，鼻衄，齿龈出血，甚者便血，或伴口干唇燥、面色青

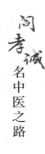
紫、齿枯无荣、指甲青，脉象疾数，舌质深绛、干，无苔或深黄苔。

治则：清热解毒，凉血泻火。

处方：口服犀角地黄汤合黄连解毒汤；静脉滴注清肺注射液。

说明：此证相当西医学重度毒血症或轻度弥散性血管内凝血。

（5）热陷心包

主症：高热昏迷，舌謇囊缩，喘憋，鼻扇，咳痰不出，喉间痰鸣，常兼见热入血分的症状，脉数，舌质绛干。

治则：醒神开窍，清热解毒。

处方：口服清瘟败毒饮，静脉滴注清开灵。

说明：此证多为中毒性肺炎合并脑水肿。

（6）热动肝风

主症：高热抽搐，面色青灰，伴气喘痰鸣、呕吐，轻者可见惊惕、抽动、啼叫、烦躁，常兼见热入营血症状，脉数，舌质绛干，苔深黄。

治则：清热解毒，平肝息风。

处方：口服清瘟败毒饮、化风锭；静脉滴注清肺注射液或用清开灵注射液。

说明：此证多见于小儿肺炎合并脑水肿或中毒性脑病。

（7）热耗气阴：根据症状表现不同，可分为下列诸症。

1）气液两伤：发热汗出，呼吸气弱，咳声无力，痰不易咯出，口干唇燥，面青无泽，涕泪俱无，齿枯乏荣，或伴有皮肤干燥，口渴喜温，表情淡漠，不爱言语，脉细数乏力，舌干失泽，苔黄或黄兼黑而少津。

治则：清热解毒，益气滋液。

处方：口服竹叶石膏汤合生脉散，或静脉滴注生脉注射液。

说明：此证多见于水电解质紊乱、心功能不全的婴儿。

2）心气虚弱：发热汗多，喘憋无力，心悸不安，面目浮肿，呼吸浅表，面色㿠白或发青，四肢凉，胁下满，腹胀，烦躁不安，脉数弱、无根，舌淡或红，苔黄或白或干。

治则：补气强心，清热解毒。

处方：口服炙甘草汤加减，静脉滴注生脉散注射液和清肺注射液。

说明：此证见于合并严重心力衰竭患儿。

3）气脱血散：发热或无热，汗多，喘无力，咳不出，呼吸微弱，面色苍灰，四肢厥冷，皮肤或见斑疹，便血、吐血，剧者七窍出血、神识不清、口开手撒、两眼失灵、阴囊松弛、二便失禁，脉微或无，舌质暗晦，苔黄或灰或黑干。

治则：急用补气固脱、摄血归经法，待有转机之后还需注意清热解毒。

处方：口服参芪汤合黄芪当归补血汤；同时静脉滴注人参注射液合川芎嗪或冠心2号。

说明：此证见于严重弥散性血管内凝血患儿，不能口服者可以鼻饲。

4）气衰亡阳：体温不升，汗出不止，四肢冰凉，呼吸欲绝，时有时无，倒气抽泣，脉微欲绝，舌不转动，舌质暗淡，苔少无根。

治则：急用补气固脱、回阳救逆法，待有转机之后还需注意清热解毒。

处方：口服（或鼻饲）参附汤合四逆汤加减，静脉滴注人参注射液或参附注射液。

说明：此证见于呼吸、循环衰竭患儿。

3. 后期的证候特点和治疗

不论轻型或重型，除死亡者外，均经过初期、极期转入后期（恢复期），有余邪不尽、邪退正虚之分。余邪不尽包括余热未尽、痰热不清、瘀痰阻肺三证；邪退正虚包括肺燥津伤、脾胃不和、脾肺气虚、津伤风动四证。其证候特点和治疗如下。

（1）余热未尽

主症：壮热已解，午后低热，咳唾黄痰，五心烦热，两颧发红，口干欲饮，睡眠不安，大便不调，脉稍数，舌质红，苔微黄。

治则：清解余热。

处方：加味泻白散或加减竹叶石膏汤或肺炎2号。

（2）痰热不清

主症：或发热，但不高，或不发热，咳吐稠痰，色黄，喉间时有痰鸣，晨起咳剧，常伴有胸闷不舒、口中无味、纳谷不香、脉偏滑数，舌质偏红，舌苔黄厚或黄腻。

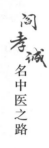
治则：清热化痰，导滞和胃。

处方：千金苇茎汤合导痰汤加减。

（3）瘀痰阻肺

主症：时有低热，咳嗽胸痛，痰多黏稠，胸腹多满闷，面色晦暗，脉偏滑数，舌质偏暗，舌苔厚或腻，色白或黄。

治则：清热化痰，活血化瘀。

处方：千金苇茎汤合导痰汤加川芎、赤芍、归尾、丹参。

说明：此证多见于肺中大片状阴影之吸收过程。

（4）肺燥津伤

主症：身无大热，喘满已平，咳痰不爽，夜咳重，口干唇燥，脉细偏数，舌质红干、乏津。

治则：润肺生津。

处方：沙参麦冬汤加减或肺炎3号。

（5）脾胃不和

主症：身无热，轻咳有痰，胸腹满闷，恶心倒饱，纳谷不香，大便不调，脉缓偏滑，舌苔厚，白苔为主。

治则：理脾和胃。

处方：平胃散合二陈汤加减。

（6）脾肺气虚

主症：精神萎弱，倦怠乏力，咳嗽痰多，纳谷不香，大便稀薄，内容不消化之物，汗多，动则气短，脉细无力，舌质淡，舌苔薄白。

治则：健脾补气。

处方：六君子汤加减。

（7）津伤风动：此乃大热后伤津耗液，筋脉失养，肝风内动。

主症：时瘛疭，甚或抽搐，咳痰不利，肌肤失荣，面色枯黄，常伴烦躁、睡不安，脉细数，舌质红干，乏苔。

治则：生津柔肝，育阴息风。

处方：黄连阿胶鸡子黄汤或三甲复脉汤或大定风珠加减。

说明：此证多见于合并中毒性脑病患儿。肺燥津伤病位在肺；津伤风动病位在肝。

三、验案举例

例1：赵某，男，60天，病历号：15615

患儿因咳喘6天，加重两天急诊入院。入院时体温37.1℃，脉搏200次/分，呼吸86次/分。精神烦急，躁动不安，颜面浮肿、青紫，指趾发绀，皮肤发花。鼻翼扇动、三凹征明显。心音低钝，心率200次/分，可闻及奔马律。两肺满布喘鸣音，左肺细小水泡音密集。腹胀，肝在肋下3.5cm，脾大2cm。指纹青紫，舌苔微黄腻。

X线检查（胸片）：右肺野第三肋前及左上第一肋间有模糊阴影。

血象：白细胞总数23000/mm³，中性粒细胞88%，淋巴细胞12%；碱性磷酸酶积分159单位。

诊断：急性喘憋型肺炎合并心力衰竭。

中医根据胸高气急、鼻翼扇动、喉间痰鸣、面色发青、指纹青紫、舌苔微黄腻，辨证为痰热壅肺，心气受损，故治疗既要清热解毒、豁痰降逆，又要益气生脉强心。

治疗：清肺注射液50mL，加入10%葡萄糖200mL中静脉滴注；同时加入生脉散注射液20mL静脉滴注；口服化风锭，每次半丸，日服3次；肺炎1号超声雾化吸入。

经以上治疗，半天内喘憋减轻，1日后心率降至132次/分，心音有力；面肿、指趾发绀、皮花消失，肝脏回缩到肋下2.5cm；精神好转，心衰得到控制。连续治疗3日，临床症状基本消失，仅稍有咳嗽和有少许痰，指纹淡紫，苔微黄腻。按后期痰热不清治疗，口服肺炎2号合肺炎5号。共治疗6日，肺内湿啰音及哮鸣音消失；X线复查肺部阴影完全吸收；血象复查：白细胞总数14500/mm³，中性粒细胞34%，淋巴细胞65%，单核细胞1%；碱性磷酸酶积分101单位。

共住院治疗7天，痊愈出院。

例2：黎某，男，6岁，病历号：15527

有哮喘病史5年半，曾因发作严重先后6次住院治疗，经常使用青霉素、红霉素等药物，效果逐渐降低。此次咳嗽5天、喘3天，加重1日，注射青霉素无效，来我院急诊收入院。入院时体温37.9℃，脉搏152次/分，呼吸40次/分。急重面容，不能平卧，鼻扇、青紫、三凹征均明显，恶心呕吐，胸满不食。呈桶状胸，两肺满布哮鸣音，背底部可闻小水泡音。心率152次/分，律齐。肝脾不大。舌苔黄腻，脉滑数。

血象：白细胞总数25650/mm³，中性粒细胞87%，淋巴细胞13%。

咽培养：金黄色葡萄球菌血浆凝固酶阳性。

X线检查：两肺野透亮度增加，右肺有片状模糊阴影，两肺见10余个大小不等气囊。

诊断：金黄色葡萄球菌肺炎合并肺气肿。

中医根据发热喘憋、咳吐白痰、鼻翼扇动、恶心呕吐、胸满不食、脉滑数、舌苔黄腻，辨证为痰热壅肺，重用清热化痰、开肺平喘法，选用肺炎1号注射液、清肺注射液交替静脉滴注；口服肺炎散合化风锭。

治疗1天，喘咳明显好转。治疗2天，鼻扇、青紫、三凹征明显减轻；X线胸片复查，两肺气囊改变消失；血象：白细胞总数11300/mm³，中性粒细胞61%；体温38℃以下。至入院的第8天，体温正常，肺部啰音消失，仍稍有咳嗽，痰色黄，胸腹满闷，纳谷不香，脉偏数，苔稍黄厚。此属后期痰热未清证候，用肺炎2号合肺炎5号治疗。

共住院治疗10天，出院复查胸片，肺部阴影有吸收；出院后20天随访，X线检查仅见右肺下纹理稍模糊，咽培养阴性，喘息症状一直未犯。

例3：何某，男，两岁半，病历号：15761

患儿因发热、咳喘5天，加重3天入院。入院时体温40.5℃，急性病容，嗜睡、烦躁交替，呼吸急促，鼻翼扇动，口周青紫，夜间加重。心音较低钝，律齐，心率140次/分，呼吸音粗，右肺前后可闻及中小水泡音，腹软，肝在肋下2cm。舌绛，苔黄，脉滑数。

血象：白细胞总数6100/mm³，中性粒细胞61%，淋巴细胞39%，碱性磷酸酶积分80单位；淋巴细胞转化试验68%。

X线检查：双肺纹理厚、模糊。

咽病毒分离：腺病毒3型。

血清补体结合试验：① 1∶32；② 1∶256。

诊断：3 型腺病毒肺炎。

中医根据高热气急、烦渴谵语、病夜重、脉滑数、舌质绛、舌苔黄等，辨证为气营两燔，治疗重用清热解毒、透营转气法。

治疗：静脉滴注清肺注射液，每日 80mL；口服羚羊退热散、肺炎 1 号。

入院当天抽风 1 次，体温持续在 39 ~ 40.5℃。坚持静脉滴注清肺注射液 6 天，于第 4 天体温正常，鼻翼扇动、口周青紫、喘憋亦随体温下降而消失，但仍咳嗽重，痰不易咳出，唇干齿燥，睡不安适，脉细偏数，舌质红干，乏苔。此属后期肺燥津伤，口服改用肺炎 3 号。于治疗第 10 日复查 X 线胸片，肺模糊阴影有所吸收，达到临床痊愈出院。

例 4：张某，男，5 个月，病历号：15744

因发热 5 天，咳嗽 4 天，喘憋 3 天，急诊收住院。

入院时体温 38.8℃，脉搏 174 次/分，呼吸 50 次/分。发育营养欠佳，嗜睡，喘憋，急性重病容，方颅，枕秃明显，囟门 3cm×2.5cm，鼻翼扇动，口围青紫，三凹征明显，颈软。胸部可见轻度郝氏沟，两肺布满喘鸣音及细小湿啰音。心音低钝，心率 170 次/分，心律整齐。腹胀，肝在肋下 2.5cm。苔黄腻，脉细数。

X 线检查：双肺纹理增厚，右肺外方可见斑片状模糊阴影（考虑为间质肺炎）。血检：白细胞总数 16000/mm³，中性粒细胞 53%。咽培养：金黄色葡萄球菌、大肠杆菌阳性。

诊断：小叶性肺炎，合并心力衰竭、佝偻病Ⅱ期（活动期）。

患儿胸高气急，鼻翼扇动，喉间痰鸣，咳痰不爽，面色、口围青紫，苔黄腻，脉细数，证属痰热夹风闭肺，宜宣肺清热化痰。

治疗：肺炎 1 号注射液 60mL 加入 10% 葡萄糖溶液 150mL 内静脉滴注，每日 1 次；生脉注射液 6mL 静脉注射，每 3 小时 1 次，共 4 次。经以上治疗后，次日患儿体温下降，心率降至 134 次/分，呼吸平稳，发绀减轻，肝肋下仅触及边缘。随即停用生脉注射液，继用肺炎 1 号注射液静脉滴注，加肺炎 2 号口服。4 日后肺部啰音消失；第 5 日 X 线检查（胸透），

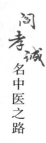

肺部阴影完全吸收，白细胞计数降至 9800/mm³，中性粒细胞 42％，淋巴细胞 58％，咽培养原致病菌消失，痊愈出院。

四、疗效观察

中医药治疗 173 例小儿肺炎疗效观察

我科（中医研究院西苑医院儿科，现为中国中医科学院西苑医院儿科）于 1977 年 9 月至 1978 年 3 月共收各种肺炎 173 例，除 2 例腺病毒肺炎加用 2 ～ 3 天抗生素以外，其余病例仅用中药治疗，取得了较满意的效果。现阐述如下。

1. 临床资料

（1）一般资料：①性别：男 110 例，女 63 例。②年龄：最小 1 个月，最大 14 岁，6 个月以下 28 例，占 14.5％；3 岁以下 109 例，占 63.5％。③发病日：最短半天，最长 10 天，平均 3.6 天。④病情：重者 98 例，占 56.6％；轻者 75 例，占 43.4％。

（2）症状与体征：①体温：不发热 2 例；体温 37.1 ～ 37.9℃，29 例；体温 38 ～ 38.9℃，38 例；体温 39 ～ 39.9℃，54 例；体温 40 ～ 40.9℃，36 例；体温 40 ～ 42℃，14 例。体温 39℃以上者 104 例，占 60.1％。②咳嗽、纳差：173 例患儿，全部出现咳嗽、纳差症状。③喘：140 例，占 80％。④鼻扇：129 例，占 74.6％。⑤发绀：102 例，占 68.9％。⑥肺部啰音：154 例，占 89％。⑦其他：肝大 2 ～ 3cm 者，82 例；大于 3cm 者，9 例。腹胀者，32 例；颈项强直者，3 例；烦躁嗜睡者，62 例；呕吐者，25 例；痉挛者，8 例。

（3）合并症：佝偻病 56 例；先天性心脏病 2 例；肺气肿 23 例；心衰 40 例；肺不张 1 例；超高热 14 例；脑水肿 5 例；弥散性血管内凝血 3 例；其他 5 例。

（4）并存症：营养不良 7 例；消化不良 5 例；贫血 11 例；脑发育不全 1 例。

（5）实验室检查：①白细胞计数：20000 ～ 30000/mm³，20 例；30000 ～

40000/mm³，3 例；40000/mm³ 以上，2 例；50000/mm³ 以上，1 例；5000/mm³ 以下，5 例。②咽拭子细菌培养：173 例中，检测出大肠杆菌者 7 例，金黄色葡萄球菌者 6 例，金黄色葡萄球菌加大肠杆菌者 2 例，乙型类溶血性链球菌者 4 例，大肠杆菌加克勒伯杆菌者 2 例。③咽拭子病毒分离：阳性者 18 例（Ⅲ型 17 例、Ⅶ型 1 例），其中合并乙型溶血性链球菌者 1 例，双份血清腺病毒抗体均有 4 倍以上增高。④碱性磷酸酶。⑤体液免疫：主要检查 IgA、IgG、IgM 指标。⑥血液气体分析：部分患儿做了血气分析，3 例为呼吸性酸中毒。

（6）X 线检查：左肺小片状阴影者 8 例，双肺点片状阴影者 56 例，右肺小点片状阴影者 51 例，双肺大片状阴影者 3 例，右肺大片状阴影者 12 例，左肺大片状阴影者 4 例，肺纹理粗、中间小点状阴影者 24 例，肺网状阴影者 15 例。

2. 治疗方法

疾病初起，热邪在表，以解表清热为主，用肺炎 1 号；疾病极期，里热炽盛，以清肺解毒为主，用清肺液，也可与肺炎 1 号并用；恢复期壮热已解，余热不尽，以养阴清热为主，用肺炎 2 号。如果气阴受损，则并用益气养阴法，方选生脉散。这是治疗小儿肺炎的基本原则，也称之为常法。

肺炎轻重悬殊，病情复杂，变化多端，并发症多，故在坚持常法治疗的同时，要随症加减，选用如下治法：①通里攻下法：用于兼有阳明腑实证，临床表现为烦渴谵语，大便秘结，肚腹胀满、疼痛并拒按，苔黄厚，脉数有力。治以急下泄热存阴，方选大、小承气汤或调胃承气汤加减。②清营凉血法：用于热毒炽盛，入营动血，临床表现为神昏、谵语、心烦不眠、脉数、舌绛，用清营汤加减；邪热陷入血分，迫血妄行，发为斑疹、吐血、衄血、舌绛干起刺、谵语如狂、脉数，用犀角地黄汤加减。③气营两清法：用于气分之邪未罢，营分之热炽盛，症见烦躁不安、舌质红、苔黄，用玉女煎去牛膝加玄参。④开窍醒神法：凡临床有神昏谵语，此邪入心包，相当于西医学脑水肿、脑缺氧，用药须加用醒神、开窍、化痰、通络之品，如远志、石菖蒲、天竺黄、胆南星、丝瓜络等。⑤平肝息风法：邪入足厥阴肝经，临床有抽风或手足蠕动，须用息风法。其中有虚实之分，虚证表现为舌干绛少苔、手足蠕动，多见于极期已过之体虚患儿，或中毒性脑病后遗症者，用三甲复脉汤，或大、小定风珠之类以镇肝滋肾，育阴潜阳。实证则见壮热、神昏、手足抽动、牙关紧闭、舌干绛、脉弦数。此属风火相扇，引动肝风，临床用羚角钩藤汤合玉真散治疗，若抽搐较重，可加僵蚕、全蝎、蜈蚣等止痉药。⑥活血化瘀法：多用于疾病的极、后期，肺部实变较重者，或有出血倾向的患儿。症见发热不退、面色晦暗、喘咳胸痛、皮肤瘀斑、舌紫、苔白或黄。方选冠心2号、川芎嗪注射液或丹参注射液，或于肺炎2号中加用川芎、赤芍、丹参之类。

在处理常法和变法关系上，我们坚持常法，以肺炎1号或清肺液为主，或二者并用，轻者口服，重者静脉滴注，热退后改用肺炎2号，有气阴两伤症状加用生脉散口服或生脉注射液静脉滴注。变法的应用只是汤方的加减，不影响常规治疗。

3. 治疗结果

疗效标准：①痊愈：体温至37℃以下，肺炎症状及体征完全消失，X线检查肺部阴影完全吸收。②临床治愈：体温正常，肺部偶闻啰音，肺部阴影吸收不完全。③好转：体温正常或有低热，肺部症状未消失，少量啰音，肺部阴影部分吸收，或无变化，或未复查。

173例患者中，痊愈80例；临床治愈87例；好转6例；无效0例；死亡0例。

主要症状与体征平均消失日：①发热：最短1天，最长21天，平均4.2天。②咳嗽：最短2天，最长24天，平均5.8天。③喘息：最短1天，最长11天，平均3.5天。④鼻扇：最短1天，最长15天，平均2.7天。⑤啰音：最短3天，最长20天，平均7.8天。⑥心衰：最短半天，最长4天，平均2.4天。⑦发绀：最短1天，最长13天，平均3.3天。⑧住院天数：最短2天，最长30天，平均9.3天。

碱性磷酸酶：62例患儿出入院检查结果，28例出院时比入院时下降，见于细菌性；34例出院时比入院时上升，见于病毒性。

体液免疫：IgA、IgG、IgM出入院检查结果与正常值相比无大差异。

X线检查：肺部阴影完全吸收者80例，部分吸收者87例，无变化者

6例。对未完全吸收者，随访47例先后于1周至3个月内完全吸收。

4.讨论

（1）173例小儿肺炎患儿未经任何选择，无论年龄大小，是细菌性或是病毒性感染，一律采用中医药治疗（2例腺病毒肺炎患儿于治疗中加用了2天或3天抗生素），均取得了较好的效果。

（2）中药不但对普通细菌性肺炎有效，对较顽固细菌，如金黄色葡萄球菌、大肠杆菌所致肺炎也有较好效果。本组病例有8例为较严重的金黄色葡萄球菌肺炎，有的患儿肺部已有囊状及肺大泡样改变，经过2天治疗后，肺部炎症明显好转，9天后炎症完全吸收，未发现脓胸。大肠杆菌感染的肺炎多发生于婴儿，在适当的支持疗法配合下疗效比较满意。

（3）腺病毒肺炎用中药治疗病程较短，合并症较少，肺部炎症吸收较快。

（4）通过173例小儿肺炎的治疗分析，我们认为，掌握解表清热、清肺解毒、益气养阴三大治法，选用肺炎1号、清肺液、肺炎2号、生脉散4个主方作为常规处理，是行之有效的。但常法中要有变法，根据病情的变化和个体差异选用，如通里攻下、清营凉血、气营两清、镇肝息风、活血化瘀等，但只能短期应用，不宜长时间应用，亦只适用于少数情况。

（5）通过实践体会我们认为，中药对细菌性肺炎有明显效果，对病毒性肺炎也有一定效果，可以作为治疗肺炎的广谱药物。同时中药毒性小，在173例患儿中仅有3例出现药物疹，未再发现其他方面的副作用；而且，中药治疗小儿肺炎合并症少，毒血症的症状亦相对减轻。（原文发表于《新中医》1979年第5期）

中医药为主治疗25例腺病毒肺炎疗效观察

我科于1975年冬天开始进行腺病毒肺炎的临床研究，3年共收治腺病毒肺炎患儿64例，死亡2例，死亡率为3.1%。

为了客观、准确地探讨中医药对腺病毒肺炎的疗效，我们选择了咽拭子腺病毒分离阳性、双份血清腺病毒抗体4倍以上增高、X线检查有炎性改变、临床症状和体征典型的病例（不符合上述条件均除外）25例进行分析。

1. 临床资料

（1）性别：男19例，女6例。

（2）年龄：1岁以下者2例，1～2岁者5例，2～3岁者4例，3岁以上者14例。

（3）入院前病程时间：1天内者8例，1～5天者12例，5～10天者5例，平均2.34天。

（4）主要症状与体征：①体温：体温38.9℃者1例，39～39.9℃者6例，40～40.9℃者14例，41℃以上者4例。②咳嗽：25例。③喘：19例。④憋：17例。⑤鼻扇：18例。⑥三凹征：16例。⑦青紫：18例。⑧肺部啰音：23例。⑨叩浊：7例。⑩皮疹：7例。⑪1肢冷：9例。⑫心音钝：12例。⑬心率：180次/分以上者13例。⑭肝大3cm以上：13例。⑮嗜睡：17例。⑯烦躁：12例。⑰抽搐：6例。⑱腹胀：20例。⑲呕吐：16例。⑳纳差：25例。

（5）并存症：营养不良者5例，贫血者5例，佝偻病者9例，支气管哮喘者1例，脑炎后遗症者1例。

（6）合并症：心力衰竭16例，脑水肿3例，肺气肿2例，弥散性血管内凝血3例。

（7）实验室检查：①白细胞总数：5000/mm³以下，2例；5000～7000/mm³，6例；7000～10000/mm³，6例；10000～20000/mm³，10例；30000/mm³以上，1例。②白细胞碱性磷酸酶积分（共查18例）：50单位以下，12例；50～100单位，2例；101～150单位，3例；151～200单位，1例。积分在100单位以下者为14例，占3/4以上，说明腺病毒肺炎白细胞碱性磷酸酶积分降低。③咽拭子腺病毒分离：Ⅲ型19例，Ⅶ型4例，非Ⅲ、Ⅶ型2例。25例双份血清腺病毒抗体均有4倍以上增高。

（8）X线检查：①单侧：左侧大片状阴影1例；右侧小点片阴影7例，大片阴影5例。②双侧：小点片阴影7例，大片阴影3例，网状阴影1例，纹理粗1例。

2. 治疗方法

（1）常规治疗：①轻型：肺炎1号注射液或清肺注射液静脉滴注，每日每千克体重 4～6mL。②重型：肺炎 1 号注射液、清肺注射液交替静脉滴注，每日每千克体重 4～6mL，同时加用生脉注射液，每日每千克体重 2mL。

（2）对症处理：高热 40℃ 以上者，可用温水或 50% 酒精擦浴，头部枕冰袋或冷敷，清开灵滴鼻和肌注，口服羚羊退热散或紫雪散。兼见烦躁不安者可酌加西药镇静剂，一般不用西药退热剂；突然寒战体温升高者，要注意发生惊厥，在使用镇静剂的同时加用少量西药退热剂。一旦发生惊厥，要加大镇静剂的用量，并配用平肝息风、清心开窍汤剂口服。

喘憋严重者，可用肺炎 1 号或清肺液或两者交替超声雾化吸入，每日 2～4 次，每次半小时，根据病情变化可以延长或持续雾化吸入，直到喘憋缓解。

心功能不全者，生脉散的用量加大，一次 5～10mL，每隔 3～4 小时静脉滴注 1 次，直到心衰控制；少数不能有效控制者，可酌加西地兰。

呼吸、循环功能不好者，在重用生脉散的同时加服独参汤，或参附汤及活血化瘀药物，不能口服者可用鼻饲或静脉滴注。

有弥散性血管内凝血表现者，要在使用活血化瘀药的同时加重补气之品，川芎嗪注射液或丹参注射液与生脉散或独参汤并用。

（3）随症加减：在常规治疗和对症处理的同时，还可以按照温热病辨证施治原则，随证配用口服汤药。

恢复期的治疗要注意分辨余邪不尽或邪退正虚或两者兼见，灵活采用养阴清热、润燥生津、活血化瘀、止咳化痰、调和脾胃等治法，防止疾病反复和促进患儿早日恢复健康。

3. 治疗结果

疗效标准：①痊愈：体温恢复正常，肺部啰音完全吸收，X 线检查阴影完全吸收。②临床痊愈：体温正常，肺部啰音基本吸收，X 线检查肺部阴影大部分吸收。③好转：肺部啰音未完全吸收，X 线检查肺部阴影少部分吸收或未复查。

本研究选择 25 例腺病毒肺炎确诊患儿，其中痊愈 13 例，临床痊愈 10 例，好转 2 例。

治疗后发热变化情况：①开始热退时间：3 天内，10 例；3～6 天，7 例；6～10 天，7 例；10 天以上，1 例。②体温开始正常时间：3 天内，6 例；3～6 天，9 例；6～10 天，8 例；10 天以上，2 例。平均 6.36 天。③热退病程时间：4～6 天，6 例；6～10 天，9 例；10 天以上，8 例。平均 8.7 天。

主要症状和体征消失时间：咳嗽，10.4 天；喘，4.2 天；憋，4 天；纳差，6.4 天；三凹征，4 天；鼻扇，5.3 天；发绀，4.7 天。另外，心衰在平均 3 天内控制，其他症状与体征随着体温下降而消失。

住院日：最短 4 天，最长 29 天，平均 13 天。

X 线复查结果：完全吸收者 13 例，部分吸收者 11 例，未复查 1 例；出院后对 12 例肺部阴影未吸收者进行随访，有 9 例先后在两周至 3 个月内完全吸收。

4. 讨论

（1）关于治疗原则：腺病毒肺炎多发于冬春，相当中医学的"冬温""春温"，临床以持续高热为特点，带来机体一系列变化，故治疗本病一定要以温病学理论为指导，结合西医"辨病"，掌握"热邪"的变化和"气阴"的存亡，"清热解毒"要贯穿治疗的始终，"益气养阴"要不失时机地早用。疾病初期、极期证实体实，气阴未伤，要抓住这个机会增加以清热解毒为主的清肺液、肺炎 1 号的用量，可以增加常用量的一半或 1 倍。

（2）生脉散的应用和作用机理：腺病毒肺炎持续高热，势必伤津耗气，气阴一伤，就能导致热邪逆传内陷。我们根据"正气存内""邪不可干"，"留得一分津液，便有一分生机"的理论，在气阴未受到明显损伤的时候，及早用益气养阴法。大量的实验研究表明，生脉散对于休克有保护、强心、升压作用，其强心效应是通过兴奋心肌的 β 受体，改善缺血心肌的合成代谢，提高心肌对缺氧的耐受性，使缺血心肌以最省力的方式工作。生脉散并能抑制心肌细胞膜三磷酸腺苷酶的活性，改变心肌细胞膜对某些阳离子的主动运输。所以说，生脉散相当于一个很好的"强心合剂"，早期应用生脉散是提高腺病毒肺炎疗效的重要环节。

（3）关于活血化瘀法的应用：我们常在疾病的中、后期用川芎嗪注射液、丹参注射液及活血化瘀的汤药，此类药物能抑制二磷酸腺苷，阻止血小板凝集，防止和治疗弥散性血管内凝血，改善微循环，减少病变组织的缺血、缺氧。腺病毒肺炎后期肺部组织破坏严重者，要重用活血化瘀药物，可预防和治疗弥散性血管内凝血及提高纤维蛋白溶解酶活性，促进对坏死组织纤维蛋白的溶解，增加血管的通透性，有利于白细胞及巨噬细胞的活动，同时对坏死组织的吸收及修复亦有重要作用。

癫痫的临床治疗经验

阎孝诚教授对癫痫的中医药治疗临床研究共分 4 个阶段：第一阶段，总结赵心波老中医的经验，发表论文 4 篇。第二阶段，在临床实践基础上，编著《小儿癫痫证治》，由人民卫生出版社于 1984 年 10 月出版发行。第三阶段，普及宣传、呼吁重视防治癫痫，出版《防治癫痫 20 个须知》（中医古籍出版社 2009 年 1 月出版）。第四阶段，深入进行临床研究，出版《阎孝诚癫痫临证经验集》（中医古籍出版社 2017 年 9 月出版），并收集病历，进行临床疗效观察。

一、基础方

1. 柴胡加龙骨牡蛎汤

组成：柴胡 60g，龙骨、黄芩、生姜、铅丹、人参、桂枝（去皮）、茯苓各 24g，生半夏 30g，大黄 30g，牡蛎 24g，大枣 6 枚。

主治：用于治疗阵挛抽搐为主症的癫痫。

解析：本方源于《伤寒论》。患伤寒已经八九天，误用攻下法之后邪气内陷，出现胸部胀闷、心烦惊恐、小便不畅利、言语错乱、全身沉重、转侧不灵活诸症。此实为肝气郁结，肝风内动所致，用柴胡加龙骨牡蛎汤和解少阳而疏肝。其中龙骨、牡蛎可息风止抽，故以此方加减为治疗抽搐为主症的癫痫的首选。若抽搐频发、久治不愈者，可加重平肝息风之品，如羚羊角、珍珠母、僵蚕、蝉蜕等；还可酌加养血活血之品，如赤芍、当归、侧柏叶、桃仁、红花，取"治风先治血，血行风自灭"之义。另外可酌加疏肝之品，如郁金、香附等。

2. 温胆汤

组成：陈皮 10g，法半夏 10g，枳实 10g，茯苓 10g，淡竹茹 10g，生甘草 6g。

主治：用于治疗痰热上扰所致失神癫痫小发作。

解析：本方见于《备急千金要方》，其功能清胆和胃、通利三焦、除痰止呕，主治痰热上扰所致失神癫痫小发作。临床应用时，可酌加清热之品，如栀子、牡丹皮、牛黄、莲子心、麦冬等；也可加祛痰之品如，胆南星、天竺黄、青礞石等。

3. 天麻钩藤饮

组成：天麻 10g，钩藤 10g，生石决明 30g，栀子 10g，黄芩 10g，川牛膝 15g，杜仲 9g，益母草 9g，桑寄生 9g，夜交藤 9g，朱茯神 9g。

主治：用于各型癫痫的治疗。

解析：本方见于《中医内科杂病证治新义》，功效平肝息风、清热活血、补益肝肾，专治肝阳上亢之高血压。在临床实践中我们发现，用本方加减，加重平肝息风之力，用于治疗癫痫效果较好。原方可去杜仲、牛膝、桑寄生诸药，加僵蚕 10g、蝉蜕 6g、地龙 10g、玳瑁 6g、石菖蒲 30g。石菖蒲平肝、镇惊、安神，可以重用，有效、安全且不伤身，乃经验用药。

二、经验方

赵心波老中医生前致力于摸索癫痫的治疗规律，积累了宝贵的临床经验。其在临床上常用经验方如下。

1. 化痫止抽 1 号方

组成：天南星、僵蚕、白矾、白附子、红花各 120g，法半夏、全蝎、桃仁、天竺黄各 60g，天麻 50g，黄连 30g，蜈蚣 50 条。

制法：以上药物共粉碎为细面，加黏合剂压片，每片重 0.3g。

用法：1～3 岁每次 4 片，4～7 岁每次 6 片，8～14 岁每次 8 片，14 岁以上每次 10 片。每日 3 次，白开水送服。

功用：用于癫痫肝风偏盛型，对西医诊断为小发作、精神运动型、婴儿痉挛和头痛型癫痫尤为适宜；对大发作型亦有一定的效果。

解析：本方以全蝎、蜈蚣、僵蚕、天麻、白附子诸药息风止痉为主，兼用天南星、法半夏、天竺黄、白矾、黄连等化痰清热，桃仁、红花两药活血化瘀。

2. 化痫止抽 2 号方

组成：青礞石 360g，全蝎 60g，地龙 400g，胆南星、白矾各 240g，牵牛子 600g，天麻、沉香各 100g，红花 180g，钩藤、法半夏、桃仁、生大黄各 120g，石菖蒲 2500g，人工牛黄 10g。

制法：将石菖蒲（汤剂中该药不用）水煎 5 次，去渣，合并煎液，再将其余药物共粉碎为细面，掺入此药液中，制颗粒压片，每片重 0.3g。

用法：1 ～ 3 岁每次 4 片，4 ～ 7 岁每次 6 片，8 ～ 14 岁每次 8 片，14 岁以上每次 10 片。每日 3 次，白开水送服。

功用：用于癫痫痰火偏盛型，对西医诊断为大发作型或兼有大发作的混合发作型癫痫者。

解析：本方以青礞石、胆南星、法半夏、白矾逐痰，生大黄、人工牛黄泻火，并配用沉香、牵牛子降气、通利，构成泻痰火之重剂，兼用天麻、钩藤、全蝎、地龙息风止痉，石菖蒲开心窍，助化痰之力，桃仁、红花活血化瘀，助息风之功。

3. 益智补脑片

组成：黄精、黄芪、益智仁、石菖蒲、炙甘草各 300g，生晒参、紫河车各 60g。

制法：先将生晒参、紫河车共研细粉，再将其余药物熬制为膏后，兑入生晒参粉、紫河车粉拌匀，制颗粒压片，每片重 0.3g。

用法：1 ～ 3 岁每次 4 片，4 ～ 7 岁每次 6 片，8 ～ 14 岁每次 8 片，14 岁以上每次 10 片。每日 3 次，白开水送服。

功用：用于久治不愈、反复发作、智力低下，正气偏虚癫痫者。

解析：由于癫痫是一个缠绵难愈的疾病，"病久必虚"，故赵老对久治不愈、反复发作、智力低下的患者采用"扶正"疗法，常选用九转黄精丹，后在此方的基础上加重了补气、益智之品，制成了益智补脑片。

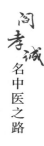
4. 化风锭

组成：活蝎子 40 个，桔梗 3 钱，黄连 3 钱，蝉蜕 5 钱，甘草 3 钱，防风 5 钱，羌活 5 钱，大黄 5 钱，僵蚕 5 钱，法半夏 5 钱，麻黄 5 分。

制法：先将药料轧碎，再将活蝎子用烧酒渍，放在碾上轧碎。用药末将活蝎子搜净，取下晒干，再进行粉碎，研细粉过筛和匀。每 10 两细粉兑朱砂粉 5 两，牛黄 1 钱 5 分，麝香 1 钱 5 分，冰片 5 钱。以上和匀研细，炼蜜为丸。

用法：每次服 1 丸，每日 2 次，周岁内酌减。

功用：散风镇惊，清热化痰，通治各种类型癫痫。

5. 化痫饼

组成：青礞石 18g，法半夏 24g，天南星 21g，海浮石 18g，沉香 9g，生牵牛子、熟牵牛子各 45g，炒建曲 120g。

制法：共研细末，每 250g 细末加白面粉 625g，用水调匀，烙成 30 个薄饼。

用法：每日早晨空腹服 1 个，白开水送下。

功用：降痰开闭，消导积滞，用于痰火偏盛型癫痫，夹积滞者尤宜。

6. 降压 1 号丸

组成：羚羊角 3g，全蝎 24g，生代赭石 15g，生侧柏叶 15g，白芍 15g，牡丹皮 9g，桃仁 12g，红花 12g，生石决明 18g，汉防己 30g，牛膝 18g，桑枝 24g，生地黄 24g，白蒺藜 12g，菊花 12g，钩藤 24g，龙胆草 18g，黄芩 15g，马尾连 6g，蜈蚣 9g。

制法：后 19 味药共研细末，兑羚羊角粉，炼蜜为丸，每丸重 3g。

用法：每次服 1 丸，每日 2 次，白开水送下。

功用：清肝降火，活血祛风，舒筋通络，用于高血压病、脑炎后遗症及肝风偏盛型癫痫。

三、辨治经验

中医学认为，癫痫的发生是气上逆。气上逆的原因很多，主要是机体气血不和。血不和则肝失养，容易内动生风；气不和则上逆化火，炼液成痰，容易形成痰火相搏，迷闭孔窍。孙思邈认为："……痫者，亦由乳养失理，血气不和，风邪所中也。"朱丹溪进一步指出："痫证有五……无非痰涎壅塞，迷闷孔窍。"这些论述说明了癫痫的产生与"气血""痰火""肝风"有密切关系。其中反复发作、久治不愈者往往由气血不和转化为气血双亏。

1. 抓主症和病因辨治

癫痫发作的症状多种多样，但最主要的是抽搐和神识不清。我们抓住这两个症状来分析其病机。

《素问·至真要大论》在论述病机时指出"诸风掉眩，皆属于肝"；又指出"诸暴强直，皆属于风"。这就明确了抽搐的主因在肝和风，治疗必须从肝和风入手。肝属木，为将军之官，肝气喜舒畅条达，忌抑郁郁结；肝风易动而抽搐，故治肝首重疏肝理气；另外，肝藏血，若血虚、血瘀也易引动肝风而抽搐，故治肝也必养血活血。此为治疗癫痫抽搐类型之要领。关于风，有外风和内风之别。外风是外感六淫之风，多见有外感症状；内风实因肝风内动所致，重在治肝，可以佐用平肝息风法。

癫痫的另一主症是神昏（意识丧失），即神识不清。心"主神明"，为"五脏六腑之大主"，神明受扰则失神，导致意识丧失；神明受扰，最多见于热入心窍，痰热、瘀血蒙心，故清热泻火、醒神开窍、清热化痰、活血祛瘀是治神昏为主症癫痫发作的主要法则。

而对癫痫的辨证，则主要抓住主症和病因。以阵挛抽搐为主要发作类型的癫痫，如肌阵挛发作、阵挛性发作、强直发作、强直阵挛发作等，若无其他明确病因，属特发性癫痫，就可以辨证为肝风内动，以疏肝行气、养血活血，佐平肝息风法治疗；若癫痫发作为失神或神识不清，多为痰热扰心所致，用清热化痰、宁心开窍法治疗。若另有明确的病因，如颅脑外伤所致癫痫，此必有瘀血内阻，故治疗要重用活血化瘀；若因热邪惊厥所致癫痫，则应重用透热邪和清热解毒。

临床上以柴胡加龙骨牡蛎汤、温胆汤、天麻钩藤饮为基础方随证加减。

（1）因热邪内陷引起癫痫抽搐发作，治宜清热透邪、平肝息风，方选局方至宝丹与柴胡加龙骨牡蛎汤加减治疗。

（2）因热邪内陷引起癫痫失神发作，治宜清热透邪、化痰醒神开窍、平肝息风，方选安宫牛黄丸合天麻钩藤饮、温胆汤加减。

（3）因瘀血阻络引起癫痫抽搐发作，治宜活血通络、平肝息风，方选桃红四物汤合天麻钩藤饮加减治疗。

（4）因瘀血阻络引起癫痫失神发作，治宜活血通络、醒脑开窍、平肝息风，方选安宫牛黄丸、桃红四物汤、柴胡加龙骨牡蛎汤加减，必要时加入温胆汤。

（5）由于颅脑损伤引起癫痫频发，导致痴呆、神识失常，治疗十分困难，形成难治性癫痫，可用疏肝利胆、化痰息风法，方选温胆汤、柴胡加龙骨牡蛎汤合天麻钩藤饮加减，也可收到一定效果。

2. 赵心波老中医辨治经验

赵心波老中医认为，"癫痫之因主要是痰浊夹肝风上蒙清窍所致，也有因肾中相火上升，夹热夹惊的"。他十分注重"痰、风、热、惊"在癫痫发病中的作用，强调"治疗癫痫一定要抓住清痰、逐痰、平肝息风、镇痉止搐等主要治法"，并在"治风先治血，血行风自灭"的理论指导下，注意应用"活血化瘀"的治则。

临床上，赵老则分为痰火偏盛、肝风偏盛、正气偏虚三型施治。

（1）肝风偏盛型

证候：抽搐频发，全身抽动，肢体强直，运动障碍，两眼发直，牙关紧闭或神昏，或神清，平时多急躁、夜寐不宁、易受惊恐诱发，脉偏弦，舌尖边红，苔黄或白。

处方：化痫止抽1号方治疗。

（2）痰火偏盛型

证候：发病急速，神昏吼叫，口吐痰沫，抽搐有力，平时多见胸腹满闷、大便干结、心急易怒，脉滑，舌质红，苔腻，或白，或黄。

处方：化痫止抽2号方治疗。

（3）正气偏虚型

证候：抽搐无力，少气懒言，体倦神疲，面色无泽，形体消瘦，反应低下，脉弱，舌质淡，苔白。

处方：益智补脑片治疗。

四、验案举例

例1：王某，男，16岁

2007年1月10日初诊。病历号：2007001。

癫痫混合发作3年，每月大发作两次，四肢抽搐，口吐白沫，口眼歪斜，持续10分钟；小发作每日2次，左侧肢体抽动1～2分钟，无明显合并症状。脑电图：右侧额、枕叶有棘波。经西医用妥泰200mg，分2次服用，治疗3年未控制发作。舌苔腻，舌质赤，脉偏滑。

证属痰热内蕴，肝风内动，用清热、化痰、止抽法治疗。

处方：炒栀子10g，僵蚕10g，胆南星5g，法半夏5g，石菖蒲30g，全蝎5g，桃仁10g，天竺黄10g，天麻10g，郁金10g，桑枝10g，玳瑁粉1.5g。每日1剂，水煎服。

服上方1个月，再用上方20剂制丸，每丸重9g，每次服1丸，日3次。共治疗半年，未再大发作，小发作每月1次，复查脑电图无异常。守方治疗，减妥泰为每日300mg，坚持治疗5年，停服西药妥泰，未再发作，脑电图正常，智力良好，考入大学，一切正常。

现已参加工作，为了巩固疗效，防止复发，继用息风、疏肝化痰法。

处方：天麻15g，钩藤15g，僵蚕10g，蝉蜕6g，石菖蒲30g，远志15g，柴胡15g，黄芩15g，甘草6g，天竺黄10g，生龙骨、生牡蛎各30g。制蜜丸，每丸9g，每服1丸，日3次，服半年后停用。

例2：张某，女，1岁8个月

2014年4月1日初诊。病历号：2014099。

患者2013年7月首次发病，清醒时突发目瞪、口张、身软，约半分钟缓解。两个月后第2次发作，之后间隔1个月发作3次，除上述症状以外，还有流涎、手僵硬。又过20天，再次发病两次，为隔天发病。在当地针灸治疗8次，至2014年3月20日未再发病。3月20日当天患者发病6次，四肢僵硬，目瞪，流口水，每次1分钟左右，最后一次出现大便失禁。3月24日于北京儿童医院购买开浦兰，但未服。

患者平素胆小，消化功能较差，进食多则易呕，睡眠正常，大便偏干，舌有裂纹，质红，剥脱苔，脉稍数。

视频脑电图：中度异常，全导阵发高波幅慢波；双中额偶见高波幅尖慢波复合。MRI：未见异常。

证属肝胃不和，肝风内动。治用疏肝和胃、平肝息风法，方用柴胡加龙骨牡蛎汤加减。

处方：柴胡 10g，黄芩 10g，白芍 10g，法半夏 6g，生龙骨、生牡蛎各 15g，党参 15g，郁金 10g，炒神曲 15g，焦山楂 15g，陈皮 6g，天麻 15g，钩藤 10g，僵蚕 10g，蝉蜕 6g，石菖蒲 30g，生甘草 6g。

4 月 22 日来诊：未发病，他症同上，语言能力发育较迟，舌质正常，苔薄白，脉滑数。守上方加鸡内金 10g，熟大黄 4g。

5 月 20 日来诊：4 月 26 日发病 1 次，纳食略少，睡眠、二便尚可，舌质正常，根部有苔，脉略滑数。前方再加远志 10g、益智仁 10g、地龙 10g 续服。

因患者烦躁，脾气大，于 6 月 24 日加地骨皮 10g、栀子 10g、赤芍 10g。

因舌尖红，大便稍干，8 月 5 日前方再加麦冬 15g、竹叶 6g。

9 月 2 日来诊：未发病，纳食进步，大便亦有改善，食西瓜易腹泻，面生白斑，舌略红，根部有苔，脉滑数。

处方：炒白术 10g，茯苓 15g，麦冬 15g，竹叶 6g，栀子 10g，远志 10g，益智仁 10g，地龙 10g，鸡内金 10g，柴胡 10g，黄芩 10g，白芍 10g，法半夏 6g，生龙骨、生牡蛎各 15g，党参 15g，郁金 10g，炒神曲 15g，焦山楂 15g，陈皮 6g，天麻 15g，钩藤 10g，僵蚕 10g，蝉蜕 6g，石菖蒲 30g，生甘草 6g，赤芍 10g。

因饭后有时腹痛，10 月 14 日于上方加延胡索 15g。

11 月 18 日来诊：未发病。挑食，只喜肉食，眠正常，偶有寐中哭喊，大便稀，日 3～4 次，舌略红，根部有苔，脉偏滑数。此为脾胃不和，痰热不清，慎防肝风内动。

处方：陈皮 10g，法半夏 10g，茯苓 15g，枳壳 6g，竹茹 6g，炙甘草

6g，柴胡 15g，黄芩 15g，白芍 15g，党参 20g，生龙骨、生牡蛎各 30g，天麻 15g，钩藤 10g，僵蚕 10g，蝉蜕 6g，石菖蒲 30g，鸡内金 10g。制蜜丸，每丸 9g，每服 1 丸，日服 3 次。

2015 年 6 月 9 日来诊：未发病。纳食不香，挑食，时有大便干燥，脾气较大，舌质正常，根部白腻苔，脉滑数。仍以上方加栀子 10g、生大黄 6g、神曲 15g、厚朴 10g。制蜜丸，用法同上。

经治 14 个月，癫痫未再犯，临床治愈。

例 3：朱某，男，46 岁

2010 年 2 月 5 日初诊。病历号：2010072。

癫痫发作 7 个月，2009 年 7 月首次发作，至来诊时共发病 3 次，均为寐中发作。发时两目发直，四肢抽搐，牙关紧闭，一般持续 4 ～ 5 分钟缓解。最后 1 次有尿失禁。曾在北京德胜门中医医院就诊用药，已停服。现纳食正常，寐一般，二便正常，舌胖大、色绛，根部有苔，脉滑略数。母亲有癫痫史。

视频脑电图：正常范围。CT：颅脑平扫未见明确病变征象。动态心电图：房早偶发，二联律。

证属痰热偏盛夹肝风。治以清热化痰，平肝息风。

处方：青礞石 15g，黄芩 10g，柴胡 10g，法半夏 10g，栀子 10g，天竺黄 10g，胆南星 10g，天麻 10g，钩藤 10g，僵蚕 10g，蝉蜕 6g，石菖蒲 10g，陈皮 6g，茯苓 10g。

服药后于 2 月 16 日、3 月 27 日各发病 1 次。

4 月 9 日于上方加郁金 10g，另配服妥泰，目标剂量 100mg，日服 2 次。

因眠差多梦，4 月 23 日于上方加远志 10g。

5 月 21 日发病 1 次（妥泰未按医嘱服用，每次仅为 37.5mg，日服 2 次），仍多梦。前方去青礞石、茯苓，加酸枣仁 10g、茯神 10g。

6 月 25 日来诊：近日摔伤头部，头晕，眠差，手足麻，双目干而红，痰多，大便干，舌红而暗，苔白，脉滑。前方去胆南星、郁金，加桃仁 10g、牡丹皮 10g。

10月22日来诊：未再发病，用西药觉头昏，平时有痰，舌暗，脉左滑。

处方：天麻10g，钩藤10g，僵蚕10g，蝉蜕6g，石菖蒲10g，陈皮10g，茯神10g，天竺黄10g，法半夏10g，川芎10g，白芷10g，菊花10g，远志10g，甘草6g，车前草15g。

因眠差，12月3日上方去白芷、菊花，加栀子10g、柏子仁10g。

2011年4月21日来诊：因服妥泰有不适，已自行停用。服上方病情稳定，未再发作，时有头晕。上方去车前草，加磁石15g。

至2013年5月，停用所有西药近两年，至今未再发病。因眠差，时有心烦，服用中药调理（略）。

2014年11月16日中午休息后觉舌尖痛，观察口角有少量血迹。

11月18日来诊：近期有头晕、眠差、耳堵，舌红苔剥，脉滑。治以化痰清热，佐以息风。

处方：陈皮10g，法半夏10g，茯苓10g，竹茹6g，甘草6g，牡丹皮6g，栀子10g，柴胡15g，黄芩15g，赤芍15g，川芎30g，天麻15g，钩藤10g，蝉蜕6g，僵蚕10g，细辛3g，菊花10g。

2015年2月12日中午寐中发病，伴有头晕、耳鸣、听力下降，在某医院诊为耳石症，以西药治疗；MRI提示脑内散在小缺血灶；超声检查提示双颈动脉硬化并有斑块形成；脑电图正常。

3月3日来诊：夜寐舌干，舌红，根部略有苔，脉滑。此为肝火上炎，肝风内动，痰瘀阻络。

处方：柴胡15g，黄芩15g，龙胆草10g，夏枯草6g，天麻15g，钩藤20g，僵蚕15g，蝉蜕6g，石菖蒲30g，陈皮10g，法半夏10g，茯苓10g，甘草6g，竹茹6g，川芎30g，白芷10g，细辛3g，菊花15g，赤芍10g。

5月5日午休时发病，5月12日调整处方：上方去龙胆草、夏枯草，加生龙骨30g、生牡蛎30g、远志15g、琥珀粉1.5g。

此后病情稳定。

7月7日来诊：晨起头昏沉，有痰，舌绛红、苔剥，脉弦缓。

处方：牡丹皮15g，栀子10g，柴胡15g，黄芩10g，法半夏10g，夏枯草 6g，天麻 15g，钩藤 10g，菊花 15g，川芎 20g，白芷 10g，细辛 3g，黄连 10g，甘草 6g。

10 月 13 日因眠差调整处方：上方加酸枣仁 10g、柏子仁 10g、远志 10g。

此后以治失眠为主，直至 2017 年 3 月，未见癫痫发作。经治已连续 1 年 10 个月未再有癫痫发作，为临床治愈案例。本案观察至 2018 年 12 月未见发病，已连续 3 年 7 个月未发病。

按：此案患者曾加用妥泰治疗，但副作用大，患者接受不了而停用，后完全用中药治疗而获效。

例 4：郭某，女，45 岁

2009 年 12 月 21 日初诊。病历号：2009067。

癫痫发作 28 年，发作时突然抽搐，神识丧失，有时咬破舌头，小便失禁，每次持续 4 ～ 5 分钟。曾用卡马西平、中药等治疗，最长有两年时间未发病，但后来出现反复。2008 年发病 8 次。来诊前 1 ～ 4 个月发病 1 次，2009 年已发作 5 次，最后一次发作于 2009 年 12 月 2 日。

现患者常犯困，乏力，时有烦躁，口臭、口干、口苦，纳少，多梦，大便正常，月经 3 月 1 行，舌瘦、夹红，苔薄，脉细数无力。

目前用药为卡马西平 100mg，日服 1 次。右肾已切除。

证属气血两亏，肝风内动，内有痰热。治用补气和血、疏肝息风、清热化痰法。

处方：当归 6g，川芎 6g，赤芍 6g，黄芪 10g，天麻 10g，钩藤 10g，柴胡 10g，黄芩 10g，法半夏 6g，茯神 10g，陈皮 6g，甘草 3g，蝉蜕 3g，僵蚕 6g，栀子 10g。每日 1 剂，水煎服。

西药不变。

用药后于 2010 年 1 月 9 日发病 1 次。现口苦、口臭、腰痛，舌尖红，边有齿痕，根部腻苔，脉细数。拟以平肝息风、清热化痰为主。

处方：柴胡 10g，黄芩 10g，法半夏 10g，栀子 10g，天麻 10g，钩藤 10g，石菖蒲 10g，蝉蜕 6g，僵蚕 10g，天竺黄 6g，陈皮 6g，茯神 10g，郁金 10g，甘草 6g。每日 1 剂，水煎服。

上方服至 4 月 9 日，未见明显发病，有几次身体出现不适感。以上方加牡丹皮 10g，制蜜成丸，丸重 10g，日服 2 次。

2010 年 11 月 8 日晚寐中发病 1 次。平时仍有每月 1 次身发紧、不舒服感。

2010 年 12 月 3 日调整处方：前方加白芍 10g，改柴胡 15g、黄芩 15g、栀子 15g、法半夏 15g。仍制蜜丸，服法同前。

2011 年 4 月 10 日晚睡中发病，全身抽搐，持续 10 分钟左右。平常多发感冒、无力、纳差。守上方继服。

2012 年 10 月 30 日来诊：4～5 个月大发作 1 次，最后一次为 6 月 25 日。现记忆力差，纳食一般，多梦，大便正常，尿频，舌尖红，舌瘦，根部略有白苔，脉沉细。每日中午服 100mg 卡马西平。中药以前方加炙黄芪 15g、党参 15g、当归 6g、远志 6g，制蜜丸，服法同上。

2013 年 5 月 28 日来诊：去年 6 月至今未现大发作，每 1～2 个月有 1 次全身难受，持续约 10 分钟。易疲乏，易感冒，目不欲睁，舌尖边红，苔薄，脉细弦。上方去郁金，改炙黄芪 30g、党参 30g、当归 10g、石菖蒲 30g，加白术 15g、防风 10g，仍制蜜丸，服法同前。

7 月 10 日、9 月 17 日分别有 1 次发病。平素每个月有 1 次不严重发作（胸中不适、心慌、头不适），时有幻觉。治以清肝、疏肝、息风。

处方：石决明 30g，柴胡 15g，黄芩 10g，栀子 15g，法半夏 10g，赤芍 10g，白芍 10g，天麻 10g，钩藤 10g，僵蚕 10g，蝉蜕 6g，石菖蒲 30g，陈皮 6g，天竺黄 10g，郁金 15g，茯神 15g，远志 10g，柏子仁 25g，甘草 6g。每日 1 剂，水煎服。

11 月 5 日中午寐中轻微发作，近期常感冒，头痛，烦躁，食欲差。

11 月 12 日处方：羌活 6g，防风 6g，白芷 10g，细辛 3g，菊花 6g，川芎 15g，天麻 10g，钩藤 10g，蝉蜕 3g，僵蚕 10g，石菖蒲 30g，柴胡 15g，黄芩 15g，法半夏 6g，甘草 6g。每日 1 剂，水煎服。

11 月 19 日加琥珀粉 1.5g、远志 15g，改川芎 30g。

因急躁易怒，12 月 3 日加羚羊角粉 0.3g。

因有感冒症状，12 月 24 日去羚羊角粉，加桂枝 10g、葛根 15g。

2014 年 1 月 19 日大发作 1 次，病情较重，缓解后头痛，纳少。

1 月 21 日处方：川芎 15g，细辛 6g，白芷 10g，菊花 10g，赤芍 15g，天麻 15g，钩藤 10g，僵蚕 10g，蝉蜕 6g，石菖蒲 30g，陈皮 10g，法半夏 10g，炒神曲 10g，炒山楂 10g，甘草 6g。每日 1 剂，水煎服。

3 月 25 日来诊：病情稳定，以 2013 年 11 月 12 日处方加生黄芪 15g、白术 10g。制蜜丸，丸重 9g，每服 2 丸，日服 2 次。

5 月 27 日来诊：近 4 个月未出现大的发作，纳差，畏冷，口臭，感冒则头痛，舌瘦红，右脉无力。治以清肝、疏肝、息风。

处方：柴胡 15g，黄芪 15g，法半夏 10g，党参 10g，甘草 6g，生龙骨 30g，生牡蛎 30g，天麻 15g，钩藤 10g，僵蚕 10g，蝉蜕 6g，石菖蒲 30g，地龙 10g，生黄芪 15g。每日 1 剂，水煎服。

7 月 22 日来诊：未发病，口干、口臭，舌红，中根黄苔，脉缓弦。上方加郁金 10g，赤芍 10g，白芍 15g，黄连 10g。每日 1 剂，水煎服。

9 月 4 日劳累、紧张后大发作两次。

10 月 14 日来诊：右侧手足发紧，腹泻 5～6 次（可能生活地点变更所致），纳差，自觉体力不支，舌尖边红，脉弦数。

处方：牡丹皮 10g，焦栀子 10g，陈皮 6g，法半夏 10g，茯苓 15g，生甘草 6g，竹茹 6g，生黄芪 15g，当归 6g，川芎 20g，赤芍 10g，天麻 15g，钩藤 10g，僵蚕 10g，蝉蜕 6g，石菖蒲 30g，细辛 3g，白芷 10g，菊花 10g，党参 10g，炒白术 10g。每日 1 剂，水煎服。

12 月 9 日来诊：无明显发病，常感冒，体力差。

处方：柴胡 15g，黄芩 15g，法半夏 10g，赤芍 10g，白芍 10g，党参 10g，牡丹皮 10g，栀子 10g，天麻 15g，钩藤 10g，僵蚕 10g，蝉蜕 6g，石菖蒲 30g。制蜜丸，丸重 9g，每服 2 丸，日服 2 次。

2015 年 3 月 2 日发病 1 次，时有头痛。上方去赤芍、白芍、石菖蒲，改党参 10g，加生龙骨 30g，生牡蛎 30g，川芎 30g，白芷 10g，黄芪 15g，当归 10g。制水丸，每服 15g，日服 2 次。因患者自觉水丸难服，后仍改蜜丸，服法同前。

10 月 13 日加细辛 3g、菊花 10g，仍制蜜丸服用。

2016年5月述春节后约每月发病1次，近2个月未发，卡马西平加至100mg，日服3次，头痛多发。嘱卡马西平100mg，日服2次。丸剂续服，另临时用汤剂治头痛。

7月12日来诊：4个月未发病，头痛，性情急躁，纳少，大便干，舌暗红，苔薄黄，脉弦数。

处方：石菖蒲30g，天麻15g，钩藤10g，僵蚕10g，蝉蜕6g，川芎30g，细辛3g，白芷6g，菊花10g，柴胡15g，黄芩15g，赤芍10g，甘草6g，葛根15g。制成蜜丸，服法同前。

本例经治，癫痫发病频次明显减少，但未控制发作，为好转病例。

按：此案病程长达28年，做过肾切除术，身体弱，之前治疗又不规范。经中医调治8年，癫痫发作减少，身体状况转好，此效果来之不易。

例5：陈某，男，8岁

2009年8月28日初诊。病历号：2009042。

患者于2004年12月昏厥1次，2005年3月1日晨醒时突发牙关紧闭、四肢抽搐、口吐白沫，后经脑电图检查诊断为癫痫。曾短期服用药物（具体不详）。2005年11月中旬又发生意识不清，目上翻，口中吐沫，但未出现抽搐。2006年7月某日晨醒后跌倒，四肢抽搐，口吐白沫，缓解后恶心呕吐。2007年5月5日，2009年1月22日傍晚、7月5日晨醒均有1次类似发作，缓解后多有关节痛。来诊前已停服所有药物。

平素易头痛，腹中不适，智力尚可，语言能力佳，胆小，多汗，纳食好，多梦，大便偏溏，尿频，舌尖红，苔微黄，脉数。

患儿出生时曾有轻度窒息史。

脑电图：异常脑电图，发作间期双侧广泛性异常放电，额区为著。
MRI：两侧额顶部蛛网膜下腔增宽。

证属肝风偏盛，肝胃不和。治用平肝息风、疏肝和胃，佐以化痰清热法。

处方：天麻10g，钩藤10g，僵蚕10g，石菖蒲15g，柴胡10g，黄芩10g，郁金10g，白芍15g，枳壳6g，法半夏6g，天竺黄10g，甘草3g，陈皮6g，茯苓6g。每日1剂，水煎服。

此后悉宗本方用药加减。因出汗多，夜寐中时有突然坐起，去柴胡、黄芩，加蝉蜕 6g，酸枣仁 6g；寐不安稳，流口水，加远志 6g，不效时去茯苓，加川芎 10g，茯神 10g；夜寐时突然哭泣，有时站立起来，呼之不应，则去枳壳，续加磁石 15g。坚持用药，一直没有发病。

2013 年 1 月 15 日来诊：未发病，偶有睡眠中突然坐起喊叫，似做噩梦样，自己无知觉，眠时多涎，动则多汗。现读小学四年级，成绩中等，胆小，有时头晕、恶心，纳好，大便正常。2013 年 1 月 10 日动态脑电图检查未见明显异常。舌尖边红，根部黄腻苔，脉滑数。此属痰湿内盛，肝郁化火，治以疏肝、平肝、息风化痰。

处方：柴胡 10g，黄芩 10g，法半夏 10g，太子参 10g，炙甘草 6g，生龙骨 30g，生牡蛎 30g，石决明 30g，栀子 15g，白芍 15g，陈皮 10g，茯神 10g，炒白术 10g，天竺黄 10g，远志 10g，生黄芪 15g，酸枣仁 15g，柏子仁 15g，石菖蒲 30g，天麻 15g，钩藤 15g。每日 1 剂，水煎服。

服上方后症状明显减轻，但有胃肠不适，腹泻，恶心，纳食不佳。改为上方 2 日服 1 剂，之后胃肠症状悉除。

2013 年 4 月 9 日夜寐中坐起，未出现其他症状，平时眠时多涎亦减少。

处方：柴胡 6g，黄芩 6g，法半夏 6g，太子参 6g，炙甘草 4g，生龙骨 20g，生牡蛎 20g，石决明 20g，栀子 10g，白芍 10g，陈皮 6g，茯神 6g，炒白术 6g，天竺黄 6g，远志 6g，生黄芪 10g，酸枣仁 10g，柏子仁 10g，石菖蒲 20g，天麻 10g，钩藤 10g。每日 1 剂，水煎服。

此案经治 3 年 9 个月，未见癫痫发病，为治愈案例。

例 6：张某，男，18 岁

2009 年 7 月 6 日初诊。病历号：2009028。

患者在出生时有缺氧情况。2 岁时发现语言能力差，智力差，后陆续出现孤独、多动等表现。2008 年 8 月高热后，出现发作性手足动作，时弯腰、点头、手臂敲击动作，蹬腿、甩手、目上翻。上海华山医院诊为颞叶癫痫，服用拉莫三嗪，发作由每日几十次减少到每日几次。2009 年因发作有所增加，加服德巴金，又因患者有冲动行为，故配服奥氮平，仍未完全控制病情。

目前用药为拉莫三嗪 100mg，日服 2 次；德巴金 250mg，日服 2 次；奥氮平 12.5mg，日服 1 次。病发每日 7～8 次，症状与上述类似，有精神症状。平素口臭，多口水，大便干，3～4 日 1 行。舌红，根部黄苔，脉滑数。

脑电图：轻度异常。颅脑 MRI：未见明显异常。PET/CT：右侧颞叶内侧 FDG 代谢轻度减低。

诊断：脑发育不全；精神障碍；癫痫。

中医辨证属痰热偏盛，夹有肝风。治以清热化痰、疏肝安神。

处方：青礞石 30g，生大黄 6g，黄芩 15g，栀子 15g，郁金 15g，天竺黄 15g，胆南星 15g，陈皮 6g，法半夏 10g，茯神 15g，甘草 6g，石菖蒲 20g。

西药的使用不变。

服药后自觉舒适，从 2009 年 7 月中旬起，癫痫发作消失，较前安静，有一定控制力，语言较清楚，稍觉懂事，下意识动作减少。以上方为基础方继续治疗。

9 月 7 日去青礞石，加远志、益智仁。

2010 年 1 月 11 日去胆南星，加柴胡。

2010 年 4 月 7 日来诊：近来点头动作有增加，僵滞数秒，每日发作几次，但神识清楚，口臭，大便干。坚持用上方加厚朴、枳实、柏子仁。之后病情稳定，无明显发作。

2010 年 11 月 13 日来诊：精神症状仍存在，智力、自控能力均有改善。

处方：柏子仁 10g，酸枣仁 10g，郁金 10g，柴胡 10g，远志 10g，益智仁 10g，生大黄 6g，石菖蒲 20g，黄芩 15g，栀子 15g，天竺黄 15g，陈皮 6g，法半夏 10g，茯神 15g，甘草 6g。

服药后语言表达能力有进步，多动未见明显改观。

2011 年 3 月 9 日上方加石决明。

2012 年 10 月 9 日来诊：智力、反应能力、语言能力均有一定的进步，能进行简单的语言交流，对数量稍有认知，但精确认知差，理解力稍增强，暴力倾向减少，有一定的顺从性，仍然喜动，动作较多；夏天手心热，大便偏干，未见癫痫发作，口臭，舌质红，根部有黄苔，脉滑偏数。目前西药用奥氮平 10mg，日服 1 次；德巴金 500mg，夜服 1 次；拉莫三嗪 100mg，夜服 1 次。

处方：陈皮 6g，法半夏 6g，茯神 10g，枳实 10g，天竺黄 10g，胆南星 6g，郁金 6g，生大黄 6g，栀子 10g，柴胡 10g，黄芩 10g，青礞石 30g，沉香粉 2g，石菖蒲 30g，益智仁 15g，远志 10g。

2013 年 11 月 5 日来诊：语言表达能力有进步，可以自己简单购物，懂得排队，自己叠被褥，自控能力增强，目光有神气，较前明显安静，情感意识渐增，还不能根据环境控制声音的大小，仍有自发动作，大便 2～3 日 1 行，纳食、睡眠尚可，舌绛，苔微黄，脉滑。

处方：陈皮 6g，法半夏 6g，茯神 10g，竹茹 6g，枳实 6g，甘草 6g，远志 10g，酸枣仁 10g，柏子仁 10g，青礞石 30g，熟大黄 10g，玳瑁粉 3g，熊胆粉 0.25g，郁金 10g。

之后守方续服，2014 年 9 月 16 日于上方加益智仁、侧柏叶。

2016 年 3 月 8 日来诊：语言表达能力有进步，有时能想起多年前的人和事，还是只能简单的交流，生活基本能自理，会上网打游戏、听音乐、看视频。攻击行为已消失，无意识动作很少，有时有表达欲望，但表达不清楚，幼稚动作仍有，语言重复，身份识别弱，纳食、睡眠正常，大便干，3 日 1 次，口臭仍有，小便味重。舌红，有裂纹，苔薄，脉滑数。西药仍用奥氮平 7.5mg、拉莫三嗪 100mg、德巴金 250mg，均为每晚 1 次口服。

处方：青礞石 30g，黄芩 15g，生大黄 10g，人工牛黄 2g，黄连 15g，陈皮 10g，法半夏 10g，茯神 20g，枳实 10g，竹茹 6g，甘草 6g，天麻 20g，钩藤 10g，僵蚕 10g，蝉蜕 6g，石菖蒲 30g，益智仁 15g，侧柏叶 10g。

本例中西医结合治疗 6 年余，已连续 5 年未见癫痫发作，属治愈病例。同时患者精神障碍及脑发育不全亦有好转。

例 7：杜某，女，28 个月

2009 年 6 月 29 日初诊。病历号：2009027。

患儿为早产儿，5 个月时筛查诊断为婴儿痉挛（早产儿脑损伤），表现为耸肩、点头，每日 1 ～ 2 次。北京儿童医院给予妥泰治疗，症状已消失，但走路不稳（左腿肌力差），语言表达只能说单字，不能自己进食，有时焦躁，胆小，右侧泪腺不通。目前仍口服妥泰 25mg，日服 2 次。舌微红，薄白苔，指纹偏紫。

脑电图：清醒及困倦脑电图未见异常。MRI 波谱（MRS）：左侧底节区 NAA 减低。

中医辨为惊痫夹虚。治以息风止痉、醒神开窍。

处方：石菖蒲 15g，天麻 10g，钩藤 10g，益智仁 15g，远志 10g，僵蚕 10g。2 日 1 剂，水煎服。

西药照服。

此后宗上方加味。消化力差加茯神、白术、神曲、连翘、柏子仁；心烦加莲子心，另加车前草；大便干加火麻仁。妥泰亦渐加至 37.5mg，日服 2 次。

2010 年 10 月 15 日来诊：病未发作，智力进步，记忆力较好，走路较稳，肢体协调性稍差，纳、便正常，舌稍红，舌根部白苔，脉数。

处方：牡丹皮 12g，火麻仁 10g，莲子心 6g，车前草 12g，茯神 12g，神曲 12g，连翘 6g，柏子仁 6g，石菖蒲 15g，天麻 10g，钩藤 10g，益智仁 15g，远志 10g，僵蚕 10g。2 日 1 剂，水煎服。

守上方用药，病未发作。2010 年 11 月 30 日动态脑电图不正常，清醒及睡眠期两侧中央、顶、枕、中颞、后颞导联可见较多低波幅 22 ～ 24Hz 快波节律，其中有较多中高波幅不规则尖波、棘波、多棘波，2 ～ 2.5Hz 棘慢波散发出现，左右不同步，以两侧中央、顶导联为主；左侧额导联可见散发单个不规则棘波。

2011 年 4 月 6 日来诊：病未发作，日常语言表达尚可，精细动作略差，易急躁，纳食佳，易上火（耳红、舌红、口中异味、手心热），脉浮。以上方去连翘，加栀子续服。

2011 年 7 月 19 日诊：病情稳定，手足心热，消化不佳，大便日 2 ～ 3 次，胆小，喜啃东西，舌略红，根部白苔，脉数。前方去火麻仁，加茯苓。

用药 2 周，续以本方制蜜丸，每丸 9g，每服 1 丸，日服 2 次。

2012 年 11 月 6 日来诊：今年 3 月停用中药，近来易兴奋、难眠，纳食易多，手足心热，记忆力尚可，数字概念较差，书写协调能力差，左手足活动不协调，不愿交流，语言理解能力有进步。仍用妥泰 31.25mg，日服 2 次。家属述近期查脑电图显示有改善，但尚未完全正常。大便多数不成形，有时打嗝，舌尖边红，有薄苔，脉滑数，指纹粗紫。此属痰热未清，心神不宁，肝胃不和，拟清热化痰、养心宁神、疏肝和胃。

处方：陈皮 10g，法半夏 10g，茯神 10g，枳实 10g，天竺黄 10g，柴胡 10g，赤芍 10g，白芍 10g，远志 10g，柏子仁 15g，酸枣仁 15g，益智仁 15g，黄连 6g，黄芩 10g，栀子 6g，鸡内金 10g。7 剂，制蜜丸，丸重 9g，每服 1 丸，日服 2 次。

治疗 3 年多，病情有好转，智力有进步，但不理想，属好转案例。

例 8：李某，女，37 岁

2014 年 7 月 22 日初诊。病历号：2014118。

2004 年患者高热昏迷、呕吐、抽搐半月余，曾怀疑为乙脑，治疗后渐愈。2005 年出现"现实的场景似曾经过"的感觉，一般持续不足 1 分钟，月经前后即发生 1 次。2005 年 7 月出现发作性抽搐，神识丧失，持续 1～2 分钟，昏睡后缓解，也在月经前后发作。曾服用卡巴西平、拉莫三嗪、妥泰等，均无显效。来诊前仍在月经前后发病，多在 2～3 日发作 1 次，有时发作多次，发病时间不规律，发病前及结束后偶有幻觉。西药现用马卡西平 200mg，日服 2 次。

来诊时记忆力减退，咽中有痰，心悸阵发，纳食、睡眠、大便正常，月经每月提前两天，舌红，根部有苔，脉缓弦。

脑电图：异常脑电图，右侧蝶骨电极区及额区、中央顶区、颞区 2.5～3Hz 棘慢波散发或阵发，左侧蝶骨电极区尖波偶发。

中医辨证为热毒内陷，肝风内动。治以平肝息风、清热解毒、活血化痰。

处方：天麻 15g，钩藤 10g，僵蚕 10g，蝉蜕 6g，地龙 10g，石菖蒲 30g，柴胡 15g，黄芩 15g，赤芍 10g，白芍 10g，法半夏 10g，生地黄 15g，

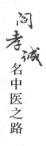

麦冬 15g，牡丹皮 15g，栀子 15g，玳瑁粉 3g，甘草 6g。

西药暂不变。

以上方为基础方加减。因腹泻减生地黄、麦冬，增加党参、茯苓、苍术、白术、陈皮。发病频率变化不显著，但程度减轻。马卡西平加至每日 500mg。10 月份经查已怀孕。

2014 年 12 月 16 日来诊：已怀孕 14 周。每月发病 2 次，一般间隔 7～8 日，11 月 21、24 日各发病 1 次。大便仍稀。

处方：陈皮 6g，法半夏 6g，茯苓 10g，炙甘草 6g，枳壳 6g，竹茹 3g，党参 10g，白术 10g，天麻 15g，钩藤 10g，僵蚕 10g，蝉蜕 3g，石菖蒲 30g。

2015 年 5 月 29 日顺产一男婴。6 月 8 日、20 日大发作各 1 次，较重。

6 月 30 日处方：柴胡 15g，黄芩 10g，法半夏 10g，郁金 10g，陈皮 10g，党参 15g，甘草 6g，当归 10g，川芎 15g，桃仁 6g，黄芪 15g，天麻 15g，钩藤 10g，僵蚕 10g，蝉蜕 6g，石菖蒲 30g，生龙骨 30g，生牡蛎 30g。

此后以上方为基础加减化裁，曾先后加玳瑁粉、赤芍、白芍、生地黄、远志、柏子仁、酸枣仁等。

至 2016 年 4 月 12 日，患者发病频率变化不显著，每月发作 2 次，每次 2～3 日，发病前易急躁。

处方：青礞石 30g，郁金 15g，黄芩 15g，熟大黄 10g，牡丹皮 15g，栀子 10g，胆南星 10g，陈皮 10g，法半夏 10g，枳实 10g，竹茹 6g，生甘草 6g，天麻 15g，钩藤 10g，僵蚕 10g，蝉蜕 6g，石菖蒲 30g，琥珀粉 1.5g。

2016 年 8 月 9 日来诊：每月发作 2 次，均为大发作，多为每月 15 日、30 日左右发病，月经期后易发，恢复较快。纳食、睡眠、二便正常，舌尖边红，白苔根部略厚，脉弦缓。

处方：牡丹皮 10g，栀子 10g，柴胡 15g，赤芍 10g，白芍 10g，当归 15g，黄芩 15g，西洋参 10g，天麻 15g，钩藤 10g，僵蚕 10g，蝉蜕 6g，石菖蒲 30g，侧柏叶 15g，郁金 10g，甘草 6g。

此例顺利怀孕、生产，难能可贵，但癫痫发病无明显减少，为无效案例。

例9：胡某，男，1岁10个月

2010年7月9日初诊。病历号：2010090。

患儿4个月时出现发热（38℃以上）抽搐，持续50分钟。此后至2010年7月2日，共发作6次，一般每次均有发热，发作为全身抽搐；而7月2日为无发热而抽搐。每次发病均采用镇静处理。后查脑电图诊断为癫痫。2009年1月开始服用妥泰，5个月后到北京诊治，改用开浦兰，后又加服德巴金。仅在初用开浦兰时的4个月未发病，总体上病情控制不理想。来诊时用药为开浦兰早250mg，晚125mg；德巴金4mL，日服3次；氯硝安定1/8片，日服2次。

现走路、语言尚可，纳可，眠差，近日大便稀（平素正常），舌稍红，苔根部微黄，指纹淡紫。患儿为过期生产儿（7天）。

脑电图：异常脑电图，发作期全脑广泛性暴发高、极高幅的棘波/尖波连续性发放。

辨证：热毒内陷，肝风内动。

治法：清热解毒，平肝息风。

处方：金银花6g，连翘6g，黄连3g，黄芩3g，黄柏3g，葛根6g，天麻6g，钩藤6g，僵蚕6g，蝉蜕3g，石菖蒲6g，陈皮3g，茯苓6g，法半夏3g，甘草3g。

西药不变。

服药至9月28日，未见发病，偶有腹泻。守上方去蝉蜕、法半夏，加天竺黄3g。

此后未病，曾有两次感冒，其中一次体温37.6℃，亦未见发病。

12月6日处方：守上方加蝉蜕3g，继续治疗。

其后虽有发热，但未见抽搐。治疗1年余未发病，达到临床治愈。

例10：郁某，女，27岁

2009年8月14日初诊。病历号：2009035。

患者有高热抽搐史、脑外伤史，首次癫痫发作于10岁之前，表现为

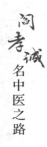

全身抽搐僵直、意识丧失。之后每隔1年多发病1次。曾服用中成药（不详）、癫痫宁、癫痫平等，病情无明显改变。于北京中日友好医院做脑电图监测发现异常。最后一次发病时间为2008年8月23日。

现患者性情急躁，偶有头痛，与月经有关，经行正常，纳食、睡眠、二便正常，舌稍暗红，苔薄白，脉细。

辨证：肝气不调，肝风内动。

治则：疏肝理气，活血息风。

处方：柴胡10g，黄芩10g，法半夏10g，栀子10g，郁金10g，白芍15g，当归15g，川芎15g，桃仁6g，红花6g，天麻15g，钩藤15g。

守上方用药，病一直未发作。

2010年4月26日来诊：一般情况好，舌略暗，苔白，脉细弦。用上方加石菖蒲15g，蝉蜕6g，僵蚕10g，继续治疗。

直至2011年4月28日，一直未见发病，且患者已怀孕。

此例经治后，1年8个月未发病，为临床治愈。

例11：李某，男，5岁

2009年5月25日初诊。病历号：2009020。

患儿于2006年冬天（患儿两岁半）发生高热抽搐2次，之后又在2007年5月、2008年11月各发生1次发热抽搐。2009年春节期间未发热而发生抽搐，就诊于中国人民解放军总医院，未明确诊断。后来每7～8天发作1次，多连续发作，表现为强直性抽搐，口中发声，目上翻，头向左偏，小便失禁，抽搐后呕吐。北京协和医院诊断为癫痫部分性发作，先给予马卡西平50mg，日服2次，逐渐减停的同时合用联苯双酯滴丸4粒，日服2次。后在北京大学第一医院给予妥泰目标量25mg，日服2次。到就诊时为止，已半个月未发作。

患儿行走较迟且不稳，不能进行完整的语言表达，大便偏干，每次发病前多出现大便干燥，纳食尚可，舌偏淡，苔白。患儿出生时曾窒息；45天前行白内障手术。脑电图检查提示不正常。

中医辨为癫痫频发致智力低下、行走困难之虚痫。

治则：健脾益肾，养心开窍息风。

处方：白术 6g，厚朴 6g，太子参 6g，熟地黄 10g，山茱萸 6g，益智仁 6g，柏子仁 6g，火麻仁 10g，当归 10g，天麻 10g，钩藤 10g，僵蚕 6g。

西药：妥泰 25mg，日服 2 次；联苯双酯滴丸 4 粒，日服 2 次；马卡西平 50mg，日服 2 次（渐减）。

用上方至 11 月 27 日，除 6 月初发病 1 次，未再发作。且自 9 月起西药仅用妥泰 25mg，每日 2 次，其他均已停用。患儿智力改善，发音有进步，走路趋稳。舌偏暗红，脉数。

处方：熟大黄 5g，石菖蒲 10g，厚朴 6g，太子参 6g，熟地黄 10g，山茱萸 6g，益智仁 6g，火麻仁 10g，当归 10g，天麻 10g，钩藤 10g，僵蚕 6g。

西药同上。

后以守上方加减。大便干明显，则改熟大黄为生大黄；2010 年 9 月加远志。到 2011 年 3 月，一直没有发病，智力进一步改善，语言表达逐渐清晰流利，能简单表述，大便偏干，2 ～ 3 日 1 行，纳食、睡眠正常，舌略红偏暗，苔白，脉数。

处方：生地黄 10g，熟地黄 10g，厚朴 10g，枳实 10g，远志 6g，生大黄 6g，石菖蒲 15g，太子参 6g，山茱萸 6g，益智仁 6g，火麻仁 10g，当归 10g，钩藤 15g，僵蚕 6g。

至 2011 年 6 月 12 日，患儿一直未发病。以上方配制蜜丸，每丸 6g，每服 1 丸，日服 3 次，以巩固疗效。

患儿已连续两年未再发作，属临床治愈。

例 12：常某，男，7 岁

2015 年 9 月 1 日初诊。病历号：2015116。

患儿 2 岁时出现高热抽搐，约每年发作 1 次。2014 年未发作。2015 年 7 月 25 日上午出现高热抽搐，持续 3 ～ 4 分钟；下午 1 时左右出现无热抽搐，表现为全身抽搐、抖动、目上翻、意识丧失，持续 30 秒左右，缓解后呕吐。山西省儿童医院处以奥卡西平及中成药，未服用。患儿智力正常，动作较慢，手心热，咽部常有疱疹，纳食差，眠尚可，夜眠多汗，大便干燥，2 日 1 行，舌红，根部腻苔，脉略数。

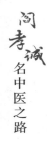

脑电图：异常儿童脑电图，右侧额区棘慢波发放。

中医辨证属热痫。

治则：清热平肝息风。

处方：牡丹皮10g，栀子10g，柴胡10g，黄芩10g，法半夏10g，玄参15g，生地黄15g，麦冬10g，天花粉10g，大黄6g，金银花15g，连翘10g，天麻15g，钩藤10g，僵蚕10g，蝉蜕6g，石菖蒲30g，生甘草6g，玳瑁粉3g。每日1剂，水煎服。

服药后一直未发病，大便溏，日1～2次。9月22日上方去大黄，加鸡内金、神曲。之后仍为稀水便，日2～5次。

11月3日改方：陈皮10g，法半夏10g，茯苓15g，甘草6g，桔梗10g，金银花15g，金莲花15g，天麻20g，钩藤15g，僵蚕10g，蝉蜕6g，石菖蒲30g，苍术、白术各10g，神曲15g。制水丸，每服10g，日服3次。

之后腹泻好转，病亦未发，但仍常感冒，嘱及时退热。

2016年1月5日来诊：患儿一直未发病，近来反复发热，多梦吃，舌红，舌中及舌根黄苔，脉数。查咽红，扁桃体Ⅰ度肿大。予初诊方去大黄、玳瑁粉，加桔梗。每日1剂，水煎服。

守上方化裁，曾加生龙骨、生牡蛎、牛蒡子、赤芍、白芍。服至2016年5月24日，一直没有发病，只是大便前腹痛，大便稀，日行3次，便时排气亦多，纳食少，感觉劳累。

处方：陈皮6g，法半夏10g，茯苓15g，甘草6g，炒白术10g，竹茹6g，桔梗10g，天麻15g，钩藤10g，僵蚕10g，蝉蜕6g，枳壳6g，神曲10g，石菖蒲30g。制水丸，每服10g，日服3次。

服上方后未见发热及抽搐，时有类似发呆，但呼之有反应。7月16日脑电图监测示正常小儿脑电图（3～4Hz慢波活动），纳食、睡眠、二便正常。7月26日仍守上方加川芎、白芷、细辛、远志，制水丸续治，服法同上。

治后1年发热未再出现抽搐，脑电图检查正常，为临床治愈案例。

例13：孙某，男，22岁

2010年11月26日初诊。病历号：201089。

父代述：患者于2009年4月晚寐中首次发作，表现为晃床、咬舌等。2009年12月22日下午寐中从床上跌落地上，伤及头部左颞，出血很多，有骨折，在兰州市某医院做CT检查示头皮血肿，左额软化灶。服用奥卡西平1片（300mg），每日2次。2010年2月至北京天坛医院诊查，脑电图检查示大致正常脑电图；长程视频脑电图监测示边缘状态（普通脑电图），未见异常。2010年9月15日凌晨患者晃床，突然起坐，然后栽倒地上，伤及左额部（无骨折），亦有咬舌的症状。现入睡难，反应较慢（学习压力大），时头晕，舌偏红，中有裂纹，苔白根厚，脉弦。仍服用奥卡西平300mg，每日2次。

患者1996年曾脑外伤1次，有颅内出血，抽搐发作1次。

中医辨证为瘀热内陷，肝风内动。

治则：化瘀清热，平肝息风。

处方：桃仁10g，红花10g，赤芍10g，生地黄10g，川芎15g，栀子10g，天麻10g，钩藤10g，僵蚕10g，蝉蜕6g，石菖蒲15g，生石决明15g，天竺黄10g，法半夏10g，茯苓10g，郁金10g。每日1剂，水煎服。

2011年2月15日来诊：多汗，中午犯困，舌尖红，中有裂纹，脉弦。

处方：柴胡10g，黄芩10g，桃仁10g，红花10g，川芎15g，栀子10g，天麻10g，钩藤10g，僵蚕10g，蝉蜕6g，石菖蒲15g，生石决明15g，天竺黄10g，法半夏10g，茯苓10g，郁金10g。每日1剂，水煎服。

2013年9月10日来诊：近日眠差，精力稍差，未发病，睡时多汗，时有白天疲乏，纳食一般，大便正常，舌红、根部腻苔，脉滑数。现用奥卡西平每日600mg。此为瘀热未清，阴虚生热，拟加入滋阴清热之品。

处方：银柴胡15g，黄芩15g，栀子15g，法半夏10g，西洋参10g，牡丹皮15g，地骨皮15g，生龙骨30g，生牡蛎30g，天麻15g，钩藤10g，石菖蒲30g，僵蚕10g，蝉蜕6g，天竺黄10g，胆南星6g，酸枣仁15g，柏子仁15g，远志10g。10剂，制水丸，每服15g，每日3次。

2014年1月8日来诊：病未发作，自觉食欲稍差，无其他不适，舌略红，苔白，脉略滑。奥卡西平300mg，每日2次。

处方：银柴胡15g，黄芩15g，益智仁15g，木香10g，栀子15g，法

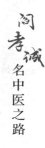

半夏 10g，西洋参 10g，牡丹皮 15g，天麻 15g，钩藤 10g，石菖蒲 30g，僵蚕 10g，蝉蜕 6g，竹茹 6g，胆南星 6g，酸枣仁 15g，柏子仁 15g，远志 10g。10 剂，制水丸，每服 15g，每日 3 次（或每服 20g，每日 2 次）。

2014 年 6 月 17 日来诊：未发病，睡眠改善，纳食佳，大便日 1 次，偏稀，舌红，苔薄黄，脉缓滑。上方加玳瑁粉 3g，10 剂，制水丸，每服 20g，每日 2 次。建议奥卡西平每 3 个月减量 1 次，每次减量 150mg。

2014 年 10 月 14 日来诊：目前奥卡西平每日 450mg（预计 10 月 19 日减为每日 300mg）。未发病（最后 1 次发作时间为 2010 年 9 月），无明显不适，舌脉同前。仍以前方改银柴胡为柴胡 10g，10 剂，制水丸，每服 20g，每日 2 次。

2015 年 1 月 20 日来诊：未发病。目前每日奥卡西平 300mg（从 10 月 19 日开始）；纳食、睡眠、二便正常，心烦躁，舌红，中有裂纹，苔稍黄，脉稍滑。

处方：柴胡 15g，玳瑁粉 3g，川芎 15g，侧柏叶 10g，黄芩 15g，益智仁 15g，木香 10g，栀子 15g，法半夏 10g，西洋参 10g，牡丹皮 15g，天麻 15g，钩藤 10g，石菖蒲 30g，僵蚕 10g，蝉蜕 6g，竹茹 6g，胆南星 6g，酸枣仁 15g，柏子仁 15g，远志 10g。10 剂，制水丸，每服 20g，每日 2 次。

计划 3 个月后奥卡西平每日 150mg，服用半年停药。

2015 年 3 月 31 日来诊：未发病。无不适，舌红，根部有苔，脉滑。目前奥卡西平每日 300mg。上方去木香，加郁金 15g，10 剂，制水丸，每服 20g，每日 2 次。

改奥卡西平每日 150mg，晚上服。

2015 年 7 月 14 日来诊：未发病近 5 年（差两个月）。无不适，舌略红，根部少量苔，脉略滑。目前奥卡西平每日 150mg，晚上服 1 次。

处方：柴胡 15g，黄芩 15g，法半夏 10g，党参 15g，生龙骨 30g，生牡蛎 30g，郁金 15g，天麻 15g，钩藤 10g，僵蚕 10g，蝉蜕 6g，石菖蒲 30g，远志 15g，益智仁 15g，甘草 6g。10 剂，制水丸，每服 20g，每日 2 次。

奥卡西平每日 150mg，晚上 1 次服。

2015年10月13日来诊：未发病，无明显不适，舌略红，苔薄，脉滑。上方加陈皮10g、柏子仁20g。10剂，制水丸，每服20g，每日2次。停服奥卡西平。

2016年2月2日来诊：2015年10月13日停服奥卡西平后，续用丸剂，未发病。纳食、睡眠、二便正常，舌苔略腻，脉缓偏滑。上方加胆南星10g、牡丹皮10g、栀子10g。15剂，制水丸。每服20g，每日2次。

例14：滕某，女，22岁

2009年2月16日初诊。病历号：2009008。

患者癫痫发作10余年，共发作20余次。发则突然全身僵直抽搐，意识丧失，咽口水，二便失禁，缓解后自觉疲乏。病发无明显时间规律，最长间隔2～3年，最短1～2天，多于晚间寐中发作，情绪波动易引起发病，有时发病前有幻觉。曾先后用中药、卡马西平（用法不详）治疗，效果不明显。患者出生3个月时脑部摔伤，2岁时高热（40℃）抽搐1次。平素急躁易怒，纳食、睡眠、二便均正常，月经基本正常，略有超前，舌红，苔根部微黄腻，脉细略数。

MRI：右额叶脑穿通畸形；左侧脑室前角旁软化灶。

中医辨证属肝风内动，痰瘀阻络。

治则：平肝息风，化痰通络。

处方：青礞石30g，地龙15g，钩藤15g，天麻15g，桃仁10g，红花10g，法半夏15g，全蝎10g，胆南星10g，牵牛子10g，车前草15g，白茅根15g。每日1剂，水煎服。

并用西药托吡酯，每服75mg，日服2次。

以上方为基础化裁共12诊，渐去牵牛子、全蝎，加僵蚕、蝉蜕、石菖蒲、柴胡、黄芩、天竺黄等。

2011年2月18日来诊：未见大发作，时有愣神出现，一般持续2～3分钟，纳食、睡眠、二便正常，舌偏暗，尖红，根部苔厚，脉数而弦。守原方意加通窍之品。

处方：天麻15g，钩藤10g，僵蚕10g，蝉蜕6g，石菖蒲30g，柴胡10g，黄芩10g，法半夏10g，栀子10g，磁石30g，细辛3g，川芎15g，远

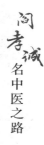

志 15g，甘草 6g。15 剂，制水丸，每服 10g，日服 3 次，以利常服。

2011 年 7 月 17 日患者母亲来称，患者病情稳定，已顺利产一婴儿。

例 15：王某，男，25 岁

2013 年 12 月 3 日初诊。病历号：2013092。

2011 年 8 月患者骑摩托车摔伤，行脑外伤手术治疗。2012 年 8 月出现右臂屈曲上抬，指伸，僵直，目向左斜，发作时神识不清，持续 1 ～ 2 分钟缓解。开始服用卡马西平。2013 年 1 月头部植骨，再次发病，发时神识尚清醒。1 月份共发作 3 次，遂换服奥卡西平 600mg，日服 2 次。5 月份再次发病。

平素头痛，自觉目珠亦痛，右侧肢体感觉略显迟钝，活动时灵敏度稍差，皮肤时有红疹，纳食尚可，餐后胃痛，睡眠正常，大便不成形，日 1 次，舌尖红，中有裂纹，苔少，脉沉细略弦。

视频脑电图及脑电地形图：脑电图轻度不正常；脑电地形图不正常。CT：左侧颞叶出血颅脑术后改变。钡透造影：慢性胃炎；反流性食管炎；慢性结肠炎。

中医辨证属肝风内动，痰瘀阻络。

治则：平肝息风，化痰祛瘀通络。

处方：当归 15g，川芎 30g，赤芍 15g，白芍 15g，细辛 6g，白芷 15g，天麻 15g，钩藤 10g，僵蚕 10g，蝉蜕 6g，陈皮 6g，法半夏 10g，茯苓 10g，竹茹 6g，枳实 10g，郁金 10g，柴胡 10g，甘草 6g，太子参 10g。

西药同前。

2014 年 1 月 7 日来诊：病未发，头痛减轻，目痛依旧，右臂无力好转，精神稍好，仍有恐惧感，环境嘈杂头部易不适，易汗，脉细缓略弦，舌略红，有齿痕，舌中略剥脱，脉细缓略弦。守上方加侧柏叶 15g、菊花 15g、生黄芪 15g。

2015 年 1 月 15 日行视频脑电图及脑电地形图检查示边缘状态。因觉右上、下肢热，于 2 月 18 日以上方去郁金，加牡丹皮 10g、栀子 10g。

2015 年 3 月 10 日来诊：未发病，诸症均有改善，只是说话时感觉舌僵硬，说不清楚，记忆力差，思考则头痛。以前方去太子参，改生黄芪

30g，加党参 30g、炒白术 20g、石菖蒲 30g、益智仁 30g、地龙 15g。制蜜丸，每丸 9g，每次服 2 丸，日服 2 次。

继治两年多，诸症均减轻，癫痫未再现。

例 16：张某，男，49 岁

2013 年 11 月 12 日初诊。病历号：2013094。

患者于 2009 年 8 月 14 日煤矿作业时严重脑外伤，昏迷 1 小时，清醒后只行简单的外伤处理。11 月出现手足抖动，无静止时，双目逐渐看不清。2010 年出现全身抽搐、吐白沫、咬破舌、小便失禁，伴神识丧失，呈发作性，长则持续数小时，短则几分钟缓解，每日发作 1～2 次，时间无规律。到 2011 年，双目完全失明，出现精神症状，脱衣服、搓手、乱走、打人毁物，每次持续 1～2 小时，神清后不知自身所为，数日发作 1 次。2013 年 6 月到首都医科大学宣武医院诊治，予卡马西平 200mg，日服 3 次；开浦兰 500mg，日服 2 次。抽搐发作次数未减，持续时间稍短，精神症状 10 天或半个月发作 1 次，头痛每日均发作，痰多，长时间行走则右腿无力，手足多汗，纳食一般，眠差，大便干结，面额暗黑，舌红，根部有黄苔，脉滑数。

中医辨证为瘀血及痰热内蕴，肝风内动。

治则：清热化痰，平肝息风。

处方：青礞石 30g，生大黄 10g，郁金 10g，天麻 15g，钩藤 10g，僵蚕 10g，蝉蜕 3g，石菖蒲 30g，远志 20g，酸枣仁 20g，胆南星 10g，生栀子 10g，厚朴 6g，枳实 6g，玳瑁粉 3g。

西药不变。

服药 1 个月，每日发病 1 次，持续时间缩短，头痛减轻，脾气暴躁，手足少力，发凉。于上方加熊胆粉 0.25g。

2014 年 1 月 7 日来诊：精神症状减轻，睡眠好转，每日或隔日发病 1 次，痰多，时头痛。仍守上方加陈皮 10g，法半夏 10g。

2014 年 2 月 18 日停用中药，出现发作频繁，程度加重，自觉难受，头痛亦加重。至 2 月 26 日连续发病数次，首都医科大学宣武医院指导渐停开浦兰，渐加妥泰，目标量 100mg，日服 2 次；马卡西平剂量及用法

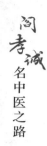
不变。

2014年3月4日来诊：时有发作，发作时身僵，神识丧失约5分钟，大便偏干，两日1行，舌红有裂纹，脉滑数。

处方：细辛6g，川芎30g，白芷15g，侧柏叶15g，赤芍、白芍各10g，青礞石30g，生大黄10g，郁金10g，天麻15g，钩藤10g，僵蚕10g，蝉蜕3g，石菖蒲30g，胆南星10g，生栀子10g，枳实6g，玳瑁粉3g，熊胆粉0.25g，陈皮10g，法半夏10g。

因每日服妥泰若150mg则出现腹痛、腹泻，每日服125mg则不出现，故嘱维持每日125mg剂量。

2014年4月15日来诊：精神症状发作减少，抽搐多为隔日1发，易激动，健忘，舌偏绛，苔黄腻，脉缓滑。上方去青礞石、大黄，加远志15g、竹茹6g、柏子仁15g。

2014年5月13日来诊：发病情况大致同前，每日头痛，痛则呕恶痰涎，因便泄次数多，妥泰用量已减为50mg，日服2次；卡马西平仍为200mg，日服3次。舌绛红，苔黄腻，脉缓滑。此为痰热内蕴，脾胃不和。

处方：陈皮10g，法半夏10g，茯苓10g，炙甘草6g，竹茹6g，栀子10g，黄芩10g，黄连10g，苍术10g，白术10g，党参10g，炒薏苡仁15g，莲子15g，天麻15g，钩藤10g，僵蚕10g，蝉蜕6g，川芎20g，白芷10g，细辛3g。

因数日发作1次，不自主地冲出户外。6月17日于上方去党参、苍术、白术、炒薏苡仁，加侧柏叶15g，胆南星10g，地龙15g，熊胆粉0.25g，玳瑁粉3g。西药改用奥卡西平300mg，日服3次；妥泰50mg，日服2次。

2014年9月16日来诊：因故中西药全部停用半月余，发病加重，频率增加，不自主冲出户外次数亦增多，又恢复奥卡西平及中药的服用，发作减少，2～3天一发，有时一天发几次。舌尖红，根部黄苔，脉滑数。

处方：远志15g，侧柏叶10g，柴胡15g，黄芩10g，法半夏10g，赤芍10g，白芍10g，党参10g，栀子15g，黄连10g，天麻15g，钩藤10g，僵蚕10g，蝉蜕3g，地龙10g，川芎30g，细辛3g，白芷10g，菊花10g，玳瑁粉 3g，熊胆粉 0.25g，石菖蒲 30g。

2014 年 12 月 16 日来诊：每日发作 1～3 次，手足抖，咬舌，倒地，时有尿失禁。每月约有 1 次不自觉地脱衣、向外冲。天气变化时发病较频，发作后手足麻，乏力。仍头痛，平素手亦抖动，汗出多，胸闷，眠差，伸舌困难，舌质红，苔黄，脉沉滑。此为痰瘀阻络，气血受损。

处方：陈皮 10g，法半夏 10g，茯苓 15g，甘草 6g，枳实 10g，竹茹 6g，胆南星 10g，郁金 10g，天麻 15g，钩藤 10g，僵蚕 10g，蝉蜕 6g，青礞石 30g，石菖蒲 30g，生大黄 6g，柴胡 15g，黄芩 15g，熊胆粉 0.25g，玳瑁粉 3g，赤芍 15g，白芍 15g，远志 15g，柏子仁 15g，酸枣仁 15g。

此后守方加减治疗，头痛明显加川芎 30g、白芷 15g、细辛 3g、侧柏叶 30g。

2015 年 7 月 28 日来诊：2～3 日发病 1 次，持续时间短，头痛时间减少，程度减轻，偶有不自主地向外冲。精神状态好转，纳食、睡眠、二便正常，手足麻，右膝痛，舌红苔白，脉缓略弦。病情已有好转，拟清热化痰、息风止抽以巩固成果。

处方：青礞石 30g，柴胡 15g，黄芩 15g，栀子 15g，生大黄 10g，郁金 15g，川芎 15g，白芷 10g，细辛 3g，天麻 15g，钩藤 10g，僵蚕 10g，蝉蜕 6g，石菖蒲 30g，熊胆粉 0.25g，玳瑁粉 3g，生侧柏叶 20g，法半夏 10g，甘草 6g。

此后基本以此方为基础，根据病情加生黄芪 20g，当归 10g，地龙 15g，益智仁 20g，牡丹皮 20g，桃仁 15g，红花 10g。西药用奥卡西平 450mg，日服 2 次。

2016 年 3 月 22 日于上方加太子参 10g、人工牛黄 1.5g。

2016 年 9 月 6 日来诊：4～5 日发病 1 次，若有感冒则发作加频，偶有向外冲，头痛减少，纳食、睡眠、大便正常，舌暗，苔微黄，中有裂纹，脉缓微滑。仍守上方加陈皮 10g，胆南星 6g，生地黄 15g。

2016 年 11 月 22 日来诊：10 月以后发作较多，2～3 天或 5～6 天发病 1 次，不自主地向外冲两次。清醒时头痛较少，面部暗黑大部已退，记忆力、智力进步，情绪易激动，纳食、睡眠、二便正常，舌僵，舌尖绛、根部黄腻苔，脉缓滑。此为痰热不清，心神不宁，肝风内动。

处方：青礞石 30g，郁金 15g，生大黄 10g，人工牛黄 1.5g，桃仁 10g，红花 10g，赤芍 15g，当归 15g，川芎 30g，细辛 3g，白芷 10g，天麻 20g，钩藤 15g，僵蚕 10g，蝉蜕 6g，石菖蒲 30g，远志 10g，柏子仁 10g，酸枣仁 15g，陈皮 10g，法半夏 10g，胆南星 6g，枳实 10g，竹茹 6g，玳瑁粉 3g，熊胆粉 0.25g，柴胡 15g，黄芩 15g。

经治癫痫发病频次减少，程度减轻，精神状态明显改观，为好转病例。

例 17：张某，男，10 岁

2013 年 12 月 24 日初诊。病历号：2013095。

患儿发作性抽搐伴意识丧失近两年。首发于 2012 年 2 月晚初入睡时，表现为全身抽搐，目上翻，吐沫，持续数分钟，意识不清约半小时，之后缓解。未用药。2013 年 11 月 26 日第 2 次发病，仍于寐初发病，症状与前次类似，伴小便失禁，其间抽搐止后哭泣，未清醒时向外冲，至清醒约 45 分钟。12 月 19 日第 3 次发病，表现同前，但持续时间略短，程度稍轻。吉林市某医院给予德巴金治疗，北京天坛医院给予开浦兰治疗，均未服用。患儿七八岁时曾因食物堵塞咽部窒息，时间不足 15 分钟。

现智力正常，偏食，大便正常，睡眠亦正常，舌尖边红，根部微黄苔，脉滑数。

视频脑电图：异常脑电图，多灶性及广泛性棘波；（多）棘慢波发放，后头部显著。脑部 MRI：未见明显异常信号。

中医辨证为肝风夹痰热。

治则：平肝疏肝息风，清热化痰。

处方：羚羊角粉 0.3g，玳瑁粉 3g，柴胡 10g，黄芩 10g，栀子 10g，郁金 10g，天麻 15g，钩藤 10g，僵蚕 10g，蝉蜕 6g，石菖蒲 30g，生龙骨 30g，生牡蛎 30g，生甘草 6g，陈皮 6g，法半夏 6g，胆南星 6g，桃仁 6g。

服上方 3 个月，未见发病，因服药困难，自行停药，改用医痫丸 1.5g，日服 2 次；镇痫片 3 片，日服 2 次。

2014 年 5 月 31 日夜寐中发病，症状同前，持续约 1 分钟。

2014 年 6 月 3 日来诊：纳食、睡眠、二便正常，哭泣持续易发手麻，舌稍红，中心少量剥脱苔，脉稍滑数。以上次方去羚羊角粉，加远志 10g，茯神 15g，酸枣仁 10g，柏子仁 10g。

2014 年 6 月 24 日来诊：因纳食不佳，加炒神曲 15g、鸡内金 10g，且改汤剂为水丸，每服 10g，日服 2 次。

2014 年 10 月 28 日来诊：其父代述。偶有恶心、胃中不适，遂去胆南星，加白芍 15g，仍制水丸，服法同前。

2015 年 1 月 13 日来诊：未见发病，纳食、睡眠、大便均正常，无明显不适，夜寐偶有抖动，时有右眼角外红，舌胖大，中有裂纹，尖边红，脉弦。

处方：夏枯草 6g，菊花 10g，白芍 15g，炒神曲 15g，鸡内金 10g，远志 10g，茯神 15g，酸枣仁 10g，柏子仁 10g，玳瑁粉 3g，柴胡 10g，黄芩 10g，栀子 10g，郁金 10g，天麻 15g，钩藤 10g，僵蚕 10g，蝉蜕 6g，石菖蒲 30g，生龙牡各 30g，生甘草 6g，陈皮 6g，法半夏 6g，桃仁 6g。每日 1 剂，水煎服。

2015 年 3 月 31 日来诊：其父代述。有两次晚上目现血丝。于上方去神曲、鸡内金，加牡丹皮 15g、赤芍 15g，制水丸，每服 10g，日服 2 次。

2015 年 8 月 4 日加侧柏叶 15g，龙胆草 10g。

2016 年 1 月 5 日加益智仁 15g。

2016 年 8 月 2 日来诊：一直未见发病，纳食、睡眠、二便均正常，学习成绩差，舌尖边红，根部黄苔，脉弦数。仍守上方，制水丸，每服 10g，日服 2 次。

癫痫 4 年未犯，为临床治愈。

例 18：钱某，男，9 岁

2009 年 3 月 9 日初诊。病历号：2009051。

2009 年 2 月 23 日，患儿下午放学后在家中玩耍时突然跌倒，意识丧失，目向左斜视，持续约 10 分钟，缓解后烦躁。患儿纳食、睡眠、二便均正常，智力正常，舌淡红，尖稍红，脉略滑。

脑电图：右颞、右中央较多呈痫性放电。

中医辨证属痰热内蕴，肝风内扰。

治则：清热化痰，息风止抽。

处方：石菖蒲 15g，远志 6g，天麻 10g，钩藤 10g，陈皮 10g，天竺黄 6g，栀子 6g，柏子仁 10g，茯神 10g，枳壳 6g，甘草 3g，僵蚕 10g。

2009 年 5 月 21 日患儿运动后头痛，曾跌倒，家长感觉患儿稍有意识障碍；5 月 22 日晨尚有头痛。

2009 年 6 月 8 日调整处方：柴胡 6g，黄芩 6g，石菖蒲 15g，天麻 10g，钩藤 10g，陈皮 6g，天竺黄 6g，栀子 6g，茯神 10g，枳壳 6g，甘草 3g，僵蚕 10g。

2009 年 8 月 2 ～ 10 日曾有阵发性左侧头皮发麻。

2009 年 9 月 11 日调整处方，上方加桃仁 6g。

上方用至 2010 年 3 月，一直未发病。2013 年 9 月 8 日随访，停药两年余未发病，已临床治愈。

例 19：张某，男，7 岁

2015 年 7 月 21 日初诊。病历号：2015606。

患儿两个月前晚 10 点突发全身抽搐，持续 3 分钟；27 天后晚 12 点再发抽搐，约 1 分钟。曾服用中药 3 周，未服用抗癫痫西药。平时挑食，脾气大，睡安，大便偏干，智力正常，舌根有黄腻苔，脉偏滑数。

脑电图：双侧额区、中央区有棘波、慢波。MRI：未见异常。

中医辨证属痰热夹风。

治则：和胃化痰，清热疏肝息风。

处方：温胆汤加味。陈皮 10g，法半夏 10g，茯苓 10g，甘草 6g，枳实 10g，竹茹 6g，栀子 10g，牡丹皮 10g，柴胡 15g，黄芩 15g，天麻 15g，钩藤 10g，僵蚕 10g，蝉蜕 6g，石菖蒲 30g，生龙牡各 30g，郁金 6g，生侧柏叶 10g。

后因大便偏干，加厚朴 10g，熟大黄 6g。

守方治疗两个月，未发病，用上方制蜜丸持续治疗，1 年余未发病，为临床治愈。

例 20：武某，男，11 岁

2014 年 4 月 1 日初诊。病历号：2014100。

患儿在两年半的时间内，寐中突发肢体僵直、目翻、流涎 3 次，最后 1 次发病为 2014 年 2 月。服用奥卡西平，已渐加至 900mg，日服 2 次，药效不显著。患儿学习成绩不佳，纳食尚可，不喜饮，睡眠正常，大便尚可，舌尖边红，根部薄黄苔，脉滑。

脑电图：异常儿童脑电图，左侧前、中颞区棘波、棘慢波发放，可波及对侧，睡眠期增多。CT：未见异常。

中医辨证属痰热夹风。

治则：清热化痰，平肝息风。

处方：陈皮 10g，法半夏 10g，茯神 15g，枳实 6g，竹茹 6g，栀子 10g，胆南星 10g，天麻 15g，钩藤 10g，僵蚕 10g，蝉蜕 3g，石菖蒲 30g，赤芍 10g，白芍 10g，侧柏叶 15g，生甘草 6g。

西药不变。

药后腹泻，食欲差，畏冷，故于上方去胆南星、茯神，加党参 15g，苍术 10g，白术 10g，茯苓 15g，炒神曲 15g。服汤剂半个月，之后以此方制水丸服用，每次 10g，日服 2 次。

2014 年 12 月 2 日来诊：一直未发病，纳食、睡眠、二便均正常，唇红，舌略红，脉滑略数。

处方：柴胡 15g，黄芩 15g，法半夏 10g，党参 10g，陈皮 6g，茯苓 10g，枳壳 6g，竹茹 6g，甘草 6g，天麻 15g，钩藤 10g，僵蚕 10g，蝉蜕 6g，石菖蒲 30g，远志 15g。制水丸，服法同前。

之后曾加益智仁，至 2016 年 7 月 5 日没有发病。西药奥卡西平 450mg，日服 2 次。

中药仍守上方巩固疗效，已两年多未发作，为临床治愈。

例 21：魏某，女，12 岁

2008 年 2 月 15 日初诊。病历号：2008002。

1 年前，家长发现患儿常愣神 1～3 秒，不摔倒，不抽搐，日发作 20 余次，脑电图可见短－中程高波幅，不规则 2.5～3c/s 棘慢波节律，西医用抗癫痫药无效（具体不详）。舌质赤，苔白腻，脉滑。

中医辨证为痰热蒙心，治以清热、化痰开心窍。

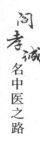

处方：法半夏6g，陈皮6g，茯苓10g，炙甘草3g，枳实6g，竹茹6g，石菖蒲15g，麦冬10g，莲子心3g，生大黄3g。

并加用德巴金，日0.5g，分两次服。

共治疗3个月，失神发作消失，停用德巴金，守上方治疗两年未犯病。

2012年7月27日复查脑电图已正常，智力发育良好，病情稳定。

2016年8月复查，一切正常，已在艺术学校学习。

例22：李某，女，11岁

2009年8月10日初诊。病历号：2009003。

患儿3年前出现愣神数秒，呼之不应，不摔倒，未抽搐，每日发病6～7次，精神紧张则多发。脑电图示广泛、高度异常。经过中西医治疗无效。舌质赤，苔白，脉细数。

中医辨证为心神被痰热所蒙，肝胃不和，治以清热化痰、醒神开窍、和胃。

处方：陈皮6g，法半夏10g，茯神10g，天竺黄10g，枳实6g，石菖蒲10g，细辛3g，郁金10g，远志10g，天麻10g，钩藤10g，僵蚕10g。

坚持治疗两年余未发病，复查脑电图仅轻度异常。

仍守上方治疗，2013年8月来诊，未复发，一切正常，停用治疗药物。

例23：马某，男，9.5岁

2010年7月23日初诊。病历号：2010032。

两个月前，患儿突发失神，摔倒、抽搐，半个月发作两次。脑电图检查示广泛性2.7Hz左右棘慢波，节律性暴发伴频繁失神发作。CT检查无异常发现。舌质红，苔薄白，脉数。

中医辨证属心神受蒙，夹肝风内动。治以宁心开窍，平肝息风。

处方：远志6g，细辛3g，川芎10g，天竺黄6g，胆南星6g，法半夏6g，天麻6g，钩藤6g，蝉蜕6g，甘草6g，僵蚕10g，栀子10g，石菖蒲10g。

守方治疗两年半，2013年1月29日来诊，一直未发病，脑电图复查正常。

例24：王某，男，11岁

1973年1月22日初诊。病历号：199884。

患者患癫痫 8 年，初时每年发作 1～3 次，经用鲁米那、苯妥英钠等治疗，未能控制病情发展。现每日发作 3～5 次，发病时四肢抽搐、牙关紧闭、口吐痰沫、不省人事，有时持续抽搐，需静脉注射鲁米那方能缓解；发作后感觉头痛、睡眠不安、烦急，脉偏弦缓，舌边红，无垢苔。

此肝风偏盛型，兼见痰火扰心，故治疗首重平肝镇惊、活血息风，并配合清热化痰，方选化痫止抽 2 号方加减：龙胆草 6g，青礞石 6g，磁石 9g，全蝎 3g，钩藤 4.5g，地龙 6g，桃仁 4.5g，生侧柏叶 9g，红花 3g，橘红 6g，天竺黄 6g，焦山楂 9g。同时化风锭每次服 1 丸，每日 2 次。

以化痫止抽 2 号方为基本方，后随证加入黄芩、生地黄、代赭石、胆南星、法半夏，先后服用汤药 44 剂、化风锭 80 丸，癫痫一直未发作。以后守方治疗，至 1973 年 5 月 22 日改用医痫无双丸、礞石滚痰丸常服，坚持治疗 1 年，西药鲁米那、苯妥英钠在半年内逐渐停服。1978 年 5 月随访，患者已 6 年余未发病，智力发育良好。

五、疗效观察

中医药治疗 100 例癫痫患者疗效观察

为了深入研究中医药治疗癫痫的效果，更好地为患者服务，我们于 2007 年开始在北京安定门中医医院和中国中医科学院中医门诊部开设癫痫专病门诊，至 2017 年共 10 年时间，共诊治了 600 余例患者。现从中选择诊断明确、病历记录完整、连续治疗观察 1 年以上的 100 例患者进行总结分析。

1. 临床资料

（1）一般资料：①性别：男性 66 例，女性 34 例。②年龄：1～3 岁 8 例，4～6 岁 10 例，7～13 岁 27 例，14～25 岁 28 例，26～49 岁 23 例，50 岁以上 4 例。③病程（诊前）：1 年以下 20 例，1～3 年 27 例，3～5 年 14 例，5～10 年 12 例，10～20 年 24 例，20 年以上 3 例。④病因：100 例患者中，儿童良性癫痫者 9 例、热性惊厥致癫痫者 13 例、颅脑外伤致癫痫者 11 例、儿童失神癫痫者 4 例，另有特发性癫痫者 35 例、继

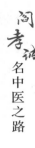

发性癫痫者 28 例。⑤发作类型：以失神发作为主者 8 例，以阵挛抽搐为主者 74 例，上述两种混合发作者 13 例，其他形式发作者 5 例。⑥发作频率：每日多发者 13 例，1～30 天发作 1 次者 28 例，1～3 个月发作 1 次者 19 例，3～6 个月发作 1 次者 15 例，6 个月至 1 年发作 1 次者 13 例，1 年以上发作 1 次者 2 例，无明显规律发作者 5 例，仅发作 1 次者 5 例。⑦诊前治疗情况：未经治疗 22 例，西药治疗 71 例，手术治疗 6 例，中药治疗 22 例，其他治疗 8 例。

（2）脑电图检查：未查 9 例，异常 78 例，正常 13 例。

（3）颅脑 CT 或核磁检查：未查 42 例，异常 32 例，正常 26 例。

（4）来诊后疗程：2 年以下 62 例，2～3 年 22 例，3～4 年 6 例，4～5 年 2 例，5 年以上 8 例。

2. 治疗基础方

（1）柴胡加龙骨牡蛎汤，用于治疗阵挛抽搐为主症的癫痫。

（2）温胆汤，用于治疗痰热上扰所致失神癫痫小发作。

（3）天麻钩藤饮，用于各型癫痫的治疗。

在三方的基础上随证加减。

3. 治疗结果

经过 1 年以上的治疗，有 47 例控制了癫痫发作次数，有 25 例癫痫发作次数减少 50% 以上。无效 28 例。

4. 小结

100 例患者中，经过 1 年以上的治疗，有 47 例控制了癫痫的发作；有 25 例癫痫发作减少 50% 以上。在长达数年的治疗过程中，有患者 10 年未发现明显副作用，也很少有病例复发，充分说明了中医药治疗癫痫是有效和安全的。

应用赵心波经验方治疗 68 例癫痫患者疗效观察

自 1979 年 4 月至 1981 年 3 月，我们根据赵心波老中医治疗癫痫的经验，并结合临床证型的变化，运用中医药治疗 68 例癫痫患者，现初步报告如下。

1. 临床资料

（1）一般资料：①性别：男 32 例（47.1%），女 36 例（52.9%）。②就诊时年龄：1～5 岁 13 例，5～10 岁 39 例，10～14 岁 16 例。③发病年龄：1 天～1 岁 13 例，1～5 岁 20 例，5～10 岁 29 例，10～14 岁 6 例。④病程：1 天～1 年 17 例，1～4 年 37 例，4～8 年 13 例，8～14 年 1 例。

（2）癫痫类型和病因分析：①类型：大发作 33 例（48.5%），失神小发作 3 例（4.4%），小运动发作 8 例（11.8%），混合发作 12 例（17.6%），精神运动型 5 例（7.4%），婴儿痉挛 4 例（5.9%），头痛型 2 例（2.9%），局限运动型 1 例（1.5%）。②病因：68 例中，发病原因不明者 34 例（50%），有家族史者 6 例（8.8%），有高热惊厥史者 4 例（5.9%）；可找到明显病因者 24 例（35.3%），其中产伤 5 例，缺氧性脑损伤 4 例，颅脑外伤 6 例，颅内感染和中毒性脑病后遗症各 3 例，先天性脑发育不全 3 例。

（3）诊前用药情况：56 例用抗癫痫西药治疗，31 例坚持长期、规律性服药，25 例未坚持或不规律服药；其中服用的药物有鲁米那（42 例次）、苯妥英钠（39 例次）、安定（21 例次）、利眠灵（10 例次）、硝基安定（6 例次）、丙戊酸钠（7 例次），以及痛可定、扑痫酮、抗痫灵（共 9 例次）。用药后有一定效果者 12 例，但未控制发作；效果不明显（发作频率未减）者 37 例；有严重副作用者 7 例，后两项合计 44 例，占抗癫痫西药治疗的 64.7%。另有 40 例患者合用中药或针灸、埋线等方法治疗。

（4）就诊时患者情况

1）发作频率：每日发作 1～9 次 10 例，10 次以上 15 例；每周发作 1～3 次 22 例，合计 57 例（83.3%）。两个月发作 1 次 3 例，4 个月发作 1 次 5 例，半年发作 1 次 3 例，合计 11 例（16.2%）。

2）脉象和舌象：弦脉 13 例，滑脉 20 例，数脉 11 例，细脉或弱脉或沉脉 5 例，另有弦细脉、弦数脉、滑数脉等复脉 19 例。舌质正常 25 例，舌淡红 7 例，舌尖边红 7 例，舌赤色 29 例；舌苔黄色 24 例，舌苔白色 24 例，舌苔兼黄腻 4 例，舌苔少或剥脱 6 例。

3）脑电图检查：本组 55 例做过脑电图，其中正常 5 例（9.1%），轻度异常 13 例（23.6%），中度异常 23 例（41.8%），重度异常 14 例

（25.5%）

2. 治疗情况

（1）辨证分型

1）肝风偏盛型：此型患者 23 例（33.8%），其中夹瘀者 4 例。

2）痰火偏盛型：此型患者 41 例（60.3%），其中夹食滞者 7 例。

3）正气偏虚型：此型患者 4 例（5.9%）。

（2）治则与选方：肝风偏盛型以息风止痉为主，佐清热化痰，选用化痫止抽 1 号方；夹瘀者并用活血化瘀法，选用化痫止抽 3 号方。

痰火偏盛型以清火化痰为主，佐息风止痉，选用化痫止抽 2 号方；夹食滞者加达原丸。达原丸能清热导滞，为辅助性治疗，但不宜久用，也不宜单独使用。

正气偏虚型以补气生精、益智开窍为主，选用益智健脑方。

（3）合并使用抗癫痫西药的原则

1）就诊前已用抗癫痫西药者，仍用原药原量。若确实无效或副作用大者可以暂停。在加上述中药方治疗 3～6 个月无效者，可改用或增加抗癫痫西药，但应作为无效病例。

2）控制发作 1 年以上（最好更长一些时间），逐渐减少西药用量，若病情无反复，可在 1～2 年内减完。

3）就诊时未用或停用抗癫痫西药者，可暂不要加用，在上述中药方治疗 3～6 个月不能有效控制后再加用，但应作为无效病例。

（4）疗程：最短 6 个月，最长 24 个月，平均 15.6 个月。

3. 治疗结果与疗效分析

（1）疗效标准：①显效（甲）：治疗中未用或逐渐减量、停用抗癫痫西药，半年以上未犯病。②显效（乙）：治疗中维持原抗癫痫西药用量，半年以上未犯病，或减停抗癫痫西药发作频率减少 80% 以上。③好转：治疗中维持原抗癫痫西药用量，发作频率减少 50% 以上，或减、停抗癫痫西药发作频率减少 30% 以上。④无效：治疗中维持原抗癫痫西药用量，发作频率减少 50% 以下，或未用或停、减抗癫痫西药发作减少 30% 以下，或增加或改用抗癫痫西药者。

（2）治疗结果：显效（甲）10例（14.7%），显效（乙）20例（29.4%），显效率为44.1%；好转27例（39.7%），总有效率为83.8%。无效11例，为16.2%。

（3）治疗后发作频率：每日发作1～9次3例，10次以上3例，每周发作1～3次7例，每月发作1～3次5例，合计18例（26.5%）。2个月发作1次5例，3个月发作1次7例，4个月发作1次4例，半年发作1次1例。半年至1年未发作21例，1年以上未发作12例，后两项合计33例（48.5%）。

若将1个月发作1次以上者治疗前后发作频率进行统计学比较处理，结果 $P < 0.01$，差异非常显著，说明中医药治疗后，患者的发作频率明显减少。

（4）治疗后使用抗癫痫西药情况：原56例用抗癫痫西药者11例停用，14例减少用药种类。原12例未用抗癫痫西药者4例增用。所用药物有鲁米那（29例次）、苯妥英钠（25例次）、安定（12例次）、利眠灵（3例次）、硝基安定（8例次）、丙戊酸钠（8例次），以及扑痫酮、痛可定、抗痫灵（共3例次）等。现在用抗癫痫西药者（包括增用）49例，未用（包括停用）19例，与治疗前（已用56例、未用12例）比较，经统计学处理，$P > 0.05$，尚无显著性差异。

4. 小结

运用赵心波老中医治疗癫痫的经验方为主，连续治疗半年以上各型癫痫患者68例，每月1次以上发作频率从57例（83.8%）减至18例（26.5%）。经统计学处理，差异非常显著。经治疗后，半年以上未发作者33例（48.5%），总有效率为83.8%。有效率虽然低于目前抗癫痫西药（有效率88.6%），但本组有37例是抗癫痫西药治疗效果不理想者（指长期、规律性用药后发作频率未减），能取得上述效果说明中医药治疗小儿癫痫有一定的优势。（原文收录于《赵心波神经系统疾病验案选》，宁夏人民出版社1982年出版）

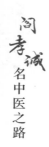

"中国神方甲"治疗阳痿和不育症的研究与开发

阳痿是男性生殖系统、性功能障碍的常见多发病之一，表现为阴茎完全不能勃起或举而不坚，或勃起持续时间短暂，不能完成正常房事。阳痿的发病率常随年龄的增长而增高，近年在青壮年中的发病率日趋增加。由于本病给患者的家庭生活及学习、工作带来严重影响，并成为家庭与社会不安定的因素。因此，患者迫切要求具有明确疗效而快速的药物，以满足临床需要，解决其痛苦，维系家庭的和谐与安定。

阎孝诚牵头研制的"中国神方甲"，由人参、鹿茸、淫羊藿、蛇床子、巴戟天、女贞子、海龙、冬虫夏草、何首乌、枸杞子、赤芍、韭菜子组成。经过实验和临床研究证实，其治疗肾阳虚／气虚阳痿和不育症有良好效果。现介绍如下。

一、临床研究

1. 一般资料

本研究共选择 224 例患者。

（1）年龄分布：23～29 岁 30 例，30～39 岁 70 例，40～49 岁 61 例，50～59 岁 51 例，60～69 岁 11 例，70～79 岁 1 例。224 例患者中，年龄最小者 23 岁，最长者 76 岁。

（2）病程分布：224 例患者，阳痿病程时间连续存在 1～5 个月者 30 例；6 个月～1 年者 47 例；1.5 年者 8 例；2 年者 39 例；3 年者 20 例；4 年者 6 例；5 年者 13 例；6 年者 3 例；7 年者 3 例；8 年者 20 例；10 年者 17 例；11 年者 1 例；13 年者 3 例；15 年者 3 例；16～20 年者 8 例，27 年者 2 例，30 年者 1 例。阳痿持续在半年以上者 194 例，占 86.6%。

（3）阳痿病情程度分级

1）顽固型阳痿：阳痿持续 1 年以上或 10 余年；曾用多种中西药物治疗无效；在有性刺激的情况下，阴茎完全不能勃起者。224 例中，本型占

133 例，高达 59.4%。

2）重型阳痿：阳痿持续 1 年以上，阴茎勃起软弱无力，或勃起持续时间短暂不能同房者。本型 59 例，占 26.3%。

3）轻型阳痿：阳痿病程短于 1 年，勃起程度不够，举而不坚，或持续时间短暂，不能同房或偶尔勉强同房者。本型 32 例，占 14.3%。

2. 治疗方法

224 例阳痿患者均服用"中国神方甲"胶囊，每日 3 次，每次 2～3 粒，饭后 15 分钟送服。

3. 疗效标准

（1）治愈：服药后，性欲明显增强，在有或无性刺激的情况下，阴茎勃起坚硬，持续时间长，或反应迅速，勃起频发，同房时夫妇双方满意。

（2）基本治愈：服药后，在有或无刺激的情况下，可阴茎勃起，可以同房，但不十分满意。

（3）好转：服药后，阴茎已能勃起，但不坚硬，持续时间不够长，勉强同房或尚不能同房者。

（4）无效：服药后，仍不能勃起者，或短暂勃起，无力，不能同房者。

4. 治疗结果

224 例阳痿患者经服药后，总有效率达 92.4%。其中，133 例顽固型阳痿患者经治疗后，总有效率达 91.8%；32 例轻型阳痿患者经治疗后，总有效率达 93.8%；59 例重型阳痿患者经治疗后，总有效率达 93.2%。

5. 随访

治愈者中，随访 27 例，目前性功能情况如下：①治愈后，停服药物 2～2.5 个月后，性功能保持良好者 5 例。②治愈后，停药 3 个月，占 12 例，其中性功能仍旺盛者 8 例。③治愈后，停药 4 个月，占 6 例，其中性功能仍满意者 3 例。④治愈后，停药 7 个月，随访 4 例，性功能仍保持正常。

27 例随访结果，其中 20 例在停药后 2.5～7 个月，仍能保持良好而满意的性功能，占 74%。随访结果说明，"中国神方甲"治疗阳痿是治本要药。

二、实验研究

1. 对雄性大鼠性发育影响的研究

选取体重 62g 左右、雄性、断乳不久之大鼠 32 只，在乙醚麻醉下行睾丸摘除术，按体重随机分为大剂量给药组、小剂量给药组、睾酮给药组、对照组，术后 14 天开始给药。大剂量给药组灌服生药剂量 2.21g/kg 的"中国神方甲"混悬液、小剂量组按生药剂量 0.56g/kg 灌服药液（两个剂量约相当人临床用量的 29.4 倍和 7.4 倍）；对照组灌相同容积之水；睾酮组给甲基睾酮 5mg/kg。给药 16 天，每日 1 次，最后一天给药后半小时处死动物，解剖取包皮腺、前列腺及储精囊、阴茎和"会阴复合体"，称重。

实验结果显示，"中国神方甲"能同甲基睾酮一样，促使包皮腺、前列腺及储精囊、阴茎和"会阴复合体"5 种副性器官发育长大，表明本方有显著的类睾酮作用。

2. 对雄性小鼠性功能影响的研究

（1）对小鼠精液质量的影响：取雄性小鼠 60 只，体重 31g 左右，按体重随机分为 4 组。三组给药组小鼠每天每只按照生药 2.208g/kg、1.104g/kg、0.552g/kg 剂量灌服"中国神方甲"混悬液，相当于人临床用量的 29.4 倍、4.7 倍、7.35 倍；对照组给予同体积的水，每日 1 次，10 天后处死动物。取两侧附睾称重，置玻璃组织匀浆器中用 0.1% 葡萄糖任氏液 2mL，磨成匀浆，取 0.1mL 稀释至 2mL，摇匀，在血细胞计数盘上计数。另取小鼠一侧睾丸，置于表面皿上，加 37℃ 0.1% 葡萄糖任氏液数滴，剪碎，取悬浮液一滴置载玻片上，加盖玻片，显微镜下观察精子的活动。

实验结果表明，"中国神方甲"可使附睾内的精子数增加，睾丸内活动精子增多，具有类雄激素作用，进一步说明本方治疗男性不育症及阳痿有良好效果的机理。

（2）对雄鼠交配次数的影响：取雄性小鼠 18 只，体重 34g 左右，按体重随机分为两组，每组 9 只。一组为给药组，每天每只按生药 0.552g/kg 剂量灌服"中国神方甲"混悬液（相当于人临床用量之 7.3 倍）；对照组给予同体积的水，每日 1 次，共 7 天。另取雌鼠 90 只，体重 29g 左右，按体重分为 18 组，每组 5 只。于雄鼠开始灌药的第 5 天，开始给雌鼠按 1.33mg/kg 肌注已烯雌酚，每日 1 次，连续 3 天，使所有雌鼠动情期同步。第 8 日晨将雌鼠于雄鼠同笼，每只雄鼠配 5 只雌鼠，此后每晨检查雌鼠的阴栓，并将有阴栓之雌鼠另笼分养。

结果表明，给药组雄鼠与对照组雄鼠的交配次数无明显差别，说明"中国神方甲"并不像一般的"壮阳药"，强制性地使动物性兴奋，而是从根本上通过补肾益精以增强体质，达到治疗阳痿和不育症的目的。

3. 对小鼠机体适应能力影响的研究

（1）对寒冷耐力的影响：将体重 20g 左右的雄性小鼠 76 只按体重随机分为 4 组。两组用药组依次每天每只鼠以生药 2.21g/kg、0.56g/kg 剂量灌服"中国神方甲"混悬液（两组剂量分别相当于人临床用量的 29.4 倍和 7 倍）；水对照组每天灌等体积的水，连续灌胃 7 天；阳性对照组用甲状腺混悬液灌胃，第 1～5 天每天给药 0.25g/kg，第 6～7 天每天给药 1g/kg。各组均在第 7 天给药 30 分钟后，置于 −13℃±2℃ 的冰柜中冷冻，每 30 分钟观察 1 次，记录小鼠的死亡时间，至全部死亡。结果显示，"中国神方甲"在提高小鼠耐寒能力方面有显著作用，大、小剂量组小鼠存活时间的中位数分别为 210、180 分钟，比水对照组分别提高 75% 和 50%；两组给药组的寒冷耐力与甲状腺制剂组相似。

（2）对高温耐力的影响：将体重 20g 左右的雄性小鼠 68 只，按体重随机分为 4 组。两组用药组和水对照组的剂量和灌服方法同前；阳性对照组肌注氢化可的松，每只鼠每天注射 15mg/kg，共 4 天。各组均在最后一次给药 30 分钟后，将小鼠置于 432℃ 的烤箱中，每 10 分钟观察 1 次，记录小鼠死亡时间，至全部死亡。结果显示，"中国神方甲"大、小剂量组小鼠的存活时间中位数比水对照组延长了 20 分钟（67%）。全面来看，在耐热方面，小剂量组较大剂量组更为优效，而且其效果比试验剂量的氢化可的松为优。

（3）对低压缺氧耐力的影响：取 20g 左右雄性小鼠 80 只，按体重随机分为 4 组。两组用药组和水对照组的剂量和灌服方法同前，阳性对照组实验前 30 分钟每只小鼠以 30mg/kg 皮下注射心得安注射液。各组均在给药

30分钟后置于密封减压舱中抽气，"上升"速度每秒10m。从0m上升到5000m后，每上升2000m停留3分钟，11000m后停止上升，11000m前死亡之鼠按0分钟计，达11000m后记录存活时间，超过60分钟不死的，按60分钟计算。结果显示，用药组的存活时间的中位数和水对照组很接近，众数（是在一组数据中，出现次数最多的数据）较水对照组低；用药两组的死亡高峰也略早于水对照组，但二者之间的差别都不明显。

（4）对游泳疲劳耐力的影响：取20g左右雄性小鼠100只，按体重随机分为4组。两组用药组和水对照组每组20只，其剂量和灌服方法同前；睾酮组40只，以睾酮按每只鼠2.5mg/kg灌胃，每日1次，共7天。各组均在最后1次给药后30分钟，置于23±1℃水浴中游泳，记录小鼠溺死时间，至全部死亡。结果显示，用药组的存活时间的中位数和平均数都比水对照组好，但二者差别没有统计学意义，说明"中国神方甲"并不能延迟疲劳的发生，也不增加机体对疲劳的耐力，用量太大时甚至可能降低对疲劳的耐力。

以上实验表明：①"中国神方甲"确能增加动物对严寒和高温的耐力，说明本方不仅对性功能有作用，而且能增强机体对环境的适应能力，这正是中医滋补药的特色之一。②本方使动物的严寒和高温耐力的提高似乎主要是作用于神经系统的体温调节中枢，因为如果只是作用于甲状腺或肾上腺髓质，那么有利于御寒，但不利于耐热；如只是作用于肾上腺皮质，则第2个实验的氢化可的松组（所用剂量已为人药理用量的5～10倍）的高热耐受性不应当不如小剂量给药组。③本方对缺氧和疲劳的耐力虽无明显影响，但对二者亦无明显的抑制作用，当用量较近于人的临床用量时机体的缺氧耐力主要决定于心肌的供氧量，看来本方对冠脉血流量和心肌耗氧量的影响都不明显，故缺氧耐力未能提高。"中国神方甲"对小鼠机体适应能力方面的影响，间接证实该方是通过补肾益精、增强体质起到治疗作用的。

3. 亚急性毒性病理形态学实验研究

取健康雄性大鼠96只，分为对照组（给水）、小剂量组（人临床用量的5倍）、中剂量组（人临床用量的25倍）、大剂量组（人临床用量的50

倍）4个组，灌服"中国神方甲"90天，然后断头处死，取心、肝、脾、肺、肾、肠、肾上腺、睾丸、附睾的组织，用 Bouin 氏液固定，石蜡切片，HE 染色，进行光学显微镜观察。结果显示，"中国神方甲"对大鼠的心、肝、脾、肺、肾、肾上腺、小肠、睾丸及附睾均未见毒副作用。并且连续给药（人临床用量的 25 倍）90 天，相当人连续服用常量 25～30 年，可以推测人体长期服用本方无毒副反应。

"中国神方丙"治疗地中海贫血的研究与开发

地中海贫血（以下简称地贫），是先天性基因缺陷致使人体不能正常合成血红蛋白珠蛋白引起的一种遗传性血液病，又称珠蛋白合成障碍性贫血，因最初在地中海地区发现而得名。它是世界范围内发病率高、危害最大的单基因遗传病，我国南方是高发区，在我国危害较大的有两种类型，即 α 型和 β 型。输血和去铁治疗，在目前仍是重要的西医治疗方法。

本病属于中医学"血虚""虚劳""童子劳"等范畴，多为婴幼儿、少年发病，临床表现为眩晕、心悸、黄疸、面色萎黄、腹中癥积、生长发育迟缓，此外还伴有不同程度的腹部膨隆、肝脾肿大、头颅方大、颧骨突起、鼻梁凹陷、眼距增宽等面容体征。其病机属典型的先天禀赋不足，肾精亏虚，精血不足。肾藏精生髓，精血同源，故治疗上我们提出从"肾"论治的构想，采用补肾益髓法，以滋肾养肝、益精生血、健脾补气、消癥退黄为治疗原则。

阎孝诚的自拟方"中国神方丙"由山茱萸、何首乌、熟地黄、补骨脂、黄芪、鳖甲等 11 味中药组成，功在补肾填精生髓。在进一步研究的过程中，我们发现，该方能明显提高辐射损伤小鼠的外周血象，促进骨髓造血多能干细胞增殖，对马利兰诱发骨髓造血障碍小鼠有明显的治疗作用。为了进一步探讨"中国神方丙"提高血红蛋白机理，我们选用阉割公鸡模型，其一，因为鸡的基因表达与人类有许多相似之处，另外从鸡冠生长及充血情况可直观反映治疗效果。实验结果表明，"中国神方丙"不仅能促进阉割公鸡鸡冠生长发育，明显提高外周血象，使鸡冠鲜红充血，而且停药 60 天后，实验公鸡外周血红细胞、网织红细胞及血红蛋白含量仍维持较高水平。这表明，"中国神方丙"的生血作用有较强的后效应。进一步分析发现，该方之所以能提高血红蛋白含量，主要是使血红蛋白的珠蛋白链比的比值提高，而地中海贫血主要是因先天基因缺陷，使珠蛋白不能合成，导致早期造血障碍。该研究提示我们，"中国神方丙"提高血红蛋白与促进早期造血有关，这就为该药治疗地中海贫血提供了客观依据。

受实验研究的启发，我们对"中国神方丙"进行深入开发，研制成"益髓生血颗粒"，以补肾填精、益气生血，意在填补肾中真阴，使真阴得养，髓海充盈，血有化源。益髓生血颗粒由山茱萸、制何首乌、熟地黄、炙黄芪、补骨脂、党参、鳖甲等 11 味中药组成，用中药传统制作方法和现代制药工艺提取有效组分技术制成颗粒冲剂。其用法为每次 1 袋，每袋 10g，相当于 2.368g 生药。6 岁以下儿童每日 2 次，6 岁以上患者每日 3 次给药，3 个月为 1 个疗程。

从 20 世 90 年代开始，我们在广西壮族自治区先后进行了 11 批次的临床验证，共累积治疗 β－地中海贫血 313 例，其中重型 75 例，中间型 229 例；治疗 α－地中海贫血 90 例，均为中间型。所有病例均用益髓生血颗粒治疗，疗程为 3 个月，采用自身对照法观察中药治疗前后患者临床症状及主要疗效性血液指标血红蛋白、红细胞等的改变。按照国际诊断标准和疗效评定方法进行评价，以血红蛋白上升 5g/L 为有效。结果显示：β－地中海贫血的 313 例患者中，有效 238 例，无效 30 例，总有效率为 89.45%；α－地中海贫血的 90 例患者中，有效 71 例，无效 19 例，总有效率为 78.9%。治疗后有效病例的血红蛋白可增加 5 ～ 32g/L，平均增加（15±6）g/L。患者临床症状的改善与血液指标的改善相一致，且中药治疗期间未见与药物相关的不良反应。

由"中国神方丙"演化而来的益髓生血颗粒治疗地中海贫血的疗效研究成果，验证了地中海贫血从肾论治原则的有效性，同时为中医药治疗本病探索了新道路。

"肺炎1号"的研究与开发

"肺炎1号"是赵心波老中医根据麻杏石甘汤、白虎汤、银翘散加减而成的经验方，由炙麻黄、杏仁、生石膏、生甘草、黄芩、荆芥、金银花、连翘、板蓝根、鱼腥草、知母组成，临床用于治疗因肺热所致的咳、痰、喘。中国中医科学院西苑医院儿科用该方治疗小儿肺炎，经过临床疗效观察，证实其效果良好。

一、临床疗效观察

我科（中国中医研究院西苑医院儿科，现为中国中医科学院西苑医院儿科）用肺炎1号治疗145例小儿肺炎患者，现将治疗情况介绍如下。

1. 临床资料

（1）病例选择：体温在38℃以上，有肺炎的临床症状、体征和X线检查具有肺炎改变者。

（2）性别与年龄：145例患者中，男性83例，女性62例。1岁以内者29例，1～3岁者65例，4～7岁者43例，7岁以上者8例。3岁以下者94例，占64.9%。

（3）入院前发病日：最短半天，最长20天，平均4.5天。

（4）症状与体征：①体温（本组选择病例均为入院或入院次日体温在38℃以上者）：38～38.9℃者47人，39～39.9℃者66人，40℃以上者28人，41℃以上者4人。发热在39℃以上者98人，占67.6%。②咳嗽和喘憋：全部患者都有程度不同的咳嗽，占100%；喘憋者93人，占64.1%。③肺部啰音：145例患者中，143例具有中、小水泡音，占98.6%。

（5）合并症：合并心力衰竭者18例，合并呼吸衰弱者2例，合并惊厥者1例，合并佝偻病者27例，合并营养不良性贫血者14例，合并营养不良者9例，合并喉炎者2例，合并先天性心脏病者2例；住院期间合并上呼吸道感染者4例。

（6）X线检查：入院时除1例患儿因病情危重死亡，未做X线检查以外，144例均有胸透或胸片结果。其中，左肺炎症者9例，右肺炎症者70例，双肺炎症者55例，大片状阴影或节段性炎症者19例，间质性炎症者8例，斑片或小点片或条索状或纹理模糊者117例。

（7）白细胞计数及分类：145例均做了白细胞计数及分类检查，其中10000/mm³以下者78例，10000～20000/mm³者50例，20000～30000/mm³者13例，30000/mm³以上者4例。中性粒细胞分类在50%以下者54例，50%～80%者84例，80%以上者7例。

（8）咽拭子细菌培养：145例患儿均做了咽培养，其中培养出金黄色葡萄球菌者13例，白色葡萄球菌者4例，大肠杆菌者4例，乙型链球菌者1例，肺炎双球菌者1例，溶血杆菌者2例，类白喉杆菌者2例，白色念珠菌者6例。

（9）咽拭子病毒分离：共做18例，其中腺病毒3型者3例，疱疹病毒者1例。

2. 治疗方法

肺炎1号水煎，浓缩成60mL。1岁以下每日30～40mL，1～3岁每日40～50mL，3～5岁每日50～60mL，5岁以上可酌情加量，分3～4次服。

对高热、病重、口服困难者，每日用40～60mL肺炎1号注射液，以5%～10%葡萄糖溶液或糖盐水200mL稀释后静脉滴注。退热后根据证候特点辨证用药，常选用我科协定方肺炎2号或肺炎3号。

对于高热、心力衰竭、呼吸衰竭或循环衰竭者，可用西药对症或急救处理。

3. 治疗结果

疗效评定标准：①痊愈：经治疗出院时，肺炎症状、体征消失或基本消失，X线检查肺部炎症全部吸收或大部分吸收。②有效：经治疗出院时，肺炎症状明显好转，体征减轻，X线检查少部分吸收或未吸收。③无效：经肺炎1号治疗3天以上，症状、体征不减，加用抗生素治疗后，出院时无论痊愈、好转或死亡均为无效。

本组 145 例患者，痊愈 111 人，占 76.6%；有效 22 人，占 15.2%；无效 12 人，占 8.2%（包括 2 例死亡者）。

症状及体征消失天数：①热退：最短 1 天，最长 17 天，平均为 3.6 天。145 例患者中，143 例热退，占 98.6%，死亡 2 例除外。②咳嗽：出院时咳嗽消失 122 例，占 84.1%，最短 1 天，最长 19 天，平均 8 天；咳嗽减轻 17 例，占 11.7%。③喘憋：消失最短 1 天，最长 10 天，平均 3.1 天。④啰音：出院时啰音消失 129 例，占 90.5%，最短 2 天，最长 26 天，平均 6.5 天；12 例出院时啰音减少；2 例死亡者未消失。

X 线复查结果：未复查 6 例（死亡 1 例，5 例列入有效出院）；复查 138 例，平均复查天数 8.1 天。全部吸收 82 例，占 59.4%；部分吸收 45 例，占 32.6%；未吸收 11 例（其中 1 例死亡，10 例均属有效病例），占 8%。

住院天数：平均为 9.8 天。

4. 疗效分析

本组病例有大叶性肺炎、间质性肺炎、支气管肺炎；有由细菌引起者，也有由腺病毒引起者，经用肺炎 1 号为主治疗，痊愈率为 76.6%，有效率为 91.8%，说明肺炎 1 号对小儿肺炎有一定的效果。

二、新药开发

为了更好地为患儿服务，阎孝诚联合中国中医科学院中药研究所陈复馨教授进行新药开发，在剂型方面进行多种尝试，并于 1987 年获河北省药品监督管理局批准生产，商品名"小儿肺热咳喘冲剂"。该药已收入《中华人民共和国药典》，后哈尔滨葵花药业集团又创制为"葵花牌小儿肺热咳喘口服液"。

清肺液的研究与开发

清肺液是中国中医科学院西苑医院儿科治疗小儿肺炎的传统协定方。其由等量黄芩、栀子、大黄组成，具有清肺解毒、泻火除烦之功，主治小

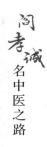

儿肺炎因里热炽盛所致者，临床表现为高热、喘憋、烦躁、口鼻气热、舌红、苔黄腻、脉洪数。20世纪70年代，阎孝诚与同事们合作，进行清肺液的深度研发，研制出清肺注射液治疗小儿肺炎重症。经与多家三甲西医院合作，临床研究证实清肺注射液有广谱抗菌的作用，并经中国中医科学院中药研究所实验研究证实，其抗菌消炎作用可靠。

一、临床研究

选择小儿肺炎患者237例，其中男性131例，女性106例。6个月以下小婴儿31例，占13.1%；3岁以下157例，占66.2%。重型81例，轻型156例。

1. 症状与体征

（1）体温：入院前发热最短1天，最长15天，平均入院前发热为3.7天。有3例不发热。入院后最高体温38℃以下27例，占11.4%；体温38～39℃185例，占66.6%；体温40℃以上52例，占21.9%。

（2）咳嗽与喘：入院患儿237例，除8例外，均有程度不同的咳嗽，占98.7%；伴有喘憋者144例，占60.8%。

（3）肺部啰音：237例中，肺内具有中小细湿啰音者203例，占85.7%。

（4）并存症：佝偻病34例，贫血55例，营养不良11.6例，消化不良2例，先天性心脏病6例，肠炎2例，痈肿3例，粒细胞减少症1例，胸腺肥大3例，慢性中耳炎2例，肠系膜淋巴结炎1例，中毒性肾炎1例，过敏性皮炎2例。

（5）并发症：呼吸衰竭1例，心力衰竭25例，肺气肿14例，肺不张1例，高热惊厥3例。

2. 辅助检查

（1）X线检查：237例均于入院时做了胸透或胸片检查，均有肺内炎性改变。单侧肺炎改变107例，双侧肺内炎性改变者130例（包括大叶性肺炎、支气管肺炎），其中大片状阴影或阶段性肺炎11例，间质性肺炎21例，合并肺气肿14例，肺不张1例，其余均为肺纹理模糊及小点片、斑片状阴影等改变。

（2）实验室检查：①白细胞计数：237 例患儿全部做了白细胞计数及分类，其中白细胞计数 10000/mm³ 以下者 91 例，10000～20000/mm³ 者 106 例，20000/mm³ 以上者 41 例，30000/mm³ 以上者 14 例。中性粒细胞在 50% 以下者占 42.1%，50%～80% 占 48.6%，80% 以上占 9.3%。②咽拭子培养：237 均做了咽拭子培养，其中培养出金黄色葡萄球菌 7 例，白色葡萄球菌 18 例，大肠杆菌 10 例，乙型链球菌 13 例，流感嗜血杆菌 3 例，白色念珠菌 1 例，其他为非致病菌或培养阴性。③咽拭子病毒分离：其中分离出腺病毒 2 型 6 例，7 型 3 例（均有恢复期血清补体结合试验 4 倍以上增高）；可疑腺病毒 3 型、7 型 2 例（仅有荧光检查结果）；副流感病毒 1 例。

3. 治疗方法

患儿均为小儿急性肺炎，入院后以清肺注射液静脉滴注 3 天以上，并可根据兼证配服其他中药汤方或丸、散等。3 天后加用抗生素者均列入无效病历。

用法及用量：清肺注射液以 4～10mL/（kg·d）计算，以 10% 葡萄糖溶液或含钠维持液稀释静脉滴注，每日 1 次。

4. 疗效分析

（1）疗效评定标准：①治愈：经治疗至出院时肺炎症状、体征消失或基本消失，X 线检查肺部炎症全部吸收或仅有纹理稍粗者，为治愈。②有效：经治疗至出院时，肺炎症状明显好转，体征减轻。X 线检查部分吸收或未吸收，或症状好转未予 X 线复查者，均为有效。③无效：经清肺注射液治疗 3 天以上，症状、体征不减，而加用抗生素治疗，出院时无论病情痊愈、好转均列为对清肺注射液无效病例。

症状与体征消失情况：①体温：体温降至正常，最短 1 天，最长 12 天，平均 3.4 天退热。其中高热退后体温 37.5℃ 以下者 3 例，发热及症状有不同程度减轻，而体温未降至正常即出院者 5 例，未计算在内。②咳嗽：于出院时咳嗽基本消失 230 例，占 97%，平均 7.49 天消失。出院时咳嗽未减 7 例，占 3%。③喘憋：具有喘憋者 144 例，最短于入院当天消失，最长 9 天消失，未止喘者 2 例。平均喘 2.5 天消失。④啰音：出院时 197 例

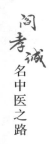

啰音消失，占 203 例有啰音患儿的 97%，除啰音未消 6 例以外，平均 5 天肺内啰音消失。

X 线复查结果：237 例中出院前复查 218 例，19 例未复查。平均复查天数为 8 天。全部吸收 128 例，占 58.7%；部分吸收 77 例，占 35.3%；未吸收 13 例，占 6%。

住院天数：平均为 9.4 天。

237 例患儿，治愈 119 例，占 50.2%；有效 95 例，占 40.1%；无效 23 例，占 9.7%。总有效率为 90.3%，说明清肺注射液对各种小儿肺炎的治疗有一定效果。

二、实验研究

1. 清肺注射液中含有黄芩、栀子、大黄，实验研究证明，三药对病毒、细菌等病原体有一定的抑菌、抑毒作用。

2. 实验研究证明，应用清肺注射液对肝、肾功能及血液系统均无损害，长期应用该药的实验动物体重还有所增加。致死量、半数致死量表明，清肺注射液的毒性低，安全度大。因此，在一定程度上可以说，应用清肺注射液优于应用目前常用的一些抗生素。

3. 虽然清肺液临床应用较安全，但仍不宜长期使用。临床上，热象一退即应更方，以免损伤脾胃，这也符合中病即止的中医学理论。

“银马解毒方”的临床与实验研究

“银马解毒方”是阎孝诚的经验方。早在 1964 年秋，他在农村巡回医疗期间，接诊不少皮肤感染患者，包括各种疮、疖、痈肿、外伤感染、痱毒等，当时采用农村常有的几种草药，如马齿苋、车前草等配方煎煮给患者服用，获得了良好的效果。1965 年，阎孝诚在山西万荣县医疗队工作，时逢天气炎热，儿童生痱毒、成人长疮疖者众多。阎孝诚根据 1964 年的临证经验，以热毒是痈疮的基本病机为依据，组成“银马解毒方”并加工成散剂，先后治疗患者百余例，包括多次用抗生素治疗、反复发作的疮疖患者，均获得满意的效果。从此以后，本方或用汤剂，或用散剂，广泛用于体表软组织化脓性感染性疾病的治疗。

从 20 世 70 年代开始，阎孝诚根据"肺合皮毛"的中医学理论，用该方治疗肺热咳嗽，取得了很好的疗效。

组成：生甘草、金银花、马齿苋、车前草、生大黄。

方中生甘草味甘性平，归心、肺、脾、胃经，具有清热解毒、消肿祛痰止咳之功，为君药。金银花味甘性寒，归肺、胃经，具有清热解毒，且微有宣散之功，是治疗痈疽、肿毒、疔疮之要药；又以其清宣疏散之功透邪泄肺，使肺之宣发肃降之性复常，可治肺热咳嗽之证。马齿苋性寒，能散肺家之热，与金银花相伍，有清热解毒、清宣肺气之功，可加强甘草之功效，共为方中之臣药。车前草味甘性寒，归肝、肾、肺、小肠经，有清热解毒、祛痰止咳之功，用于痈疮肿毒、痰热咳嗽之症。大黄味苦性寒，归胃、大肠、肝、心包经，有清热泻火、凉血解毒之功，常用于热毒疮疡之证。大黄与车前草同用，使得热毒从大小便出，同时可以减轻甘草壅滞之性，因而同为佐药。诸药合用，共奏清热解毒、消肿散结、化痰止咳之功。

功能主治：清热解毒、消肿散结、化痰止咳，用于热毒蕴结所致的疮疖肿毒，以及肺热所致咳嗽频剧，气粗或咳声嘎哑、咽痛、痰黏稠或稠黄、咳时汗出，常伴有身热、口渴、舌红、苔黄或薄黄、脉数。西医学的疖病、皮肤疮疡，以及急性支气管炎、气管炎见上述证候者，可用本方。

组方依据：疮疖肿毒，是指肌肤浅表部位感受热毒之邪，以致局部红肿热痛为主要表现的急性化脓性疾病。其特点是局部色红、灼热、疼痛、突起根浅、肿势局限，或有发热、口渴、尿赤、便秘、苔黄、脉数等症，相当于西医学的疖病、皮肤疮疡等。究其病因病机，多因内郁湿火，外感风邪，两相搏结，热毒蕴阻于肌肤所致；或夏秋季节感受暑毒而发，或因天气闷热，汗出不畅，暑湿热蕴蒸肌肤引起痱子等，复经搔抓，破伤染毒而成。因此，治疗当以清热解毒、消肿散结为法，俾热毒清，则疮疖肿毒诸症自愈。

根据中医学肺与皮毛相应理论及多年的临床经验，本方尚可治疗肺热咳嗽。肺热咳嗽是因热邪客于肺系，致使肺失宣肃，肺气不清，多见于西医学的急性支气管炎。盖肺主气，司呼吸，开窍于鼻，外合皮毛，肺为娇脏，不耐寒热，故一旦外感邪热，首先犯肺，肺失宣发清肃，致使肺之气机升降失常，发为咳嗽。其治疗当以清热宣肺、化痰止咳为法。

上述之疮疖肿毒及肺热咳嗽之证，皆因热邪而致病，热毒之邪客于肌肤，则发为疮疖肿毒；热邪外侵由皮毛而犯肺，则发为肺热咳嗽。正如《素问·咳论》所说："皮毛者，肺之合也，皮毛先受邪气，邪气以从其合也。"由此可知，二者的基本病机是相同的，均为"热邪"侵袭所致，或客于肌肤而成疮疖肿毒；或由皮毛而入犯肺系，发为肺热咳嗽。因此，其治疗均可以清热解毒为基本治法。而本方除有清热解毒之功以外，尚有消肿散结、化痰止咳之效，故对上述病症均可治之，此乃异病同治之理。

本方于 20 世纪 90 年代开始进行临床和实验研究，致力于新药的开发。2012 年，"银马解毒颗粒"获得国家药品批准文号，成为国家中药类第六类新药。

一、临床研究

1. 对疮疡临床疗效的观察

选择患者共 22 例，其中男性 13 例，女性 9 例。年龄 18 ～ 58 岁，平均 36 岁。病程 1 ～ 6 天，平均 3 天。病种为丹毒 5 例、疖 10 例、其他软组织感染 7 例。

（1）病例纳入标准：①符合诊断标准：局部有红、肿、热、痛的皮肤及软组织急性化脓感染。病情程度：轻度，病变直径＜ 3cm；中度，病变直径 3.1 ～ 4.9cm；重度，病变直径＞ 5cm。②不存在下述排除标准所列情况者。③完成预定疗程。④排除标准：合并严重全身性疾病（糖尿病、血液病、精神病及肝、肾功能严重受损者）；不能排除特异性感染者；未能按规定用药、无法判定疗效，或资料不全影响疗效及安全性判断者。

（2）治疗方法：银马解毒冲剂，开水冲服，每次 1 袋，每日 3 次，首日倍量。疗程 7 天。服药前已破溃者（2 例）局部常规换药。

（3）疗效评定标准：①痊愈：服药7天，症状、体征消失。②显效：服药7天，全身症状、体征消失，局部病灶基本恢复正常。③有效：服药7天，全身症状、体征消失。局部病灶明显减轻。④无效：服药7天，局部病灶无明显好转或已化脓。

（4）疗效分析：痊愈7例，占31.82%；显效5例，占22.72%；有效9例，占40.92%；无效1例，占4.54%。总有效率95.46%。实验统计发现，本方对轻、中度感染者总有效率达95.6%，疗效较好，对重度感染力量尚显不足；而病种统计发现，本方治疗疖的总有效率达100%，丹毒的总有效率达80%，两者的疗效非常明显。

2. 对肺热咳嗽临床疗效的观察

选取病例共30例，其中男性16例，女性14例；年龄最大者65岁，最小者16岁；病情重者7例，轻者7例，中度者16例。

（1）病例纳入标准：①西医病例诊断标准：急性气管炎、支气管炎；慢性气管炎急性发作期；感冒以咳嗽为主者。②中医病例选择标准：咳嗽属风热型，症见咳嗽频剧，气粗，咳声嘶哑，咳痰不爽，痰黏稠或稠黄，咳时汗出，喉燥咽痛，常伴口渴、头痛、恶风身热，舌尖薄黄，脉浮数或滑。

（2）治疗方法：银马解毒冲剂，开水冲服，每次1袋，每日3次，首日倍量。7天为1个疗程，疗程结束后统计疗效。

（3）疗效评定标准

1）咳嗽：①轻度（+）：白天间断咳嗽，不影响正常生活工作，记1分。②中度（++）：症状介于轻度及重度之间，记3分。③重度（+++）：昼夜咳嗽频繁或阵咳，影响工作或睡眠，记5分。

2）咳痰：①少（+）：昼夜咳痰10～50mL，或夜间及清晨咳痰5～25mL，记1分。②中度（++）：昼夜咳痰51～100mL，或夜间及清晨咳痰26～50mL，记3分。③多（++）：昼夜咳痰100mL以上，或夜间及清晨咳痰50mL以上，记5分。

3）综合疗效判断：①临床控制：咳嗽症状消失，或不足轻度者症状治疗后改善在90%以上者。②显效：咳嗽症状明显好转，症状积分改善在

70% ～ 90% 之间。③有效：咳嗽症状有好转，症状积分改善在 30% ～ 70%
之间。④无效：咳嗽症状无好转或加重，症状积分改善 < 30%。

（4）疗效分析：临床控制 4 例，占 13.3%；显效 14 例，占 46.7%；有
效 9 例，占 30%；无效 3 例，占 10%，总有效率达 90%。经统计发现，患
者的咳嗽、咳痰症状在治疗前后有明显改善，舌质、舌苔、脉象及血白细
胞指标亦均有明显改善。由此可见，本方对肺热咳嗽疗效显著。

3. 对慢性阻塞性肺疾病急性加重期临床疗效的观察

选择患者 30 例，随机分为治疗组与对照组。患者最小年龄 45 岁，最
大年龄 83 岁，其中，治疗组 15 例，平均年龄 69.2 岁；对照组 15 例，平
均年龄 62.6 岁。

（1）纳入标准：符合慢性阻塞性肺疾病（COPD）急性发作期西医诊
断标准：肺功能检查存在持续性气流受限；临床表现为慢性咳嗽、咳痰、
气短或呼吸困难、喘息和胸闷等；短期内上述症状加重，痰量增加，咳嗽
加剧，可伴有发热。同时，中医辨证满足痰热壅肺证特点，并伴有腹胀、
大便干结。

（2）治疗方法：①对照组：西医基础治疗。参照中华医学会呼吸病学
分会慢性阻塞性肺疾病学组制定的《慢性阻塞性肺疾病诊治指南》（2013
年修订版），并根据患者临床实际情况制定治疗方案。②治疗组：在西医基
础治疗的同时，加用银马解毒颗粒。两组疗程均为 7 天。

（3）疗效分析：实验研究结果表明，治疗组与对照组对患者自我评估
测试评分（CAT 评分）均有显著改善，说明联合用药对于 COPD 患者生存
质量的改善优于单用西药治疗；而对腹胀、大便干结的临床表现，治疗组
的排便评分改善显著优于对照组，说明 COPD 患者联合银马解毒颗粒不仅
能明显缓解咳、喘、痰，改善患者的生存质量，而且能够改善患者腹胀、
大便干结等腑气不通的症状。

二、实验研究

1. 作用机制研究

在机体适应代偿性反应中，体液防御机能，特别是垂体 – 肾上腺皮质轴

具有相当重要的作用。它参与调节人体的物质代谢、机体的生长发育，增强人和动物对各种非特异性刺激的抵抗力。为了探讨"银马解毒方"的清热解毒、消肿排脓功能是否通过这方面的作用而实现的，我们进行如下研究。

（1）对幼小鼠胸腺萎缩情况的影响：选用出生28天、体重9～13g幼小鼠，按体重均匀分为4组，每组21只，给药组和泼尼松组连续灌服给药20天；对照组灌服等量蒸馏水。于最后一次给药后24小时将小鼠处死，开胸，摘取胸腺，剥离，称重，换算成每100g体重胸腺重量（mg）的平方根。结果表明，胸腺重量泼尼松组最轻，"银马解毒方"组次之，对照组最重。与对照组比较，有显著差异，提示银马解毒方可促使幼小鼠胸腺萎缩。

（2）对肾上腺内维生素C含量的影响：①不用氢化泼尼松封闭：选用体重50～70g幼大白鼠，分为4组，每组11只，连续给药两个月；对照组灌服等量蒸馏水。于最后1次给药后20小时处死，剖腹，摘取肾上腺，剥离，称重，放入盛有2mL12.5%偏磷酸溶液的器皿内研磨，再加入13mL12.5%偏磷酸溶液混匀，放置20分钟，过滤，取溶液5mL加入等量2,6-二氢吲哚酚钠稀溶液，在530波长比色，从标准曲线中读数计算维生素C含量，按每100g肾上腺计算。②用氢化泼尼松封闭：方法同前，但每只鼠于实验前20小时按每100g体重腹腔注射醋酸氢化泼尼松混悬液0.24mL，实验当日按上述剂量再注射1次，以提高大白鼠体内肾上腺皮质的浓度，从而抑制垂体促皮质激素的分泌。实验结果表明，给药组肾上腺内维生素C含量与泼尼松组近似，与对照组比较有显著的统计学差异，提示"银马解毒方"有降低肾上腺内维生素C含量的作用。

（3）对尿17-酮类固醇的影响：取体重50～70g幼大白鼠48只，雌雄各半，雌雄各分为两组，共4组，每组12只，雌雄两组各分为对照组和给药组。给药组每天按2g/kg剂量灌服药液，对照组灌服等量蒸馏水。将给药45天大白鼠分置于代谢笼内，收集24小时内尿量，然后按17-酮类固醇测定法进行测定。结果表明，"银马解毒方"能明显增加大白鼠尿17-酮类固醇含量，经统计学处理有显著性差异。

（4）对尿17-羟类固醇的影响：取体重50～70g雌性幼大白鼠24只，分为两组，每组12只，分为给药组和对照组。按上述方法给药、收集尿

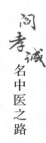

液，然后进行 17- 羟类固醇测定。结果表明，"银马解毒方"能明显增加大白鼠尿 17- 羟类固醇含量，经统计处理有显著性差异。

以上实验表明，正常大白鼠长期服用"银马解毒方"后肾上腺内维生素 C 含量均明显降低，但用氢化泼尼松封闭后，"银马解毒方"使肾上腺内维生素 C 降低的作用不复出现，说明"银马解毒方"不是直接作用于肾上腺而系通过垂体或垂体以上的部位，引起促肾上腺皮质激素的释放增加，从而刺激肾上腺皮质功能。实验还证明，"银马解毒方"可使大白鼠尿中 17- 酮类固醇和 17- 羟类固醇含量增加，使幼鼠胸腺萎缩，也证明该药有促皮质激素样作用。

2. 体外抑菌效果研究

实验结果显示，"银马解毒方"对金黄色葡萄球菌标准株 ATCC25923、ATCC3359 及金黄色葡萄球菌临床分离株 S3768、S3750、S3487 有明显抑菌圈产生，说明本方对金黄色葡萄球菌标准株及部分临床分离株有抑菌效果。研究同时发现，本方与常见抗菌药物联用或许可以加强抗菌药物的使用效果。

3. 抗病毒效果研究

体外实验结果表明，"银马解毒方"颗粒制剂在体外细胞培养情况下，对常见病毒，如甲型流感病毒 H3N2、乙型流感病毒、柯萨奇病毒 B 组 5 型和 6 型、呼吸道合胞病毒有较明显的抑制作用，治疗指数可达到 11 ～ 32，明显高于阳性对照组感冒清热颗粒组（治疗指数 2.4 ～ 16）。动物实验证明，"银马解毒方"颗粒制剂对流感病毒所致小鼠肺炎也具有较强的抑制作用，其抑制率与阳性对照药物组相当。综合体内外实验可见，"银马解毒方"颗粒制剂与治疗呼吸道感染的感冒清热颗粒相比，在抗病毒谱方面二者广度相同，但在抗病毒作用强度方面，"银马解毒方"颗粒制剂明显高于感冒清热颗粒。

4. 祛痰作用研究

实验采用毛细管排痰量法。大白鼠随机分为 4 组，每组 10 只，分为对照组、"银马解毒方"小剂量组、"银马解毒方"大剂量组和鲜竹沥水组。每组均用乌拉坦 1g/kg 腹腔麻醉，仰位固定，剪开颈中部皮肤，分离出气管，于甲状软骨下缘正中两软骨环之间，用尖锐针头扎1个小孔，插入毛细管，使毛细管接触气管底部表面，借以吸取痰液，当毛细管内被痰液充满时，立即另换一根，以毛细管吸取痰液长度位评价药物的化痰效果。记录给药前2小时的正常分泌量，分别灌药，灌药后继续观察2小时的分泌量，比较给药前后平均每小时分泌量，给药后是否有增加。给药剂量：对照组不给药，"银马解毒方"小剂量组2g/kg，"银马解毒方"大剂量组4g/kg，鲜竹沥水组给予鲜竹沥水20mL/kg。结果表明，"银马解毒方"大剂量组和鲜竹沥水组与空白对照组给药前后排痰量比较有非常显著性差异，提示"银马解毒方"有祛痰作用。

5. 平喘作用研究

实验采用气雾引喘法。将幼年豚鼠分别放入玻璃钟罩（容积约4L）中以400mmHg的压力喷入2%乙酰胆碱和0.1%磷酸组胺的混合液15秒，观察豚鼠的引喘潜伏期（即喷雾开始到哮喘发作，呼吸极度困难，直至抽搐跌倒时间），挑选120秒以内产生哮喘作用的豚鼠供实验用。将豚鼠按体重随机分为4组：空白对照组、阳性对照组、"银马解毒方"大剂量组和"银马解毒方"小剂量组。前3组每组豚鼠10只，"银马解毒方"小剂量组豚鼠9只。给药剂量：空白对照组口服蒸馏水，阳性对照组口服氨茶碱片0.24g/kg，"银马解毒方"大、小剂量组分别口服给药5g/kg、2.5g/kg。给药1.5小时后，重新测定其引喘潜伏期。结果表明，"银马解毒方"大剂量组与阳性对照组（口服氨茶碱片）相比，引喘潜伏期相似，差异无显著性；阳性对照组、"银马解毒方"大剂量组与空白对照组比较，差异有显著性；"银马解毒方"小剂量组与空白对照组比较，差异有显著性，提示"银马解毒方"有平喘作用。

6. 镇咳作用研究

实验采用小鼠氨水引咳法。取5L真空玻璃干燥器，盖上的活塞打开，通空气，容器底部放一培养皿，存放浓氨水。实验分为4组，即对照组（A组）、"银马解毒方"小剂量组（B组）、"银马解毒方"大剂量组（C组）、复方甘草片组（D组）。实验动物（小鼠）数：A组14只、B组13只、C组14只、D组14只。给药剂量：A组不给药，B组"银马解毒方"1g/kg，C组"银马解毒方"2g/kg，D组复方甘草片2片。服药1小时后，每组小鼠取1只，放入已存有0.5mL氨水容器中，观察记录各组小鼠咳嗽潜伏期。结果显示，各组咳嗽潜伏期分别为A组139.5±49.5秒，B组221.3±75.2秒，C组154.5±71.3秒，D组205±70.4秒。用药组咳嗽潜伏期症状值与对照组比较经统计学处理，C组$P<0.01$，D组$P<0.01$，提示"银马解毒方"大剂量组小鼠咳嗽潜伏期最长，与对照组相比有非常显著性差异，提示"银马解毒方"有镇咳作用。

7. 急性毒性研究

"银马解毒方"制成含生药5g/mL的浸膏，一次性给小鼠灌服25mL/kg药液（相当于生药剂量125g/kg），是人临床用药剂量的96倍。连续观察7天，未见小鼠呈现中毒反应及死亡。另取20只小鼠以上述浓度的浸膏药液，一日内间隔7小时灌胃2次，给药量35mL/kg（相当于生药量350g/kg），是人临床用量的269倍，连续观察7天，药后个别小白鼠有稀、软便，活动减少等表现，药后24小时内死亡1只。第7天观察结束时，体重明显增长（药前体重19.6±0.88，药后第7天体重28.6±3.08）。两批实验结果表明，"银马解毒方"出现中毒死亡的剂量为人临床用药量的269倍，间接证明本方在临床推荐的剂量下用药是比较安全的。

8. 长毒实验研究

"银马解毒方"以60g/kg、30g/kg和15g/kg生药量（相当于人临床用药量的46倍、23倍和12倍）给大鼠灌胃28天，然后测定大鼠血红细胞、白细胞、血红蛋白及白细胞分类（粒细胞、淋巴细胞和单核细胞），肝功能（谷丙转氨酶、谷草转氨酶）及肾功能（尿素氮、肌酐）等生理生化指标，未见有明显影响，各项指标均在正常生理范围内波动。另外对主要脏器心、肝、脾、肺、肾、胃及十二指肠肉眼观察和镜检，未见明显的病理形态学和组织学的变化。由此可见，"银马解毒方"对大鼠在所试剂量范围内，无明显毒副作用反应，60g/kg用药剂量内是比较安全的。

第五章

心得与体会

试论"神形自然统一的中医学模式"

1. 从"医学模式"谈起

1981 年 12 月 6 日至 12 日，中国自然辩证法研究会在南京召开了全国医学辩证法第一次学术讨论会，明确提出要促成"生物医学模式"向"生物－心理－社会医学模式"的转化。这是关系到医学发展的重大理论问题，对于医疗保健事业的规划、医学教育的改进、中西医结合的途径和中医研究的方向等，都有着重要的实践意义。

"医学模式"是一个理论概念，勾画出医学科学和医药卫生工作总的特征。不同的医学模式对健康和疾病的看法亦不同。"生物医学模式"立足于生物科学尤其是分子生物学，认为疾病完全可以用偏离正常的可测量的生物学（躯体）的变量来说明。它借助现代科学的成就，对人体内部结构，包括细胞、组织、器官及其物理、化学的变化，有着深刻的了解。但是，"生物医学模式"忽略了人的思维、人的社会属性，仅从器官、组织、细胞和（或）生物大分子上找形态、结构和（或）生物化学的特定变化，来作出诊断和治疗，无疑有相当的片面性，势必影响医学的发展。随着心理学和社会学的发展，国外不少学者对医学发展的理论有了新的认识。美国著名的医学教授恩格尔指出："生物医学模型既包括还原论，即最终从简单的基本原理中推导出来复杂现象的哲学观点，又包括身心二元论，即把精神的东西同身体的东西分开的学说……本质上是物理学的。"我国医学学者彭瑞骢等更加明确说明："人们越来越认识到，光用解剖学、生理学、生物学、微生物学等生物科学和器官、组织、细胞内小器官，以及生物大分子的改变来解释疾病，来防治疾病，已经不够了，而必须把人作为包括自然环境和社会环境在内的生态系统的组成部分，从生物的、心理的、社会的水平来综合地考察人类的健康和疾病，并采取综合的措施来防治疾病，增进人类的健康。也就是说，必须转变为生物－心理－社会医学模式。"

2. 中医学模式的特征

中医学也有自己的模式，那就是"神形自然统一观"。这个模式的显著特征有 4 个方面。

（1）强调"神"对躯体的主宰作用和精神因素对健康的影响。《素问·移精变气论》说："得神者昌，失神者亡。"中医学所说的"神"有两种含义，其一是指生命活动；其二是指思维活动。承担"神"的功能器官是心。《素问·灵兰秘典论》就是这样说的："心者，君主之官也，神明出焉……故主明则下安……主不明则十二官危。""神明"指的是正常的脑神经功能。如果情志发生变化就会影响"心神"而发生疾病。《灵枢·本神》有精辟的论述："怵惕思虑者则伤神，神伤则恐惧，流淫而不止。因悲哀动中者，竭绝而失生。喜乐者，神惮散而不藏。愁忧者，气闭塞而不行。盛怒者，迷惑而不治。恐惧者，神荡惮而不收。"这些描述实质上就是心理作用对健康的影响。两千多年来，中医学在这方面有着丰富的积累，从发病到预防，从诊断到治疗都有较系统的认识。

（2）形体的各组成部分是互相联系的整体。这一点是众所周知的，但在理解上各有不同。有的认为是阴阳五行学说的理论将人体连成一个整体；有的认为是脏腑、经络、营卫气血的相互作用……还有其他看法，本文不准备详细介绍和评论。但必须说明，中医学的整体观来自长期的医疗实践，而不是凭空臆造。它受到古代朴素的辩证唯物主义思想——气一元论、阴阳学说、五行学说的广泛影响，并作为归纳医疗实践的理论基础再指导实践；但中医学本身没有因此陷入自然哲学之中，而是按照其特有的规律发展。它研究的是人体而不是哲学内容，不能将中医学与古代的自然哲学画等号，更不能误认为中医学是原始的、经验的古代医学模式。中医学的整体观的内容是十分丰富的，有着较完整的医学系统思想。它认为人体的脏与脏，脏与腑，腑与腑，经脉、经络、经筋、奇经八脉、四肢百骸、皮毛肌肉等均是互相联系的，并有系统性。其中有生命的活动中心——"心"系统，有气化活动中心——"三焦"系统，有交通内外、输送卫气营血结构的"经络"系统，还有藏精、生血、运化水谷等系统。

由于历史条件的限制，中医学研究人体的系统是从外象和功能表现出发的，但也有一定的解剖学基础。《灵枢·经水》明确说明："若夫八尺之士，皮肉在此，外可度量切循而得之，其死可解剖而视之。"但解剖的结果没有用来说明生理表现，这是与"生物医学模式"不同的。

（3）人是自然的产物，人的发展和健康与自然变化息息相关。现代科学的发展已经说明了人是经过漫长的历史岁月，在自然条件适合的情况下，逐渐由无机物发展到有机物，从有生命的细胞发展为低级动物，然后高级动物，最后由于劳动使猿变成了人。这个过程说明大自然是人类的母亲。我们的祖先数千年前不可能作出如此深刻的认识，但他们从朴素的唯物主义观点出发，认为人是自然的产物。《素问·宝命全形论》说："天覆地载，万物悉备，莫贵于人。人以天地之气生，四时之法成。"既然人属万物之列，当然就与万物有千丝万缕的联系。既然人禀天地正常之气而生，当然人的健康或疾病产生就与自然的变化息息相关。有关这方面的详细内容，中医学的运气学说做了说明。运气学说在长期实践的基础上，对气候、物候、病候进行了系统归纳，从中找出了宇宙间的变化与人体健康、疾病的关系及防病治病的法则。所有这些极为宝贵的内容，说明了中医学认识人体是"放眼世界"，而不是孤立地从人体的局部变量找毛病。方药中教授有深刻的论述，他指出："季节气候、晨昏昼夜、风雨寒热晦明、地区方域等均对人体有影响。"中医学的"人与天地相应"的观点是独特的，是"生物－心理－社会医学模式"无法充分阐明的。

（4）社会对人体的影响。《黄帝内经》《伤寒论》中均有社会对人体健康影响的论述。《素问·上古天真论》开门见山地说："上古之人，春秋皆度百岁，而动作不衰；今时之人，年半百而动作皆衰者，时世异耶？"《素问·移精变气论》也记载了古人"内无眷慕之累，外无伸宦执行，此恬淡之世，邪不能深入也"；"当今之世不然，忧患缘其内，苦形伤其外"，"所以小病必甚，大病必死"。《伤寒论》原序中也谈道："当今居世之士"，"竞逐荣势，企踵权豪，孜孜汲汲，惟名利事务"，结果搞坏了身体而疾病丛生。所有这些记载或多或少说明了社会对人体健康有影响。

3. 三种医学模式比较

无论是"生物医学模式""生物－心理－社会医学模式"还是"中医学

模式"，每一种医学模式都有其形成发展和对人类健康与疾病的看法。下面列表进行比较（表1）。

表 1　三种医学模式比较

类型	形成时间	基本特征	长处与不足
生物医学模式	从维萨里 1543 年发表《人体构造》算起	从分子水平上认识人体，并只用偏离正常的可测量的生物学的变量来说明疾病与健康	对揭示生命的秘密，探求疾病发生的内在原因及寻找有针对性的治疗方法有贡献，是西方医学发展的重要里程碑；但它不能从整体的角度研究生命现象，排除了心理、社会、自然的因素，有很大的片面性
生物－心理－社会医学模式	以丹巴儿 1947 年发表《精神和身体：心身医学》算起	从生物的、心理的、社会的因素来综合考察人类的健康和疾病	是一种新的医学理论，重视心理、社会因素对人体的影响，是医学模式的发展方向
中医学模式	从《黄帝内经》成书算起，至今 2000 多年	从神形的整体联系及与自然的变化的关系来全面分析人体的疾病与健康	把握了人体生命活动的整体和与自然万物紧密相连的规律，并在长期实践过程中形成了完整的理法方药体系；但其只从现象、整体上认识人体，缺乏对生命活动和疾病发生等微观方面的研究

　　从表 1 中我们可以看到，历史最悠久的是"中医学模式"。它形成于 2000 多年前，始终是一个模式向前发展。在西方被称为医学之父的希波克拉底所建立的古希腊医学，从时间上看，比《黄帝内经》成书年代尚早一些，也对西方医学的发展起了重要的作用，但在公元 2 世纪被盖伦学派所取代。盖伦是古罗马最著名的医生，他把希腊解剖学知识和医学知识加以系统化，形成了自己独特的医疗体系，影响西方医学达 1500 多年之久。可是当"生物医学模式"形成之后，希波克拉底和盖伦的医学理论就被当成教条而抛弃，西方所有的民间、传统医学都受到摧残，造成"生物医学模式"统一天下的局面。在中国则相反，《黄帝内经》始终被认为是经典，中医学一直遵循其理论发展。加之明、清两个时期的统治者"闭关自守"政策，新兴的西方医学很难渗入。因而，明末清初时期，西方已经进入"生物医学模式"时期，中国医学界正在开展伤寒学派与温病学派的论战，形成了新的温病学说，中医学有了新的进展。重温这段中、外医学发展史，

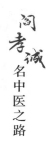

会使我们更深刻地认识到中医学理论的宝贵，唤起民族自豪感，促进中医学研究工作。

中医学理论的形成、发展与再提高

中医学理论的基本特征是"神形自然统一观"，我已在"试论'神形自然统一的中医学模式'"一文中做了初步探讨，下面谈谈中医学理论的形成、发展与再提高。

人类产生以后，在与自然做斗争的同时，也势必要与威胁人类存在的疾病进行斗争。但原始社会，由于生产水平的极度低下，人们对疾病的认识又十分不足，故首先产生"巫医"。巫医治病的方法就是"祈祷"，即《素问·移精变气论》所谓的"祝由"。

后来，由于社会的发展，人们通过长期的医疗实践，逐渐积累了防病、治病的经验。史籍中记载的燧人氏"钻燧出火，教民熟食"，化腥臊防肠胃之疾；伏羲氏"尝百药而制九针，以拯夭枉"；"神农乃教民尝百草之滋味，当时一日而遇七十毒，由此药方生焉"等传说，均是上古时代人类与疾病做斗争的写照。1973年底，长沙马王堆三号汉墓出土的帛书中有古医书，其成书年代早于《黄帝内经》，包括《足臂十一脉灸经》《阴阳十一脉灸经甲本》《脉法》《阴阳脉死候》《五十二病方》，均是古代劳动人民长期积累的宝贵医疗经验。其中，《五十二病方》列举了103个病名（包括内、外、妇产、儿、五官科等），处方300个左右，用药247种，并记载多种外治法。这标志着中医学理论在原始社会已经萌芽。

春秋战国时期，中国社会发生剧烈变化，产生了具有朴素唯物主义思想的"阴阳学说"，认为世界上一切事物的产生、变化是阴阳两种对立的气运动的结果，阴阳二气是万物的最后的物质根源；随后五行学说也逐渐形成，认为世界一切事物都是由金、木、水、火、土五种元素互相配合而成的。由于它们之间互相推动、互化的关系形成了事物的发生、发展和变化。这种朴素的唯物主义和自发的辩证法思想，在当时是最先进的哲学思想，很快就对自然科学的发展起支配作用。毫无例外，阴阳学说、五行学说被用来"考察人类的感情、意志、身体的机构、器官和其他现象"，并使中医学数以万年计的长期实践经验得到了一次理论性的总结，产生了经典著作——《黄帝内经》。著名哲学家任继愈指出："《黄帝内经》就是根据阴阳五行学说来说明人类生理现象、心理现象、疾病现象的。它是朴素的唯物主义思想而不是唯心主义的观点，是把医疗和保健的原则提高到古代唯物主义哲学原则的高度，并以自发的辩证法观点向形而上学医学观点进行了斗争，从而替中国医学奠定了比较坚实可靠的理论基础。"

应该说明，《黄帝内经》不是一个年代和少数几个人的著作，而是公元前后几百年无数学者智慧的结晶。医学史家龙伯坚经过考证指出："《素问》这一部书是战国时代的许多医学家将以前历代口耳相传的经验汇集做出的书面总结，后来又掺入了西汉医学家和东汉医学家的作品，它的最早的著作时代大概是公元前4世纪，最晚的著作时代大概是公元2世纪，其中也有个别的公元3世纪以后的作品掺入在内，这是一集体劳动的成果，不是属于某一个人的。"《灵枢经》也属如此。这就说明，《黄帝内经》这部不朽的医学典籍是有其实践基础、理论基础和历史渊源的。它所形成的"神形自然统一观"的理论体系一直指导着防病、治病和保障人类健康的实践；长期的实践又丰富、发展了"神形自然统一观"的理论内容，使其成为医学科学的一个独特分支，并对整个医学和医药卫生工作有着巨大的影响。

从《黄帝内经》成书到现在，中医理论经历了4个发展阶段。

第一个阶段是东汉时期张仲景所著的《伤寒论》《金匮要略》，在《黄帝内经》理论指导下，通过对外感性热性病（以伤寒为主）、杂病的治疗实践，总结了一套"辨证论治"的规律，发展了中医学的整体观点和辩证法思想。

第二个阶段是金元时期，刘河间、张子和、李东垣和朱丹溪四大医家，从不同的角度阐明了疾病产生的主要原因和防治的基本原则。无论是刘河间强调的"主火"；张子和强调的"主攻"；李东垣强调的"补脾"；朱丹溪强调的"滋阴"，都是从一个侧面对中医学理论进行深入研究。四大医家在不同领域里对中医学理论的发展作出了贡献。这种专题研究是发展中医学理论的重要方法，对后世医家影响很大。

第三阶段是明清时期温病学派的兴起和发展，以吴又可、薛生白、叶天士、吴鞠通为代表的温病学家，通过对温疫、温热病的防治，总结了一整套辨证论治的理论和方法，又大大发展了"神形自然统一观"的理论。

第四阶段是中华人民共和国成立到现在，中医学理论的研究有了新的进展，主要标志有4个方面：①对中医学理论体系进行了初步的整理，编写了一套供中医学院使用的教材，对统一中医学的认识有良好的作用。②开始用辩证唯物主义和历史唯物主义评价和研究中医学理论体系，其代表作是《历史研究》1956年第5期上发表的任继愈的"中国古代医学和哲学的关系"和曲峰撰写的"试论《黄帝内经》中'人与天地相应'论的唯物主义思想"（详见《医学与哲学》1981年第1期）。他们肯定了"中国医学的理论基本上符合唯物主义原则，它也具有丰富的辩证法思想"。这就从根本上肯定了中医学理论体系的正确性。这一点是历代医家不可能阐明的。③临床研究取得了新的成就，如针刺麻醉、急腹症的处理、小夹板固定治疗骨折、扶正祛邪等综合疗法治疗癌症等，不仅有临床疗效，而且进行了理论归纳，用新的内容、新的观点丰富了中医学基本理论的内容。④用现代科学（包括现代医学）的方法对针刺麻醉原理、活血化瘀、培肾固本、清热解毒的机制及"脾""肾"的实质等进行了研究，均取得了可喜的进展。虽然某些研究方法尚有商榷之处，但其用科学实验的手段来检验中医学理论的正确性，并为丰富中医学理论提供科学实验的内容，无疑是可借鉴的。

最后我们要着重讨论中医学理论再提高的问题。从马克思主义的辩证唯物主义和历史唯物主义的观点看，任何事物、任何自然科学都是要不断向前发展的，这是不以人的意志为转移的。中医学，包括中医学理论要发展这也是肯定的。由于中医学理论是在古代朴素的唯物主义和自发的辩证法——"阴阳学说""五行学说"支配之下产生的，虽然经历了2000多年的发展，但其缺乏辩证唯物主义思想的指导，缺乏科学实验的依据，仍然脱离不了"自发"与"朴素"的性质。其观察人体、认识疾病虽然能把握总体方面的规律，但不能说明微观的变化，缺乏量的准确性和客观指标。

这就不可避免地要产生表面性、猜测性和笼统性。目前中医临床上出现的"辨证论治多样化"（即同一个病人，不同的中医诊治，得出不同的结果，甚至相反的结果）；"治疗效果个体化"（即同一类病人的治疗效果不能重复）；"疗效标准主观化"（即凭病人的主诉或医生主观的判断，没有客观标准）。这"三化"就是在具有朴素的唯物主义和自发的辩证法的中医学理论指导下的必然产物。已故著名老中医岳美中教授曾在"祖国医学的形成与发展，我们如何继承和发扬它"一文中强调说明："中医学理论是旧社会条件下产生的，我们对古代遗留下来的东西，要了解它、继承它，但不能因循守旧，泥古不化，更不能为古人诡辩维护，委曲求全。祖国医学的唯物论思想是朴素的、自发的……它与马克思主义认识论的观点是有根本区别的。"所以，提高中医学理论最重要的是以辩证唯物主义和历史唯物主义作指导，加强中医学理论研究。下面谈3点意见。

1.在"系统学习，全面掌握，整体提高"方针指导下，对中医学理论的基本内容、形成、演变、特点与缺陷作出较为系统、较为正确的总结。

2.对中华人民共和国成立以来，以中医学基本理论为指导所取得的、确实可靠的临床疗效，进行实事求是地分析、总结，从而丰富或修正中医学理论的内容。

3.充分利用现代科学（包括现代医学）的方法，促使中医诊断的客观化、治疗的规范化、疗效的标准化，并不断总结成功的经验和失败的教训，用科学实验的最新成果发展中医学理论。

中医学理论的研究是十分复杂而又艰巨的，但只要我们坚持辩证唯物主义的观点、坚持中医学理论的特点、坚持临床实践的标准、坚持运用现代科学的方法，我们的研究一定会取得成果，对世界医学作出贡献。

试论《伤寒论》的逻辑思维

《伤寒论》不仅包含着颠扑不破的医学科学真理和丰富的辩证法思想，而且具有不少合乎逻辑的思维形式与方法。曲峰同志说得好："中医在长期医疗实践中积累了丰富的经验，逐步形成了一套完整的理论体系。在诊病过程中，它虽然没有采用西医的诊断手段，但它在望、闻、问、切四诊的基础上，进行了理性思维，分析判断疾病的本质，却体现了唯物主义认识论的基本原则，遵循了辩证逻辑的一些思维方法。"下面，我就《伤寒论》的逻辑思维进行初步探讨。

1. 从病证的概念谈起

据不完全统计，《伤寒论》一共列举了 41 个病名、98 种脉象（包括兼脉）和 465 个证状（包括合并证状）。这些病、脉、证均属于概念的范畴。"概念是反映对象的特征或本质（以及本质属性）的思维形式"。正如毛泽东同志所说："概念这种东西已经不是事物的现象，不是事物的各个片面，不是它们的外部联系，而是抓着了事物的本质，事物的全体，事物的内部的联系了。"《伤寒论》中所论述的病证就具有这些特征。例如，"太阳病"是感受外邪、在表的一类疾病的总称，它的临床表现就是"脉浮，头项强痛而恶寒"。"太阳病"这个概念已经不是疾病的表面现象，而反映了向上、在表、正邪相争的疾病本质。

《伤寒论》中所论述的病、证概念有确定性，即有一定内涵和外延的内容。内涵是概念反映对象的特征或本质；外延则是概念反映的事物或一类事物的总和。例如"阳明病"，《伤寒论》第 180 条记载："阳明之为病，胃家实是也。"胃家实是阳明病的特征，包括了里热证、里实证。里实证则因痞、满、燥、结的不同，又有大承气汤证、小承气汤证和调胃承气汤证之分。所有这些均属于阳明病的外延内容。

《伤寒论》中的病与证的内容有深浅、外延，有宽窄之别。一般说病的外延要宽；证的内涵要深。例如，少阴病的内涵是"脉微细，但欲寐"，但其外延则包括了少阴阳虚或亡阳、少阴阴虚或亡阴、少阴表寒、少阴里实、少阴里热诸证。而"但头汗出证"的内涵是头部出汗，内容具体，其外延受限制。

证的概念还有初步与深刻之别。如"发热"，这是一个简单概念，只能反映机体体温高于正常，自觉、他觉均有热感，尚不能说明发热的根本属性。而"热证"就不同。它是由一系列简单的概念抽象出现的具体，能够反映整个机体状态，比"发热"深刻得多。例如，"伤寒，若吐、若下后，七八日不解，热结在里，表里俱热，时时恶风，大渴，舌上干燥而烦，欲饮水数升者，白虎加人参汤主之"。这里说的"热结在里，表里俱热"，既说明了热的性质、部位，又说明了机体状态，因而抓住了疾病的本质。这个概念的深刻化正是《伤寒论》逻辑思维的精髓，用中医术语来说就是"辨证论治"。

《伤寒论》中记载的证状很具体，这个使证状具体化的思维过程就是实现一个概念的限制的过程。例如，渴，大渴，大渴欲饮，大渴欲饮水数升；有热，时发热，日晡所发潮热，日晡所小有潮热；利，微利，时时下利，不更衣十日无所苦；汗出，自汗出，手足濈然汗出等，乃是一系列的概念限制。这种限制是"辨证"客观化的必要条件。

2. "辨证"的思维形式

《伤寒论》最主要的特点是"辨证"。证是一类概念，概念则是思维的起点和细胞，是一种思维形式，有关内容已在前面做了介绍，下面重点谈谈"辨证"的另外两种思维形式——判断和推理。

"判断是反映客观现实的一种思想，也是对事物有所断定的一种思维形式"。张仲景广泛运用了这种思维形式，"太阳病，发热，汗出，恶风，脉缓者，名为中风"；"太阳病，或已发热，或未发热，必恶寒，体痛，呕逆，脉阴阳俱紧者，名曰伤寒"；"太阳病，发热而渴，不恶寒者，为温病"。

《伤寒论》中判断的种类主要为直言判断，即前面有证状、脉象，后面有病、证结论。例如，"病有发热恶寒者，发于阳也；无热恶寒者，发于阴也。发于阳者七日愈，发于阴者六日愈"。文中的"发于阳""发于阴""七日愈""六日愈"，就是判断。另外，《伤寒论》中尚有不少假言判断，如第50条记载的"假另尺中迟者，不可发汗"就是一例。还有"阳明病，潮热，大便微硬者，可与大承气汤；不硬者，不可与之。若不大便六七日，恐有燥屎，欲知之法，少与小承气汤，汤入腹中，转矢气者，此有燥屎，乃可攻之；若不转矢气者，此但初头硬，后必溏，不可攻之。攻之，必胀满不能食也。欲饮水者，与水则哕。其后发热者，必大便复硬而少也，以小承气汤和之。不转矢气者，慎不可攻也"。文中所言"汤入腹中，转矢气

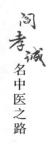
者，此有燥屎，乃可攻之；若不转矢气者，此但初头硬，后必溏，不可攻之"，就是一种假言判断。

推理也是人们认识客观事物的一种逻辑方法，其由一个或几个判断推出另一个新判断的思维形式。例如，"凡服桂枝汤吐者，其后必吐脓血也"，就是从"服桂枝汤吐"的判断，推论出"其后必吐脓血"这个新的判断。诸如"今脉浮，故知在外"；"淋家不可发汗，发汗必便血"；"疮家虽身疼痛，不可发汗，发汗则痉"。

《伤寒论》中逻辑思维的水平是很高的，往往在一条条文中既有判断、推理，还有新的概念。例如，"太阳病六七日，表证仍在，脉微而沉，反不结胸，其人发狂者，以热在下焦，少腹当硬满，小便自利者，下血乃愈。所以然者，以太阳随经瘀热在里故也。抵当汤主之"。其中"以热在下焦"是判断；"少腹当硬满，小便自利者，下血乃愈"是推理；"瘀热在里故也"乃是新的概念。又如，"阴明病，本自汗出，医更重发汗，病已差，尚微烦不了者，此大便必硬故也。以亡津液，胃中干燥，故令大便硬。当问其小便，日几行。若本小便日三四行，今日再行，故知大便不久出；今为小便数少，以津液当还入胃中，故知不久必大便也"。"此大便必硬故也"是判断；"故知不久必大便也"乃是推理。

3."辨证"的思维方法

《伤寒论》中有关"辨证"的内容，充分体现了辩证逻辑的一些思维方法，其中有归纳、演绎、分析、综合、抽象及理性思维中的具体。例如，三阴三阳为病，这是对伤寒为主的外感热性病的总的归纳；"六病"之下，还有表、里、寒、热、虚、实的不同和在脏、在腑之异。根据方药中教授的归纳，表解如下（表2）。

表2 以伤寒为主的外感热性病辨证总结

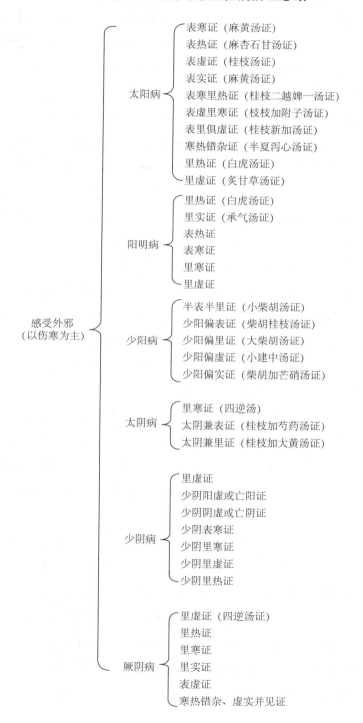

感受外邪
（以伤寒为主）

太阳病
- 表寒证（麻黄汤证）
- 表热证（麻杏石甘汤证）
- 表虚证（桂枝汤证）
- 表实证（麻黄汤证）
- 表寒里热证（桂枝二越婢一汤证）
- 表虚里寒证（枝枝加附子汤证）
- 表里俱虚证（桂枝新加汤证）
- 寒热错杂证（半夏泻心汤证）
- 里热证（白虎汤证）
- 里虚证（炙甘草汤证）

阳明病
- 里热证（白虎汤证）
- 里实证（承气汤证）
- 表热证
- 表寒证
- 里寒证
- 里虚证

少阳病
- 半表半里证（小柴胡汤证）
- 少阳偏表证（柴胡桂枝汤证）
- 少阳偏里证（大柴胡汤证）
- 少阳偏虚证（小建中汤证）
- 少阳偏实证（柴胡加芒硝汤证）

太阴病
- 里寒证（四逆汤）
- 太阴兼表证（桂枝加芍药汤证）
- 太阴兼里证（桂枝加大黄汤证）

少阴病
- 里虚证
- 少阴阳虚或亡阳证
- 少阴阴虚或亡阴证
- 少阴表寒证
- 少阴里寒证
- 少阴里虚证
- 少阴里热证

厥阴病
- 里虚证（四逆汤证）
- 里热证
- 里寒证
- 里实证
- 表虚证
- 寒热错杂、虚实并见证

通过归纳总结的一般规律对临床有指导作用。这个指导作用，逻辑学就称之为演绎。《伤寒论》中对此有明确的记载，如"伤寒五六日，呕而发热者，柴胡汤证具，而以他药下之，柴胡证仍在者，复与柴胡汤"，以及"伤寒中风，有柴胡证，但见一证便是，不必悉具"，明确指出运用柴胡汤证的规律。这就广开了临床的思路。张仲景的归纳、演绎思维方法，极大地推动了中医临床医学的发展，后世医家发展或创立的八纲、六经、脏腑、经络、气血、病因、三焦、卫气营血辨证规律，均渊源于《伤寒论》。

在逻辑思维中还有一个重要的方法，就是从抽象到理性具体。马克思指出："从抽象上升到具体的方法，只是思维用来掌握具体并把它当作一个精神上的具体再现出来的方式。但绝不是具体本身的产生过程。"这里所说的抽象是整体中最简单、最一般、最抽象的规定，反映着认识对象整体中的"细胞"，包含着认识对象整体的一切矛盾的胚芽。具体到《伤寒论》中，就是脉象和证状，如浮、沉、迟、数、滑脉和发热、恶寒、头痛、汗出等症状，这些是张仲景"辨证论治"的基础。但由于它们只反映了疾病的一个方面，故需要上升到反映疾病的全体、疾病的本质的高度。1700多年前，由于科学技术水平的限制，不能从分子医学的水平阐明病证的特点。但张仲景能够继承汉代以前的医学成就，以朴素的辩证唯物主义思想为指导，在长期的医疗实践中，充分运用自己的思维能力，把简单的抽象——证状、脉象，上升到理性思维的具体（抽象）——病或证的高度，从而抓住了疾病的本质，形成了中医诊治疾病的独特方法。例如，"阳明之为病，胃家实是也"；"问曰：阳明病，外证云何？答曰：身热，汗自出，不恶寒，反恶热也"；"问曰：何缘得阳明病？答曰：太阳病，若发汗、若下、若利小便，此亡津液，胃中干燥，因转属阳明，不更衣，内实，大便难者，此名阳明也。"这三条通过对病因、病机、证候特点的分析，得出了阳明病的性质，从逻辑学的角度看，这就是从简单抽象上升到具体抽象的过程。阳明病虽由身热、汗自出、不恶寒、反恶热、大便难等抽象而来，但它远远高于这些抽象，不是简单身热、汗出的概念，而是表示机体里热、实证，反映了疾病的本质。其他如表虚证、表实证、里虚证、里寒证等，均是从不同脉、证抽象出来的具体，反映了机体状态，疾病特征。

综合上述不难看出，《伤寒论》中确有不少合乎逻辑的思维形式、方法和规律。正因为如此，它具有强大的生命力，历经1700多年，至今仍是中医学的经典著作。可以断言，今后无论时间怎样推移，《伤寒论》仍将是学习中医学的必修课。

试论"气"与"气化"

"气"与"气化"是中医学的基本理论之一，涉及中医学病因、病机、临床辨证施治和处方用药等各个方面，有必要弄清楚它们的概念和内容。

1."气"与"气化"的基本概念

"气"与"气化"是两个不同的概念。"气"的属性是物质的；"气化"则是气的运动变化，是阐明具有物质属性的气通过怎样的运动形式，表现出物质的功能特性。

就人体内的"气"而言，有元气、水谷之精气、宗气（大气）、营气、卫气、经络之气，以及五脏六腑之气。诸气皆属于精微的物质，但每种物质都有其特殊的功能和运动特性。在这里，必须分清物质与功能。任何物质都是运动着的，恩格斯说得好："运动，就最一般的意义来说，被理解为存在的方式、被理解为物质的固有属性来说。它包括宇宙中发生的一切变化和过程，从单纯的位置移动直到思维。"每一种运动都能产生功能的变化，最简单的如位置移动，可以产生动能或势能；机械运动可以产生热能或电能；较复杂的如化学变化，可以产生化学能；更复杂则如生命活动，就会产生各种不同形式的能。这一切，无一不是物质运动的结果。所以说，功能是物质运动的转变。功能与物质密切相关，但概念又不同，不应该混淆。

2. 浅析机体内的"气"

机体内的气都有一定的部位、生成过程、运动规律和功能特性。

元气，禀先天父母之"水、火"而成，水阴火阳，同居于肾，相互作用，蒸腾而为"元气"，行三焦通道分布全身，主宰人体的生命活动。正如

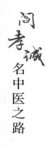
徐灵胎所言："阴阳开阖存乎此，呼吸出入系乎此，无火而能令百体皆温，无水而能令五脏皆润，此中一线未绝，则生气一线未亡，皆赖此也。"

水谷之精气，即后天生活中摄获的养料与水分，在中焦脾胃经过受纳、传送、腐磨、运化而成，是水谷最精微的部分。它通过"脾气"的作用，向心、肝、肺三脏输布，其中入心、肝转化为血而储存；入肺则受肺"治节"处理变为卫气、营气、血、津、液和水液等物质。

宗气，是水谷之精气上输于肺，积于胸中的部分。它受元气的推动，司呼吸。《灵枢·邪客》曰："宗气积于胸中，出于喉咙，以贯心脉，而行呼吸焉。"宗气亦即近代医家张锡纯所谓的"大气"。他认为"大气者，充满胸中，以司肺呼吸之气也"，"以元气为根本，以水谷之气为养料，以胸中之地为宅窟者也"，"而此气，且能撑持全身，振作精神，以及心思脑力，官骸动作，莫不赖乎此气"。

卫气，是水谷之精气通过肺处理后的产物，职能是"温分肉、充皮肤、肥腠理、司开阖"。它运循于脉之外，行一定的轨道规律的运动，即所谓日行阳经二十五度，夜行脉外脏舍二十五度，合起来行全身一周。

营气，运行于脉中，亦乃水谷之精微受肺处理而成。此所谓清者为营，奉心化血，乃得独行经隧以奉生身，莫贵于此。《素问·痹论》有言："荣者，水谷之精气也，和调于五脏，洒陈于六腑，乃能入于脉也，故循脉上下，贯五脏，络六腑也。"营气也循一定的轨道运动，《灵枢·营气》说："营气之道，内谷为宝，谷入于胃，乃传之肺，流溢于中，布散于外。精专者，行于经隧，常营无已，终而复始，是谓天地之纪，故气从太阴出……复出太阴。此营气之所行也，顺逆之常也。"

经络之气，简称经气，是经络内的物质基础，禀受于肾之元气。元气行三焦通道，达五脏六腑，再从本脏腑入经络。《难经·六十六难》谓："三焦者，元气之别使也，主通行三气，经历于五脏六腑。"此即说明经络内容营卫二气。元气推动营卫二气循一定轨道有规律地、不停地运动；而此二气将丰富的营养物质带到五脏六腑、四肢百骸。

五脏六腑之气，如肝气、心气、脾气、肺气、肾气、胃气等，也是指一定的物质。常言"脾主运化，胃主受纳"，指的是脾胃功能；而脾气宜升，胃气宜降，则指的是脾气、胃气两种物质的运动规律。所以说，"脾气"就不能代表脾之运化功能，"胃气"就不能代表胃之受纳功能。脏腑之气各有其运动特性，如肝气喜条达，脾气宜升，胃气喜降，肺气喜清肃下达，肾气宜潜藏，徐徐分布，心气喜静恶劳等。当这些具有物质特性的气按其本身的运动规律运动时，就产生功能，即生理作用；反之，肝气不舒，胃气不降，脾气不升，肾气外越，心气耗散，肺气上逆，就不能产生功能，也即产生病理变化。

综合上述诸气，可以得出这样的结论："气"是物质的，气的运动才产生功能。

3. "气化"规律初探

"气化"规律，就是气的运动变化规律。机体内的诸气时刻不停，错综复杂，但又有规律地运动者，构成了机体的根本生存形式。

我们知道，任何一种物质都不可能孤立存在，物质之间总是相互影响，相互转化的。恩格斯曾经说过："我们所面对着的整个自然界形成一个体系，即各种物体的相互联系的总体，而我们在这里所说的物体，是指所有的物质存在……这些物体是互相联系的，这就是说它们是互相作用着的，并且正是这种相互作用构成了运动。由此可见，物质没有运动是不可想象的。"无机体的相互作用尚且如此，有机整体内的物质相互作用就更复杂了。

4. 机体内"诸气"相互作用的规律

下面重点讨论机体内"诸气"相互作用的规律。

（1）"元气"是诸气活动的原动力：元气生于先天，是人体生命活动的根本。它循三焦通道，分布到全身，激发五脏六腑之气的活动，使脏腑之气不停地、有规律地运动，发挥各自功能特性。例如，肝气舒发、条达，则肝脏可完成"藏血""谋虑"的作用；胃气能够下行、脾气能够上升，两者就可以共同完成"受纳"与"运化"的职能；肺气能够清肃下达，就可通调水道，下输膀胱，"治节"水谷之精微；心气能够清静，心即能完成"主持神明"与"主血"的功能。其中特别需要强调的是"脾胃二气"，若无元气的推动，是不可能"腐磨水谷""化生精微"的；又胸中之宗气（大

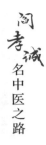

气），若无元气为动力，也是不可能司肺之呼吸的。

元气从脏腑入经络，推动营卫二气循一定轨道，周流不息地运动，完成营养机体、抵抗外邪的作用。所以，元气是机体诸气活动的原动力。

（2）"诸气"的相互作用与转化：机体内"诸气"总是相互作用与转化的。"脾气散精，上归于肺"，一积于胸中变为宗气；一入肺中，经肺"治节"处理而成营卫二气（包括经气）、津、液、血、水液。这些物质均有一定的运动轨道。其中，营卫注入脉道之内外。《灵枢·营卫生会》说："人受气于谷，谷入于胃，以传与肺，五脏六腑皆以受气。其清者为营，浊者为卫，营在脉中，卫在脉外。"

血液行于经隧。《灵枢·营卫生会》说："中焦亦并胃中，出上焦之后，此所受气者，泌糟粕，蒸津液，化其精微，上注于肺脉，乃化而为血，以奉生身，莫贵于此，故独得行于经隧……"

津出入分肉腠理之间。《灵枢·五癃津液别》说："水谷皆入于口……津液各走其道，故三焦出气，以温肌肉，充皮肤，为其津。"

液，流走筋骨关节、皮肤、脑髓。《灵枢·决气》说："谷入气满，淖泽注于骨，骨属屈伸，泄泽补益脑髓，皮肤润泽，是谓液。"

水液是一种废液，其有两条出路：一条是通过三焦下输膀胱，受元气的推动而产生膀胱气化，生成小便而外排；一条是经皮毛汗腺排出体外。《素问·灵兰秘典论》所谓"三焦者，决渎之官，水道出焉"，指明了三焦具有疏通水道、保持水液畅行的功能。

"调理脾胃"在儿童保健中的作用

保护儿童健康成长是广大医务工作者，特别是儿科工作者的职责。儿童保健的方法很多，其中，中医学"调理脾胃"的理论和经验有重要的作用。

中医学所指的脾胃不等于解剖学中所讲的脾胃。它是一系列生理功能的概括，包括消化、吸收、造血、储血、免疫等方面，被中医学称之为

"后天之本，气血生化之源"。

脾与胃的功能还有所不同。胃主纳食、腐熟水谷，一切饮食经口到胃进行消化，能食与否关键在于胃的强弱。脾主吸收及制造营养物质，以供应生命活动的需要，人体健壮与否主要视脾功能的好或坏。

脾和胃的生理特点也有所不同。胃属六腑之一，宜通不宜闭，宜清润不宜温燥；其气宜下降而忌上逆。脾属五脏，宜藏不宜泻，喜燥而恶湿；其气宜升而忌降。正因为脾与胃的生理功能和特征有所不同，其病理表现也有区别。

胃病临床主要表现为渴饮，或口淡，不欲食，呕吐呃逆，反胃吞酸，上腹部胀满或疼痛，便秘。脾病临床表现分两类：一类是脾本身病变，临床表现以泄泻为主；另一类是脾病变波及全身，临床表现为失血，肌肉萎软无力，或面黄肌瘦，皮肤干燥，头发稀疏，精神萎靡，腹大青筋显露。

脾胃的生理功能与病理表现虽有不同，但它们还是互相联系的。胃纳与腐磨水谷则是脾吸收、制造营养物质的基础。没有胃之受纳则没有脾之运化；反之，脾不能将水谷之精微运送则可能反作用于胃，使胃壅塞不通而不能受纳水谷。正因为脾胃互相影响，故调理时要两者兼顾。

所谓调理脾胃，就是应用一定的治疗方法，包括体育、食物、药物、针灸、按摩等，促进或恢复脾胃功能，防治某些疾病，以保护儿童健康成长。

下面着重介绍"调理脾胃"的方法及其在儿童保健中的作用。

1. 综合调理，"土"旺体健

根据中医五行学说的理论，脾胃属土，土能生万物，若土旺（强壮之意）则身体不受邪，即不生病。如何使土旺呢？关键在综合调理，方法有6条。

（1）合理喂养，包括定时定量，加食合理，寒温适宜，切忌暴饮暴食或食不定时。必要的营养是必须保证的，特别是婴儿时期，最好是母乳喂养；但一定要控制量，不能十分饱，只能七八成饱。过饱可能损伤脾胃，导致积食不化。另外，要特别注意饮食的多样化，新鲜的蔬菜和水果是儿童膳食中必不可少的，一味追求高热量、高蛋白饮食而不注意脾胃负担，

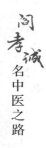

将会损伤脾胃。

（2）衣着适中，切忌衣被太厚。民间有句谚语："要得小儿安，常带三分饥与寒。"这是有道理的。小儿正处于生长、发育旺盛期，生机蓬勃，新陈代谢快，机体内容易产热。这些即中医儿科常说的"纯阳之体""容易热化"。如果衣被太厚，里热难散，外热复生，两热均蓄于脾胃，使脾胃功能失调。

（3）加强运动。运动可以使气血流通、肌肉发达。气血是脾胃所生，它们的流通与调和可以促进脾胃功能；肌肉是脾胃所生，它的发达与运动有力也能增强脾胃功能。

（4）注意清洁卫生，慎防病从口入。饭前便后要洗手，生吃瓜果要洗净，食具要经常消毒。吃了不干净的食物，可以直接损伤脾胃而致病。

（5）健脾开胃食物常服。如山楂、萝卜可以开胃、消食；山药、白扁豆、薏苡仁、莲子、大枣等可以健脾养生，常服用可以提高脾胃的消化、吸收功能。

（6）保健按摩常做。经常揉按足三里、捏脊背及推拿肩、背，可以预防脾胃疾病。

2. 培土生金，预防呼吸道疾病

"金"指的是肺。所谓"培土生金"就是采用补养脾胃的方法使肺强壮，从而达到预防呼吸道疾病的目的。有研究发现，补脾的方法可以调节气管黏膜、黏液腺的功能。我们对经常患感冒、气管炎或肺炎的儿童，恢复期投以五味异功散合玉屏风散预防复发，往往能收到一定的效果。

3. 补土制水，防治肾炎水肿

"水"指的是肾。所谓"补土制水"就是采用健脾的方法消除水肿。水肿是肾炎或肾病综合征的主症。中医治疗水肿的方法很多，其中补土制水是一大法则，用于脾虚证（临床表现全身肿、下肢明显、体倦无力、口淡无味、腹胀、纳谷不香、大便溏、小便少、脉缓无力、舌质淡、舌苔白润），也可用于肾炎或肾病综合征恢复期的巩固疗效。常用的方剂是参苓白术散加减。

4. 补中益气，治疗肌肉萎软无力

因为脾主肌肉，凡肌肉萎软无力之症均属脾虚，包括重症肌无力、胃下垂、脱肛、肌营养不良和脊髓灰质炎后遗症（此症还有筋、骨损伤，故兼有肝肾虚）等。这些均可用补中益气的方法治疗，常用补中益气丸或十全大补丸；脊髓灰质炎后遗症可选用加味金刚丸。

5. 归脾摄血，治疗紫癜与出血

脾统血，如果脾虚不能统帅血，则血妄行而症见紫癜或出血。归脾摄血法就是使血回流到脾脏将出血止住。此法主要用于慢性、反复性出血者，其所出之血色暗、量少，伴有四肢乏力、心悸气短、面色㿠白、舌质淡、脉细。方剂可用归脾汤加减。

6. 和胃消导，治疗积滞

积滞临床主要表现为不饮食，腹胀满或疼痛，恶心或吐，大便干结，脉滑数，舌苔黄厚。其主要原因是胃为饮食所伤，影响纳谷、通降的功能。此时只要和胃通腑、消积化滞就可以把病治好。轻者选用保和丸或平胃散治疗；重者选用一捻金或导滞散，服药后能拉一两次稀便最好。但要注意：已经腹泻者不要用，服药后大便次数多者要减量或停用。

7. 健脾六法，治疗腹泻

儿童腹泻，特别是婴幼儿腹泻，往往是脾虚湿盛、积食不化。其泻多水便或散乱便、酸臭，内容不消化之食物或奶瓣，脉细数，舌苔白厚或腻。治这类腹泻可选用以下 6 种方法。

（1）分利法，即利小便方法，让水湿从小便出，从而达到实大便而止泻的目的。此法适用于水泻、尿少、口不渴、舌苔白润、脉缓滑，可选用五苓散加减治疗。

（2）健脾法，也可称升清法。因为脾主升，能升就能健运，能健运就能运化水湿，以此止泻。此法适用于完谷不化，即大便中含有较多的奶瓣或食物残渣，可选用参苓白术散或补中益气汤治疗。

（3）消导法，用于伤食引起的泄泻，大便内除有不消化之食物之外，其味多酸臭，可选用保和丸或平胃散类治疗。

（4）燥湿法。因为脾恶湿，湿盛则脾被困，不能运化水谷而导致泄泻。此时患儿除水泻以外，全身伴有倦怠无力、胸腹满闷、口淡无味、脉濡、舌质润苔白腻，可选用藿香正气散加减。

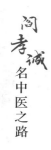

（5）温肾法。因为脾之运化靠肾中元阳推动，肾阳不足可致脾不能运化水谷之精微，产生久泻不止或五更泻（天刚亮时腹泻），可选用四神丸加减治疗。

（6）固涩法。因为脾为脏，宜藏不宜泻，泻久必伤脾气，故对于泄泻无度或反复不愈者要用固涩法，可选用真人养脏汤加减。

8. 双调脾胃，治疗消瘦

儿童长期不欲食，身体日渐消瘦，头发稀疏，面色萎黄，口干唇燥，大便或干或溏，舌质干，少苔或黄苔，脉细数。这些症状是因为脾胃两伤而致。胃伤不能受纳水谷而不欲食；脾伤则不能运化水谷之精微而营养物质生成减少，导致营养不良。此时治疗既要治胃——消积导滞；又要治脾——补中益气，可选用验方加味三甲丸合参苓白术散治疗。

综上所述，调理脾胃可以预防或治疗呼吸道、消化道、血液系统、泌尿系统、神经系统的某些疾病，对于儿童保健有重要作用。广大医务工作者，特别是儿科工作者一定要重视中医学的脾胃学说，掌握调理脾胃的方法，努力做好儿童保健工作。

【附方】

1. 五味异功散合玉屏风散（经验配方）

组成：陈皮30g，党参60g，白术60g，炙甘草30g，茯苓60g，黄芪60g，防风30g。

制法及服法：上述诸药共研极细面备用。1岁以内每次1g，1～3岁每次2g，4～7岁每次3g，7岁以上酌情加量，均每日服3次，白开水冲服。

2. 参苓白术散加减（经验配方）

组成：白干参30g，茯苓100g，白术60g，白扁豆100g，炒薏苡仁100g，莲子100g，车前子60g，陈皮30g，炙甘草30g。

制法及服法：上述诸药共研极细面备用。1岁以内每次1g，1～3岁每次2g，4～7岁每次3g，7岁以上酌情加量，均每日服3次，白开水冲服。

3. 补中益气丸（市售成药）

组成：炙黄芪、白术、人参、当归、升麻、柴胡、陈皮、甘草。

服法：每次服3～6g，日服2～3次，温开水送下。

4. 十全大补丸（市售成药）

组成：人参、茯苓、白术、炙甘草、黄芪、当归、熟地黄、白芍、川芎、肉桂。

服法：水丸，每服 3～6g；蜜丸，每服 1 丸，均日服 2 次，姜枣汤或温开水送下。

5. 加味金刚丸（经验方）

组成：川萆薢 30g，川牛膝 30g，木瓜 30g，当归 60g，菟丝子 45g，全蝎 30g，肉苁蓉 30g，乌贼骨 30g，淫羊藿 30g，炙乌梢蛇 30g，川续断 30g，地龙 60g，炙黄芪 30g。

制法及服法：上述诸药共研细面，每 420g 药面中加制马钱子面 30g，拌匀炼蜜为丸，每丸重 3g。每次服 1 丸，日服 2 次，温开水送下。周岁内减半量，7 岁以上儿童每日加服 1 丸。

6. 归脾汤加减（《景岳全书》）

组成：人参 4g，黄芪 8g，白术 8g，茯苓 8g，当归 8g，甘草 4g，酸枣仁 8g，木香 4g，醋制香附 8g，陈皮 8g，远志肉 2g。

服法：每剂药煎 2 次，分 3 次服，每日服 1 剂。

7. 保和丸（市售成药）

组成：山楂、法半夏、陈皮、莱菔子、制香附、炒苍术、炙黄芩、六神曲、茯苓、连翘、白术、枳实、厚朴、黄连。

服法：每服 3～6g，日服 2～3 次，温开水送下。

8. 平胃散（或丸）（市售成药）

组成：陈皮、苍术、厚朴、甘草。

9. 一捻金（市售成药）

组成：人参、大黄、槟榔、牵牛子。

服法：每次服 0.5g，日服 3 次，温开水冲服，3 岁以上儿童每次用量可增至 1g；周岁内婴幼儿用量酌减。

10. 导滞散（经验配方）

组成：厚朴 30g，槟榔 45g，牵牛子 45g，枳实 30g，焦三仙（神曲、麦芽、山楂）各 30g，巴豆霜 30g。

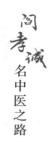
制法与服法：上述诸药共研细面备用。每次服 0.5g，日服 3 次，白开水送下，周岁以内酌减；每日大便 3 次以上停服。

11. 五苓散（市售成药）

组成：茯苓、猪苓、炒白术、泽泻、肉桂。

服法：每次 3 ～ 6g，日服 2 ～ 3 次，温开水冲服。

12. 藿香正气散（丸）（市售成药）

组成：藿香、白术、大腹皮、厚朴、白芷、桔梗、茯苓、法半夏、紫苏叶、陈皮、甘草。

服法：每次服 3 ～ 6g 或 1 丸，日服 2 次，温开水送下。

13. 四神丸（市售成药）

组成：补骨脂、肉豆蔻、白术、干姜、吴茱萸、木香、诃子肉、白芍、米壳。

服法：每次服 3 ～ 6g，日服 2 ～ 3 次，温开水送下。

14. 真人养脏汤（《太平惠民和剂局方》）

组成：炙罂粟壳 3g，诃子皮 6g，肉豆蔻 3g，木香 1.5g，党参 9g，炒白术 6g，炒白芍 9g，当归 6g，炙甘草 3g，肉桂 3g。

服法：每剂药煎 2 次，分 3 次服，每日服 1 剂。

15. 加味三甲丸（经验配方）

组成：鸡内金 30g，炮山甲 120g，炙鳖甲 120g，榧子仁 60g，炒槟榔 60g，雷丸 60g，砂仁 30g，焦三仙各 60g，酵母粉 240g。

制法与服法：以上诸药共研极细面，炼蜜为丸；每丸重 3g。每次服 1 丸，每日 3 次，温开水送服。

中医是怎样辨证论治的

中医看病主要靠辨证论治，本文着重讨论辨证论治的过程是如何进行的。

1. 诊断方法

辨证的前提是疾病的表现，包括症状、脉、舌和其他。由于历史条件的限制，在中医学产生和形成的时代尚无现代化检查手段，完全靠望、闻、问、切四诊来了解病情。临床上如何正确运用望、闻、问、切四诊？我的体会是必须注意如下几点。

（1）全面细致：所谓全面，就是望、闻、问、切每诊必察，不要漏掉任何一诊。仅凭"望而知之""问而知之"及"凭脉""闻声"中的一项进行辨证，都是不全面的。所谓细致，就是对每一个证候要细辨。例如发热，不要只了解发热的程度，还要了解发热的时间、部位、性质及伴随症状。这方面，《伤寒论》为我们树立了典范。《伤寒论》中列举了 22 种发热的不同表现，其中区别程度有微热、烦热、身灼热、翕翕如有热状等。区别部位有外有微热、足心必热、身热不去等。区别时间的有日晡所发潮热、必潮热发作有时等。与恶寒并见的有往来寒热、热多寒少、寒热发作有时等。又如列举有关汗的证候表现就有 29 种之多，其中说明性质的有汗自出、盗汗出、汗出濈濈然、喘而汗出等。说明程度的有微汗出、大汗出、汗遂漏不止等。说明时间的有发作有时、合目则汗、汗出不止。说明部位的有额上生汗、手足絷絷汗出、但头汗出齐颈而还、从腰以下不得汗等。《伤寒论》对所有症状的描述都非常细，这为辨证论治提供了充分的根据。《伤寒论》的作者张仲景非常痛恨那种马虎从事的医生，他说："观今之医……省疾问病，务在口给，相对斯须，便处汤药。按寸不及尺，握手不及足，人迎趺阳，三部不参，动数发息，不满五十。短期未知决诊，九候曾无仿佛，明堂阙庭，尽不见察，所谓窥管而已。"他的这番话有现实意义，特别应该引起初临证者的注意。认真学习《伤寒论》中诊断疾病的方法，是正确辨证的关键环节。

（2）区分主次：疾病的表现是很复杂的，一个病人往往有很多证候，如感冒，可能有发热、恶寒或恶风、有汗或无汗、咳嗽、鼻流涕或闭塞、咽痛、全身痛、四肢倦怠、纳谷不香、大便稀溏或闭结、脉浮数或浮紧、舌苔白或黄白相间，可能还有很多兼症。在这样众多的证候中，我们一定要区分主次。感冒主要证候是寒热情况、出汗情况、咳痰情况、头痛身痛情况及脉舌表现，若把这些方面的证候了解得清清楚楚，就能正确辨证。例如，辨太阳病就是抓住浮脉、头项强痛而恶寒；而辨别伤寒还是伤风就是察其恶寒还是恶风，无汗还是有汗，脉浮紧还是浮缓。若恶寒、无汗、脉浮紧，则为伤寒；若恶风、有汗、脉浮缓，则为伤风（《伤寒论》中称其为中风）。

临床区分疾病表现的主次并不难，先决条件是一定要通晓中医学基本理论知识。我的做法是抓住病人最痛苦或最明显的表现，以及病人正气盛衰存亡的关键证候来辨识主症。

任何一个病人都会有最痛苦或最明显的表现，可以通过望、闻、问、切获知。如水肿病人，一眼望去就可以知道水肿是其主要症状，首先要围绕水肿产生的原因、程度、部位、性质及伴随症状进行诊断，越细越好。因头面肿、四肢肿、上身肿、下身肿、全身肿、腹部肿的辨证都是不同的。一般认为，头面肿多为风水；四肢肿多为脾虚水肿；上身肿一般属于阳水；下身肿一般属于阴水；腹部肿为石水；全身肿则因肺、脾、肾三脏气化功能失调。当然，上述主症都要结合次要症来辨证。但主症是依据，次症是参考，故诊断时要竭尽全力抓主症。临床过程中还会有一些错综复杂的情况，包括主症不明显或真假症状难辨，这就要求我们认真、仔细、四诊合参，努力做到去伪存真。

任何一种病都是因为"正气"有了不足之处，所谓"邪之所凑，其正必虚"就是这个道理。诊断一定要对病人正气盛衰存亡作出判定，抓住神、形、精、气4个方面。

所谓神就是生命活动的根本表现，"得神则昌，失神则亡"充分说明了神的重要性。有神无神主要看神识和眼睛。神识清楚、思维敏捷、对外界刺激反应快为有神；反之，神识不清楚、思维迟钝、对外界刺激反应慢为无神。抓住神之有无的主要表现，对辨证有非常重要的意义。

形是指体形、外貌。"形坚"的主要表现是肌肉丰满、皮毛光泽、筋骨强壮、步态稳健。这种人虽病无碍，容易恢复。如果大肉已脱、皮毛枯槁、筋骨萎弱、步态不稳或不能坐立，此属"形弊"，疾病多重，往往预后不良。

精是构成人体和维持生命活动的基本物质，包括先天之精和后天之精两种。精夺则涕、泪、唾、涎、液干涸，毛发干枯，皮肤干皱，两眼下陷、无泽等，均属重危之相，必须细辨。

气是人体生命活动的动力，有气则生，无气则亡。其衰竭的主要表现是呼吸微弱、泻利无度、面色青白、皮色紫花、脉微欲绝等。

如果在诊断过程中能够正确区分神、形、精、气的盛衰存亡，对指导辨证论治、处方用药、判断预后有非常重要的作用。

（3）辨别真伪：疾病诊断中非常重要的一环就是善于辨别真伪。造成假象的有客观因素，也有主观因素。

客观因素是病人，由于病人不能正确表述自己的痛苦，或有意隐瞒病情的真相，诉说一些假症状等。在临床上如何分辨呢？我的体会是一定要"四诊合参"。主观因素主要是医生，是医者"四诊"的错误或主观、片面的做法，包括经验主义。我刚接触中医临床工作时，在北京郊区某村巡回医疗，一位停经40多天的妇女来就诊。因为我是先入为主，认为此人年轻又结婚不久，必是怀孕，故摸脉就感到"滑象，尺脉滑而不断"，作出了妊娠的诊断。病人诉说的腰痛、背痛、少腹痛等症状，我一概听不进，也未给病人做治疗。结果病人失望而去。后经有经验的医生诊断为闭经，用药治疗获愈。事实给了我很大的教育，诊断疾病一定要忌带主观性，否则就会难分真伪。当然，有些疾病的表现是很复杂的，难免出现一些假象，这就需要我们细细分辨。例如灰黑苔，一般见于里热证，但也见于中焦虚寒证，如何分辨呢？关键有两点，一是看干燥还是润滑；一是看有根还是无根。干燥、有根、拭之不去为热盛；润滑、无根、拭之即去为虚寒。另外，在诊察中要尽量排除人为造成的假象，如染苔、有颜色或昏暗光线下望诊等。

总之，中医诊断是一项十分细致的工作，诊断正确与否直接影响辨证治疗的好坏。因此，它是中医进行辨证的基础。

2. 辨证要领

辨证是中医看病的核心，如何辨证呢？我认为要掌握如下6个要领。

（1）查找病因：中医辨证是十分重视查找病因的。中医病因学有3个特点，一是分类简单，一般只分内、外二因，内因"七情"（喜、怒、忧、思、悲、恐、惊）过度和饮食、劳倦、房劳所伤；外因感受"六淫"（风、寒、暑、湿、燥、火）。另外，跌打损伤、虫兽咬伤实属外因的范围。第二个特点是通过机体的反应来确定病因的性质。例如伤寒，是出现"或已发热，或未发热，必恶寒，体痛，呕逆，脉阴阳俱紧"这些症状而确定。第三个特点是病因与病机紧密相连。例如，饮食不节主要是损伤脾胃，胃伤则不能受纳，导致纳谷不香、呕吐、反胃等症；脾伤则不能运化，导致腹胀、腹泻等症。根据上述 3 个特点辨识病因。例如，病人由于久卧湿地而发病，浑身重着，胸脘满闷，头重如裹，脉缓濡，舌苔白腻。病因比较明确，是因湿邪致病。湿邪易伤脾，因而出现上述症状。有些病人无明显病因可查，只有临床表现，如发热、恶风、汗出、咳嗽、身痛、脉浮数、舌质微红舌苔白。从这些症状可断定此人是外感风热。所以，中医查找病因是辨证的主要内容。

（2）掌握病机：所谓病机就是病理机转，说明疾病的发展、变化和转归。掌握病机有利于掌握辨证的规律。例如哮喘，往往由于外感风寒或风温，使皮毛闭塞，肺窍不利，导致肺气不能宣通、下达，气上逆而为哮喘；如果不能及时解除外邪，则风寒或风温势必入里化热，热痰搏结于肺，使肺气更难宣通。久之，就会损伤心气，累及肾气，最后导致肺之化源绝而出现危象。根据上述哮喘的病理机转，就能掌握此病证候变化规律。哮喘发作期急用辛温或辛凉解表、宣肺平喘法；若表解，肺中痰热不清，再用清痰热平喘法；损伤心气则要补益心气；累及肾气则需纳肾气。只有这样根据病机因势利导，才能掌握辨证论治的主动权。

掌握病机必须熟知阴阳、五行、脏腑、经络、卫气营血、津液等基本理论，还需要灵活变通。例如水肿，此病主要由于肺、脾、肾三脏失职所导致的三焦气化功能失常，水湿弥漫。其本在肾，其制在脾，其末在肺。知道这些关系则有利于对水肿的辨证论治。所以，掌握病机在辨证中非常重要，可以形成对疾病规律性的认识。以肺风痰喘为例，此证因风寒或风温束表和闭塞肺窍，导致肺气壅塞不通，气壅则痰生，阻塞肺络，引起肺气不降而痰生。如果外邪入里化热与痰相搏则喘更剧。如果痰热久羁不解则势必影响肺之化源，甚至蒙闭心窍，引动肝风，产生昏迷、抽搐等症。反之，外邪解、痰热清，则病乃愈。根据肺风痰喘的这些顺逆机转，在辨证过程中应注意 3 点：一是区分外邪的性质，属于风寒还是风温。属于风寒则发热恶寒，热度不高，无汗而喘，脉浮紧，舌质无变化，舌苔白；属于风温则发热恶风，咳喘汗出，脉浮数，舌尖边红，舌苔白或黄。二是了解痰热的轻重。痰热轻则发热不高，咳痰不重，喘促不显，无烦渴症状，舌苔微腻不黄，脉略见滑数；痰热重则发热高，痰涎壅盛，喘满不能平卧，烦躁不安，脉滑数，舌苔黄腻。三是注意逆转内陷。所谓逆转内陷就是痰热蒙闭心包，引动肝风，出现昏迷、抽风，此乃肺风痰喘之险症。根据辨证，治疗首重解表祛邪，使外邪迅速从外解；若痰热已成，则又必须立即祛痰清热，万勿错失良机；一旦心肝受邪，则病危，要及时抢救。

（3）了解病性：病性就是疾病的性质，一般归纳为寒、热、虚、实四大类。寒与热相对，虚与实相对，其性质完全相反。寒与虚、热与实又相近，不少病理变化相同，了解它们之间的关系，区别它们之间的异同是辨证的关键。

寒、热是阴阳偏盛偏衰的一种具体表现，即所谓"阳盛则热，阴盛则寒"。分辨寒证与热证主要抓住精神、形体、烦渴、气息、二便、面色、舌象、脉象的表现，热证者精神躁扰，多动恶热，烦渴欲饮，气粗似喘，大便干结，小便短赤，面红目赤，舌质红、舌苔黄，脉数。寒证者精神萎靡，蜷缩怕冷，口淡不渴，大便清稀，小便清长，口鼻气冷，面色青白，舌质淡、舌苔白滑，脉迟。

虚、实是指正邪的盛衰，即所谓"邪气盛则实，精气夺则虚"。分辨虚证与实证主要抓住病程的长短、声音气息的强弱、痛处的拒按与喜按、舌质的粗老与胖嫩、脉象有力或无力等方面。一般病程短、声高气粗、痛处拒按、舌质粗老、脉象有力者为实证；病程长、声低气短、痛处喜按、舌质胖嫩、脉无力者为虚证。

临床上的表现是复杂的，往往出现寒热夹杂或虚实并见，必须仔细辨别。寒热夹杂指的是寒证与热证同时出现。例如，恶寒发热、无汗、头痛、身痛是表寒；但又见气喘烦躁、口渴、大便干、舌质红等里热证。又如，头痛目赤、牙龈红肿、口舌生疮是上热证，而少腹冷痛、喜按又属下寒证，称之为上热下寒证。

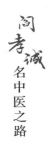

虚实并见指的是虚证与实证同时出现。例如，鼓胀病人，其形体消瘦、面色青黄、倦怠无力、纳谷不香是虚证；但又见其胁腹剧痛、腹中有块，乃实证，这就是虚实夹杂证。

除了寒热夹杂或虚实并见以外，还可能出现假实、假虚、假热、假寒的情况。

假实指的是疾病本属虚而临床表现有实象。例如，一个久病腹胀病人，形体消瘦、面色萎黄、口淡无味、倦怠短气，均属虚象，但出现腹胀难忍、疼痛拒按、大便不通畅等实象。是虚还是实呢？鉴别点就在于虽腹胀无痞块；虽疼痛拒按而喜热，得热腹胀减；虽大便不通畅但大便仍散乱不成形。这说明是虚证不是实证。

假虚指的是疾病本属实而临床表现有虚象。假虚的一般表现是，虽沉默寡言，但说话时多声高气粗；虽有腹泻、纳少，但泻下不爽，便后肛门灼热。

假热指的是疾病本属寒证而临床表现有热象。例如，口渴、肌肤热、面色红、舌苔灰或略显黄象，但其口渴非热水不能下咽；虽肌肤热，久触之而热不明显；面色红而唇、舌淡；舌苔灰或略显黄但无根，拭之即去。从而可以判定此热象属假，寒证是真。

假寒指的是疾病本属热证，而临床表现有寒象。例如，四肢厥冷、怕冷、面青、脉细沉，但肢冷而身灼热；怕冷而恶盖被；面青而唇、舌干裂；脉细沉而数有力。

总之，辨别病性十分重要，是指导治疗成败的关键，务必全面掌握和运用。

（4）确定病位：病位是指疾病的位置。中医学病位与解剖学部位并不一致，是由脏腑、六经、卫气营血等学说特点决定的。例如，病位在肺是根据咳嗽、喘促、声嘶、鼻塞等症状辨识的。这些症状按西医诊断可能是咽炎或喉炎或气管炎，而中医学统称为肺家病。因为肺主气，气宜宣通、下行为顺，如果壅塞不通或上逆，产生咳、喘，则为病。肺属金，"金实不鸣"则声嘶，甚则失音；肺开窍于鼻，肺窍不通则鼻塞……确定其他脏腑病变均属如此。例如，心脏病证有心悸、怔忡、心痛、不寐、多寐、健忘、癫狂等；脾胃病证有呕吐、反胃、呃逆、胃脘痛、泄泻等；肝脏病证有眩晕、中风、痉病等；肾脏病证有腰痛、尿失禁、遗精、癃闭、淋证等。

确定病位能够指导治疗，但必须与病因、病机、病性相结合。只有病位是无法处方用药的。例如脾胃病，要分寒、热、虚、实。脾胃寒则腹部冷痛、下利清水、口流清涎、脉沉细、舌质淡、舌苔白润或灰润；脾胃热则腹痛呕逆、大便干结、口臭、脉数、舌苔黄厚；脾胃虚则纳谷不香、腹胀便溏、倦怠思困、面色萎黄、形体消瘦、脉缓、舌淡嫩、舌苔白；脾胃实则腹痛拒按、触之有块、大便燥结、脉滑有力、舌苔厚、拭之难去。

除脏腑定位以外，尚有六经、三焦、卫气营血等定位方法。这些方法还能说明疾病的转归和性质，故被称为伤寒病或温热病的辨证论治纲领，必须掌握。

六经包括太阳经、阳明经、少阳经、太阴经、少阴经和厥阴经。太阳病分"经证"与"腑证"两类。太阳经证是病邪侵犯肌表，又分"中风"与"伤寒"两种，中风为表虚，伤寒为表实。表虚则见发热恶风、汗出、头项强痛、脉浮缓；表实则见恶寒、发热、无汗、骨节疼痛、脉浮紧。太阳腑证则见发热恶风、小便不利、消渴或水入即吐，则为膀胱"蓄水"证；如症见少腹硬满、小便自利、如狂发狂，则为膀胱"蓄血"证。阳明病由太阳病转经而来，也分经、腑两证。高热、大渴、汗出、脉洪大者是阳明经证；潮热、出汗、腹满而硬、大便秘结、神昏谵语、循衣摸床、脉沉实者为阳明腑证。少阳病的主要症状为寒热往来、胸肋满闷、心烦喜呕、口苦咽干、目眩、舌苔白或黄白相兼、脉弦。太阴病大多是从三阳病传变而来，也有寒邪直中太阴经，临床主要表现为四肢倦怠、肌肉烦疼、脘腹胀满、不思饮食、大便溏泄、口不渴、舌淡苔白、脉缓。少阴病可由他经传来，也可直中，主要症状有四肢厥冷、小便清长、无热恶寒、但欲寐、脉微细。厥阴病情复杂，往往是寒热交错，既有四肢厥冷、下利吐哕，又有口渴咽干、吐蛔。总之，六经辨证定位、定性、定因、定转归，直接指导治疗。

三焦辨证同样具有定位、定性、定归转的作用，是温热病的辨证纲领。上焦证候包括肺和心包病的症状，如发热恶寒、咳嗽、气喘、脉浮等肺病的症状；若逆传心包则出现神昏谵语、舌强、肢冷等症状。中焦证候包括胃、肠及脾病的症状，如发热不恶寒、反恶热、面红目赤、便秘尿少、舌苔黄、脉滑数等是热在胃肠的症状；发热不高、胸脘痞闷、恶心、便溏、身重倦怠、舌苔腻、脉缓等是脾蕴湿热的症状。下焦证候包括肝、肾病的症状，如心烦不寐、咽干、腰酸重、手足心热、舌干少苔或无苔、脉沉细数，此属邪热耗伤肾阴；若肝肾阴亏导致肝风内动，则症见手足抽动、两眼发直、舌头颤动、舌质干、脉细弦。

卫气营血辨证是著名医家叶天士创立的温热病辨证纲领，与三焦辨证相辅相成。卫分病属表证，病在肺卫、鼻窍、皮毛，主症有发热恶寒、头痛身痛、鼻塞咳嗽、舌苔白、脉浮数。气分证属里证，病位在肺、脾胃、大肠、胆，主症有发热不恶寒、汗出、便秘、口渴、咳喘、发黄、舌苔黄舌质红、脉洪数或沉实。营分病属里，病位在心肝，主症有发热夜甚、斑疹隐现、神识昏沉、谵语或抽搐、舌绛少苔或无苔、脉沉细数。血分病属里，病位在心、肝、肾，主症有发热夜甚、斑疹明显，甚至吐血、衄血、便血、神昏抽搐、舌绛紫、蜷缩不伸、无苔、脉细数无力。

总体来说，六经、三焦、卫气营血辨证既有明显的定病位作用，又能判定疾病的性质和顺转逆传，是外感热性病辨证之纲领。

关于表证、里证，是八纲辨证中的两大纲，它们可以定病位，但范围比较广，临床辨证时还必须与脏腑定位结合起来。例如，表证要与肺脏病变结合起来，因为肺属表；里证要与心、肝、脾、肾诸脏病变结合起来，这样辨表里才有确定性，治疗也才有针对性。

（5）明辨顺逆：明辨顺逆是辨证的又一重要环节，可以帮助我们判知疾病预后，因势利导或积极主动地进行治疗。例如麻疹，按期出疹、疹色红活、呼吸通畅、咳声不嘶哑，则为顺；反之，过期不出或一出即没，疹色暗淡、喘促发憋、咳声不扬或嘶哑，此为逆证。因此，麻疹的治疗，初期以"透法"为贵，透得愈彻底愈好；中期则要注意清热解毒与凉血；后期则护阴液润肺为要。熟知疾病的顺逆，治疗时心中就会有数。

明辨顺证或逆证既要熟悉中医学基本理论，又要有一定的临床经验，不可能一朝一夕就能掌握，但只要不断实践，认真总结，是可以逐步认识的。下面我就辨顺证或逆证的临床体会谈点意见。

要掌握疾病的病机，分析其发生、发展规律。例如外感风温，若只出现发热恶风、汗出、咳嗽、气促等症不要紧，病在肺卫，宣肺解表即可；外邪深入，病情发展，症见高热不退、喘憋气急、痰涎壅盛、舌苔黄厚、脉象滑数，乃痰热壅肺，若面色、口唇仍红润，两眼有神，精神安定，手足温，脉有力，这也不要紧，仅邪盛而已，正气尚足。假若出现呼吸短促、面色青白、两眼失神、手足厥冷、脉细无力，此乃心肺气虚之重症，有可能形成呼吸微弱、时断时续、面色青灰、脉微无根之肺气、心气耗散之危象。另一种逆证表现为高热不退、喘满不能卧、神昏谵语、抽搐，此为风温之邪深陷手足厥阴。总之，外感只在肺卫，不损心、肺之气，不逆传手足厥阴，均属顺证；反之为逆证。

又如腹泻病人，若知饥欲食、小便尚通利、涕泪均存、口舌有津，虽泻无碍。因知饥欲食为胃气尚存；小便通利为三焦气化功能正常，肾气尚充足；涕泪均存、口舌有津是津液未竭。若腹泻无度、水谷不入、涕泪俱无、小便不利且少、口舌干燥、两眼干涩无神、脉细弱，此乃脾胃虚弱、津液干涸之象，属逆证；如津涸动风，抽搐不止，大肉已脱，乃属危象。

总之，察顺逆证的关键看正邪消失。邪盛正盛，虽病易治，祛邪即可；邪盛正衰，其病难治，祛邪同时务必扶正；邪衰正盛，病可速愈；邪衰正弱，急需扶正。

（6）熟知危象：看病不知危，不是好医生。我曾经对151例死亡病例做过分析。151例死亡病例中麻疹逆证72例、肺闭喘咳32例、疫毒痢11例、暑温9例、泄泻9例、水肿9例、鼓胀3例、疳症3例，以及风温、破伤风、黄疸各1例。其临死前的证候可以归纳为10个方面。

神亡，主要表现为双目浑浊，固定不动或上翻，神昏。

色败，主要表现为面失血色，或青紫，或青灰，或苍白，或灰暗。

形弊，主要表现为大肉已脱，枯瘦如柴，皮松，发焦枯，毛脱，两眼下陷。

津竭，主要表现为涕泪俱无，唇裂齿枯槁，舌干无津有芒刺，渴饮不止。

气脱，主要表现为呼吸微弱欲绝，时断时续，四肢凉过膝、肘，大汗淋漓或头汗如油，脉细如丝或欲绝或散乱或无。

血散，主要表现为皮色瘀斑，吐泻带血，孔窍出血。

脾绝，主要表现为泻、痢不止，呕吐频作，滴水不入，腹胀如鼓，肢软如绵。

风动，主要表现为频发抽搐，摇头吐弄，紧握双拳，牙关紧闭。

热极，主要表现为高热不退，鼻孔生烟，烦躁不安，舌绛起刺，苔黄或黑褐而干，唇肿口烂，脉疾。

痰阻，喉痰多，辘辘有声，咳咯不出，呼吸急促，鼻扇，张口抬肩。

以上诸症根据上述 11 种病证共 151 例死亡者临终前的表现所总结，不能概括全部危象，但也能说明一些问题。造成危象不外两个方面，一是邪气盛，常见的是热、风、痰。热极能耗津伤气，动血生风；痰盛则迷闭心窍，阻塞肺窍而致内闭；风源于热而发于肝，抽搐不止势必导致内闭外脱。二是正气亡，主要表现为气脱、血散、津竭、脾败。

总结起来，要想掌握中医辨证，除了具有扎实的基本功、全面掌握中医学基本理论之外，还要多临证，勤思考，不断总结。

3. 论治须知

中医辨证是与论治紧密相连的。辨证准确只能说找到了病根，但怎样消除病根，恢复健康，则还需要论治正确。如可正确论治呢？有以下几条须知。

（1）随证施治：所谓随证施治就是根据辨证的结果立法、处方、用药。例如，辨证为外感风温证，立法就应该辛凉疏风清热，可选用银翘散或桑菊饮加减。如果辨证为脾胃虚寒，立法就应该健脾温中散寒，可选用四君子汤合理中汤加减。总之，辨证、立法、处方、用药应该丝丝入扣，不要互相矛盾。要想做到这一点并非容易的事情，第一要熟知治法；第二要善于配方；第三要了解药性与功用。缺任何一个条件都不行。下面我举一例医案来说明。

郭某，男，30 岁。1983 年 12 月 24 日初诊。

问诊：因天气突然变寒而得病，两天来发热、怕冷、无汗、鼻塞流涕、咳嗽、头身疼痛。

望诊：精神尚好，行动自如，鼻涕清稀，舌质正常，舌苔薄白。

闻诊：咳声不扬，语带鼻音。

切诊：脉浮紧。

辩证分析：此病因感寒而得，寒邪束表，故发热、怕冷、无汗、头身疼痛、脉浮紧；寒邪同时犯肺，故鼻塞、流涕、咳嗽；舌质正常、舌苔薄白，病邪在表，并未入里化热。因此，此证病因属于感受寒邪，病性为表寒，病位在肺卫。其精神尚好，行动自如，正气无损，但必须注意寒邪容易入里化热，并且容易伤阳气。根据上述分析，其证为寒伤肺卫。

立法：证属寒伤肺卫，故治法当用解表散寒、宣肺为宜。

处方：加味麻黄汤。

用药：麻黄 6g，桂枝 10g，杏仁 10g，生甘草 6g，荆芥穗 10g，苏叶 6g，羌活 10g。

治疗经过：服上方 1 剂，全身出汗，发热恶寒消失；两剂药后病愈。

麻黄汤治伤寒表实证，但发散、宣肺之力尚显不够，故我加用荆芥穗、苏叶、羌活以加强宣肺之力。

此病例病情单纯，辨证施治尚易，若遇复杂病例，当需再三斟酌。

下面谈谈立法、配方、用药 3 个方面的注意事项。

（2）立法要精：所谓立法要精，就是要集中主要力量，解决主要问题，切莫"眉毛胡子一把抓"。立法的一般原则是，"有表先解表，表解再治里；急则治其标，缓则治其本；有邪先祛邪，祛邪不伤正"。下面我举两个病例来说明。

例 1：孙某，女，12 岁。1983 年 11 月 28 日初诊。

问诊：病人经常尿床、头晕、腰酸，近两天头晕加重，尿床增加，并见发热、咳嗽、流涕、微渴不多饮。

望诊：面微赤，唇稍红，舌质正常，舌苔白略有黄象。

闻诊：声音重浊，咳声不扬。

切诊：脉浮数。

辨证：此患儿平素尿床。头晕、腰酸，是肾气不足的表现，近两天病

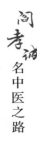

情加重并出现上述一系列表现，乃外感风温；已见口渴、舌苔略有黄象，乃有入里化热之势。

立法：因有表证，当先解表，用辛凉解表法。切勿用补肾气之品。

处方：桑菊饮加减。

用药：桑叶 10g，菊花 10g，连翘 10g，杏仁 6g，薄荷 6g，桔梗 10g，芦根 10g，知母 6g。

治疗经过：服上方 3 剂表解，但仍尿床，后用缩泉丸治疗，每次服 1 丸，每日服 3 次，连续治疗半月，尿床止。

此例主要说明有表先解表、表解再治里的立法原则。

例 2：李某，男，14 岁。1978 年 6 月 28 日初诊。

问诊：患儿两岁时患麻疹合并肺炎后留下喘疾，遇寒而发，久治不愈。近 3 天因天气变化，喘息严重，日夜不能卧，胸满、气短、动则甚，形寒怕冷，倦怠乏力，大便稀，一日数次。

望诊：面青，张口抬肩，鼻扇，体瘦鸡胸，舌质淡、苔白。

闻诊：语言低微，声音不能连续，哮鸣有声。

切诊：脉虚数。

辨证：此久病之体，气短，动则甚，怕冷，倦怠无力，大便稀，一日数次，语言低微，脉虚等，乃肺、脾、肾三脏之气均虚；但此时张口抬肩，喘满不能平卧，形寒，是风寒外束肌表，皮毛不能开阖，因而肺气不能宣通。当务之急是散风寒使皮毛能开阖；开肺、降气使喘平息。肺、脾、肾三脏之虚暂勿补。

立法：散风寒，降气平喘。

处方：麻黄汤合牵正散加减。

用药：炙麻黄 10g，桂枝 10g，杏仁 6g，白附子 6g，全蝎 10g，僵蚕 10g，五味子 6g，白果 6g，苏子 10g。

治疗经过：服上方 4 剂，喘渐平，唯咳嗽痰多，后用二陈汤加减调治 1 周，咳痰基本消失。之后，改用补肺、纳气、健脾法，用下方。

蛤蚧 1 对，冬虫夏草 60g，白茯苓 250g，灵芝 100g。共研极细末，每次服 10g，每日服 3 次。

此例主要说明急则治其标、缓则治其本的原则。

有关祛邪与扶正的立法应视病情而定，一般是有邪先祛邪；但到了正气将脱的时候，如四肢厥冷、呼吸微弱、脉微欲竭、大汗淋漓，则非补气固脱不可，可用独参汤或参附汤，先扶正后祛邪，这叫留人治病法。

（3）配方要巧：中医配方不是药物的随便堆砌，而是非常讲究配伍。例如四逆汤，是用附子1枚，干姜45g，炙甘草60g组成。功能回阳救逆，主治少阴阳衰证；假如改用附子大者1枚，干姜加至90g，则成为通脉四逆汤，回阳救逆之力更大，并能通脉，用于治疗少阴病阴盛格阳之证。同样的药物组成，用量不一样，功用、主治均有别。

一般方剂组成包括4个部分：君药（现称主药），是治疗主证的药物；臣药（现称辅药），是协助或加强君药治疗主证的药物；佐药作用有三：一是治疗兼证，二是缓和或减轻君、臣药物的毒副反应，三是用于因病势拒药需加以从治者，如于温热剂中加入少量寒凉药，以消除寒热相拒，药不能进的现象；使药作用有二：一为引经药，让药力直达病所，二为调和诸药。例如，麻黄汤中用麻黄发汗解表以散风寒，宣利肺气以平喘咳，为君药；桂枝发汗解肌、温经散寒，助麻黄散寒之力，为臣药；杏仁利肺气兼治咳嗽，为佐药；炙甘草调和诸药，为使药。要想巧配方，必须熟知君、臣、佐、使间的相互关系。

（4）用药要准：每种中药都有自己的药性、归经、功用、主治，故用药时要选择准确。例如，黄连、黄柏、黄芩、栀子同属清热药，但黄连清心与小肠之热为长；黄芩清肺与大肠之热为长；黄柏清下焦肝肾之热为长；栀子清三焦与心之热为长。

用药要准的另一个要求就是要掌握药物的用量与用法。例如升麻，辛、甘、微寒，功能解表透疹、清热解毒、升阳举陷。但同一用量是不可能达到上述诸作用的。若要其发表透疹、升阳举陷，一剂药物用升麻3～6g即可；若取其清热解毒则非重用不可。著名老中医方药中先生治疗肝炎，升麻常用到24～30g。又如青蒿治疟疾，用煎煮法效不显，取汁冲服效果好。

总体来说，中医辨证论治的内容非常丰富，是中医药学的特色和精华。

【附方】

1. 银翘散（《温病条辨》）：金银花、连翘、苦桔梗、薄荷、淡竹叶、生甘草、荆芥穗、淡豆豉、牛蒡子、芦根。

2. 桑菊饮（《温病条辨》）：杏仁、连翘、薄荷、桑叶、菊花、桔梗、生甘草、苇根。

3. 四君子汤（《太平惠民和剂局方》）：人参、白术、茯苓、炙甘草。

4. 理中汤（《伤寒论》）：人参、白术、炙甘草、干姜。

5. 缩泉丸（《校注妇人良方》）：益智仁、乌药。

6. 二陈汤（《太平惠民和剂局方》）：半夏、橘红、白茯苓、炙甘草。

7. 独参汤（《伤寒大全》）：人参。

8. 参附汤（《校注妇人良方》）：人参、炮附子。

小儿舌诊与辨证

中医学通过"望、闻、问、切（包括触）"四诊来诊断疾病。其诊断的主要目的不是辨病，而是辨证。所谓"证"是各种症状、体征的综合征，反映疾病的性质、深浅、部位和机体状态。辨证正确，治疗才有法、有方。"辨证论治"是中医治疗疾病的独特之处。

舌诊是望诊的重要组成部分，通过对舌质、舌苔的观察，了解病邪之所在、正气之盛衰。由于舌诊方便、易行，有一定的客观性，既好掌握，又易推广，对中医儿科诊断亦有着十分重要的意义。

1. 小儿舌诊的基础

为什么望舌可以诊病、辨证？中医学认为，舌与内脏、经络、气血有密切联系，中医最古老的著作——《黄帝内经》记载了这些关系，现归纳如下。

（1）与脏腑的关系：舌受"心"支配，即所谓"心主舌……在窍为舌"，"心和则舌能知五味"。舌是由很多横纹肌组成的肌性器官，而肌肉为脾所主，脾旺则肌丰，舌头转动灵活。舌根有一小块舌骨，骨为肾所主，肾气的强弱也能影响舌头的运动。另外，舌面部位与内脏息息相关，一般认为舌尖代表心，舌根代表肾，舌边代表肝，舌中代表脾胃。

（2）与经络的关系：古书中有记载，人的营养物质包括卫、气、营、血，都是通过脾胃的腐磨、消化、输布而成；脾胃有经脉与舌相通，其气血可以营养舌体。舌头红润、转动灵活是气血旺盛的标志。

从现代医学的观点看，舌与血液循环、内分泌、神经系统、体液代谢等方面有密切关系。这些方面的病态均可以导致舌质或舌苔，或舌质、舌苔的变化。

2. 小儿舌诊的方法

能合作的患儿，令其端坐，面向光线充足的方向，张大口，自然吐出舌头，舌尖略向下，使舌体松弛，避免收缩与转动；不能合作的患儿，要想方设法逗其张开嘴（哭也可以），实在不张嘴，可以借压舌板的帮助，但动作必要轻。观察时既要准确又要敏捷，重点观察舌苔的有无、多少、厚薄、色泽、润燥；舌质的形态、色泽、活动、润燥及有否溃烂、疮疹等。

在检查过程中要特别注意光线，最好是自然光线，以明亮为宜，灯光下或带有色窗帘的光线下均可能造成误诊。另外，要善于辨别染苔，除仔细观察以外，要注意询问饮食和服药情况。一般食后可以使厚苔变薄；饮后可以使舌质、舌苔变润；乳食后可能增加白苔，吃了带色的东西或喝了带色的饮料均可能导致染苔，要仔细分辨。

3. 小儿舌诊的内容及其与辨证的关系

（1）望舌苔辨邪之深浅：现代医学认为，生理状态下的舌苔主要是丝状乳头的末梢经分化成完全或不完全的角化树，在各角化树的空隙中，填充着脱落的角化上皮、唾液、细菌、食物碎屑及渗出的白色细胞等而形成；中医学则认为，舌苔由胃气熏蒸所生。但病态的舌苔是由胃气与邪气相争所致，此时舌苔将发生色泽、润燥、厚薄、多少诸方面的变化，通过这些变化来分辨"邪"之深浅。

中医学所谓的"邪"是相对"正"而言的，"正"是机体正常活动与抗病能力的代表；邪是致病的因素，主要有风、寒、热（包括暑、火）、燥、湿、痰、饮、虫、积等。

白苔邪浅、病轻，多为外感风寒初期，尚未入里化热。若显干则夹燥；若显润则夹湿；若黄白相兼则有热象；若白腻是有痰饮。若舌质中心厚苔是积食，若白厚兼见剥脱苔是积滞夹虫。

黄苔邪深、病加重，多为里热之象，黄愈深则热愈重。若黄滑是湿热交炽；若黄干是热盛化燥；若黄厚是积热不化；若黄腻是痰热相搏。

灰、黑苔是病邪的进一步深入，往往是寒极或热极的表现，鉴别的关键是舌苔的干燥与滑润。若灰、黑苔干燥起裂，此热极之象；若灰、黑苔润滑如洗，此为寒极之象。

无论白苔或黄苔，或灰、黑苔，总是以厚变薄、多变少、色深变色浅为顺；反之则为逆。

（2）验舌质视正之盛衰：因为舌质与脏腑、经络、气血息息相关，因而它的变化可以反映机体的状态，即所谓正之盛衰。

一般来说，舌质红润、转动灵活、形态正常是无病的标志；如果舌质颜色发生变化，或运动障碍，或形态异常，则是机体有病。

1）舌质的变化：舌色变浅、变淡，呈淡白或浅红或粉红，甚或淡黄色，此多属虚证；相反，舌色变深，呈大红或绛或紫色，此多属实证、热证，表示正盛。淡舌是气血双亏，兼湿润则脾肾阳虚；兼干燥则阴津亏损。红绛舌多属营血热炽，有润滑之象则或兼湿邪或夹痰饮；红绛而干则阴津受损；舌尖、边红绛是心肝火盛；舌中心红光是胃火独盛，胃阴干涸；红绛而起芒刺则是营分热极；红绛而夹瘀斑则是血热过盛，气血壅滞。紫舌更是热极之征，偏绛则热劫营血；偏暗夹有瘀血；偏滑则兼湿或夹痰饮。青色舌多为正气衰竭之象。

2）舌运动障碍：舌强硬，转动失灵，则属热入心包；舌体不正，歪斜一边，或伸出口外颤动，则风中经络；吐舌、弄舌，舌在口中转动不停，则是心胃火盛，津液亏损；舌常伸出口外，内收困难并伴多涎，则属火盛痰壅；舌头感觉迟钝、麻木不仁，多属气血不足，亦有风痰阻络者；舌体痿废而不能运动，多属脾肾虚极或瘀血、顽痰阻络，气血不通，此乃危险之候，应细辨。

3）舌形态异常：舌体肿胀，多见于痰饮内蓄，也有因毒热上攻者，鉴别的要点是前者舌色偏淡，兼有滑润之象；后者舌色红绛或有热感。舌体瘦瘪，多属气血不足，津少则阴亏；润滑则气弱。舌面上裂纹交错，在儿童多因为胃火盛，胃阴伤；舌上生疮，或痈，或疔，或溃烂，则多属心胃火炽，毒热内壅。

（3）舌质、舌苔合参看正邪相争：中医诊病十分注意正邪的消长，而查看舌质、舌苔，以及相互间的变化可以了解"正"与"邪"两方的情况，对临床治疗有着重要的指导意义。前面已经谈到望舌苔主要辨邪之深浅；验舌质主要视正之盛衰。如果舌苔、舌质交错互变，怎样分辨正邪相争？又如何进行辨证？下面从 5 个方面谈。

1）淡舌与白苔：淡舌一般代表正气不足，多数为气血双亏；白苔表示邪在表。若淡舌薄白苔，属气血虚夹感风寒，治疗在疏风散寒方中要酌加益气补血之品；若淡舌白厚苔，是兼有积滞，补脾益气方中要加健胃消导药物；若苔润滑，则属湿盛，应佐温中燥湿之法。

2）淡舌与黄（黑）苔：此多属正虚邪实之征。若淡舌黄（黑）苔而润，是脾虚湿热交炽，治疗可健脾利湿、清热诸法合用；反之，苔黄而干，乃为伤津之象，治疗时着重益气生津，略佐清热之品。淡舌黄（黑）厚苔，此邪深热重，多有积、痰、湿兼证，治疗时着重清热消积、化痰、利湿，略佐健脾和胃之品，待积热或痰或湿清解，舌苔变薄之后再加重益气补血之品。淡舌黑苔润滑则属虚寒之象，应温补，切忌清利。出现干燥苔是阴液亏损之象，应用滋阴清热、甘淡利湿法治之，勿用苦寒之剂，以免化燥使阴液更伤。

3）绛舌与白苔：此乃正盛，为外感表邪（包括风寒、风温）未罢，营血之热已炽之象。这个时候的治疗重在解表清营凉血，无须扶正。若绛舌干、白苔燥，则需保津滋阴；若绛舌润、白苔厚滑，乃兼有湿邪，清热之中要利湿。

4）绛舌与黄（黑）苔：此乃正盛邪实之象，多表现为气营两燔。这个时候的治疗要气营两清。若绛舌干、黄（黑）苔燥，是热极伤阴，在清热解毒的同时要保阴津；若绛舌润、黄（黑）苔滑，是湿热郁伏，在清热之中要注意化湿。

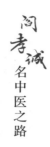
5）青紫舌与舌苔：青紫舌有两重性，一般深紫质干多属正气尚盛，热毒内蕴；淡紫而质润少血色多属脾肾虚寒，故与舌苔合参时要细辨。

紫舌薄白苔而润滑属风寒，用辛温解表法治疗；紫舌白腻苔属湿热内蕴，用清热化湿法治疗；紫舌黄滑苔是脾胃寒、热、湿、滞交错之象，其治既要注意温中消导，又要注意清热利湿；紫舌黄燥苔是胃火独盛、气血凝滞，其治要重清胃火并佐凉血行气化瘀之品。另有青舌黑润苔是内寒至极，血凝不行的表现，属危候，其治非大剂量温阳散寒、通络活血之品不可。

综上所述，舌诊在中医儿科诊断上有十分重要的作用，可以直接指导辨证与治疗。但是，舌诊毕竟只是望诊的一部分内容，不能以此一诊代替其他诊。临床时必须望、闻、问、切俱全，并按中医学基本理论进行细致辨证。只有这样才能够得出比较正确的结论，否则会影响临床治疗效果。

辨小儿发热

发热在儿科最常见，分清发热的原因、性质、病位和顺逆机转很重要。引起发热的原因很多，但归纳起来主要为外感、内伤两大类。

1. 外感发热

外感发热的特点：起病急，变化快，多由表入里，有明显的季节性。常见的外感发热有风寒、风温、暑热、湿温、秋燥。

（1）外感风寒发热：热度不高，常伴恶寒，无汗，鼻塞，流清涕，头身痛，口不渴，尿不黄，脉浮紧，舌质正常，舌苔白。治宜辛温解表，方选加味三拗汤（麻黄、杏仁、甘草、荆芥、苏叶、羌活）。

（2）外感风温发热：一般热度高、午后尤显，微恶风寒，无汗或汗出不畅，咳嗽较重，气粗，面赤唇红，口微渴，尿微黄，脉浮数，舌尖、边质红，舌苔白略有黄象。治宜辛凉解表，方选银翘散加减（金银花、连翘、薄荷、淡豆豉、淡竹叶、桔梗、牛蒡子、生石膏、黄芩）。

（3）外感暑热发热：外感暑热发热见于盛暑季节，有两种表现：一种是高热不退，烦渴汗出，汗出热不解，或伴寒战，头痛呕吐，脉洪数；另一种是持续发热，久治不退，常伴有口渴，多尿，尿色清，少汗，动则气喘，舌质红，舌苔黄。前一种发热常见于流行性乙型脑炎，治宜清暑解热，方选白虎汤加减（生石膏、知母、生甘草、连翘、滑石、冬瓜皮、西瓜翠衣）；后一种发热乃属暑热证（夏季热），治宜清暑益气，方选清暑益气汤（石斛、麦冬、黄连、竹叶、荷梗、知母、甘草、粳米、沙参、西瓜翠衣）。

（4）外感湿温发热：外感湿温发热见于多雨、潮湿季节。其热缠绵不退，身热不扬，午后热重，常头重如裹，肢体倦怠，胸脘满闷，大便黏滞，小便不利，脉濡数，舌质红，舌苔腻。治宜清热利湿，方选三仁汤加减（杏仁、滑石、白通草、淡竹叶、白蔻仁、生薏苡仁、半夏、佩兰叶、藿香叶）。

（5）外感燥邪发热：外感燥邪发热见于秋季。其潮热或皮肤蒸热，盗汗，干咳无痰，口舌干燥，舌红少苔，脉细数或浮数。治宜润肺清燥，方选清燥救肺汤加减（桑叶、枇杷叶、麦冬、胡麻仁、石斛、天花粉、杏仁、沙参、生石膏、生甘草）。

2. 内伤发热

内伤发热的特点：起病慢、病程长，多由阴阳气血和脏腑功能失调所致，无明显的季节性。常见的内伤发热有阴虚、气虚、血瘀、食滞。

（1）阴虚发热：发热夜甚暮轻，五心烦热，伴口干舌燥，午后颧红，夜寐不宁，脉细数，舌质红干。治宜滋阴清热，方选青蒿鳖甲汤加味（青蒿、鳖甲、牡丹皮、生地黄、知母、玄参、天花粉）。

（2）气虚发热：发热日重夜轻，多汗热不退，虽热反欲得衣，伴气短体倦，纳谷不香，胸腹满胀，头晕耳鸣，脉虚数，舌质淡红，舌苔薄白。治宜补中益气，方选补中益气汤加减（黄芪、党参、柴胡、白术、当归、陈皮、升麻、云茯苓、炙甘草）。

（3）血瘀发热：发热昼夜皆同，心烦急躁，口干，漱水不欲咽，常见腹部癥瘕或皮肤瘀斑，或痛有定处，脉涩，舌质暗红有瘀点，舌苔黄或少苔。治宜活血化瘀清热，方选血府逐瘀汤加减（桃仁、红花、赤芍、生地黄、当归、川芎、柴胡、桔梗、羌活、枳壳）。

（4）食滞发热：热度不高，夜晚热甚，手足心热明显，夜卧不安，不欲盖被，大便干结，口臭、不欲食，腹胀满，脉滑数，舌苔黄厚。治宜消食导滞清热，方选保和丸加减（神曲、山楂、生大黄、连翘、陈皮、莱菔子、槟榔、黄芩）。

由于小儿得病之后易虚易实、易寒易热，故外感发热与内伤发热往往互相影响，形成外感、内伤互见。例如，风温易伤阴耗液，导致风温伤阴发热，症见发热，恶风，有汗，或盗汗，咳痰不爽，或干咳无痰，口渴心烦，夜寐不安，舌质微红，舌苔白干。治宜滋阴解表，方选葳蕤汤加减（生葳蕤即玉竹、白薇、淡豆豉、薄荷、桔梗、麦冬、生地黄、甘草）。寒邪易伤阳，导致阳虚伤寒发热，症见发热，恶寒，脊背凉，四肢不温，口舌淡，舌苔薄白，脉沉。治宜助阳解表，方选麻黄细辛附子汤加减（麻黄、细辛、附子、川芎、白芷、羌活、葛根）。外感容易导致食滞，食滞又易引起外感，形成外感夹滞发热，症见发热，呕吐，恶风寒，汗微出，脘腹胀满，纳谷不香，大便溏、气臭，脉滑数，舌苔白或黄厚。治宜解表消导，方选藿香正气散加减（藿香、紫苏叶、白芷、大腹皮、厚朴、神曲、黄连、葛根、黄芩、桔梗、生甘草）。

另有发热在半表半里，其发热与恶寒交替出现，即往来寒热，兼见胸胁胀满，不欲食，口苦、咽干、目眩，脉弦数，舌质尖、边赤，舌苔黄白相兼。治宜和解清热，方选小柴胡汤加减（柴胡、黄芩、法半夏、青蒿、生甘草、党参、生姜、大枣）。还有一种发热在募原，古人称之为皮里膜外之发热。其发热缠绵难愈，午后热高，伴有恶寒，胸胁满闷，体倦无力，纳谷不香，口黏发苦，脉弦数或滑数，舌质红，舌苔黄腻。治宜透达募原，和解清热，方选达原饮加减（槟榔、厚朴、知母、黄芩、白芍、草果、柴胡、甘草）。

儿科最常见的是表里俱热，其临床表现为高热恶寒，无汗而喘，鼻塞流涕，口渴，便干，尿短赤，或口舌生疮，脘腹胀满，脉浮数，舌质红，舌苔微黄。治宜解表清里，方选清瘟败毒饮加减（生石膏、生地黄、黄连、栀子、桔梗、黄芩、知母、赤芍、连翘、玄参、甘草、牡丹皮、竹叶、薄荷）。

若发热不高，恶寒不重，身有潮热，汗出退热，手足温，二便调，睡眠安稳，两眼有神，活泼如常，脉数有力。其发热无碍，即使高热也易治疗。如果突发高热，烦躁易惊，两眼失泽，手足发凉，要谨防惊风。如果高热不解，汗出热不降，常发寒战肢冷，或神昏、谵语，或频发抽搐，此乃重症，治疗难度大，务必认真辨治。如果高热持续不退，频发抽搐或肢冷过膝、肘，脉细微如丝或无脉，或张口喘气，面色青灰，皮肤发紫发花等，均属危象，要积极进行抢救。

辨小儿咳、痰、喘

咳、痰、喘是儿科常见的症状，分辨清楚它们的性质对指导中医治疗有重要意义。

1. 辨咳

咳也称咳嗽，《素问·咳论》虽有"五脏六腑皆令人咳，非独肺也"之说，但"肺气不能宣通下行"仍是咳嗽的主要病机。临床上可以从发病时间、咳嗽程度、特点、诱因、伴随的主要症状和脉（指纹）、舌等方面来分辨咳嗽的证候特点。

（1）外感风寒：一般发病时间短，多数在一二天内，咳嗽或轻或重，以刺激性咳为主，无定时，遇风寒加重，常伴鼻塞、流涕，一般无痰或有少许稀薄痰，不发热或低热，脉浮（指纹显），舌质无变化，白苔。

（2）外感风湿：此证发病时间也短，咳嗽较重，有时呈阵发性，夜晚比白天咳显，除伴有鼻塞、流涕以外，常见中等度发热，痰不多，有时带点黄色，脉浮数（指纹紫显），舌质尖、边红，舌苔黄白相兼。

（3）肺胃热盛：此证多见于发病数天后，邪已经由表入里，形成内外皆热之势。其咳嗽重，一声接着一声，有时呈连续性，白天、黑夜都是这样；天气变化、饮食不当均能使痰阻，前者用润肺生津止咳法；后者用健脾和胃化痰止咳法。

2. 辨痰

这里讲的痰是指咳出的痰，不是中医学所谓"怪病皆属于痰"的广义痰。痰蓄于肺而生于脾。辨痰要注意痰的颜色、量、形状、气味、排出的时间和易排出还是不易排出等几个主要方面来判断其证候特点。

（1）热痰：颜色呈黄色或褐色，甚者带血，多为块状、黏稠，气味腥臭，较难咳出，一般量不多，脉滑数，舌苔黄厚、干。

（2）寒痰：颜色呈白色或灰白色，稀薄多泡沫，无明显气味，咳吐容易，量多，晨间尤其多，遇寒冷加重，脉缓滑，舌质淡，舌苔白或灰，润滑。

（3）燥痰：颜色或白或黄或灰，较黏稠，量少，似黏在咽部，很难咳出，气味不明显，脉象偏细数，舌质红，白苔或黄苔，干燥。

（4）湿痰：颜色或灰或白，痰涎壅盛，或稀或稠，甚至成块，量多，很易咳出，多有腥味，动则痰减，静则痰增，常伴腹胸满闷，倦怠乏力，纳食不香，脉缓濡，舌苔白厚、润滑，或呈腻象。

一般热痰多见于急性呼吸道疾病者，治疗要用清热化痰法，重在清热；寒痰、湿痰多见于久病体弱或脾阳不足者，寒痰用温阳化痰法，湿痰用健脾行气化痰法；燥痰多咳嗽加重，常伴发热、口渴，黄黏稠痰，有时还带少许血丝，大便多数偏干结，尿黄，脉疾（指纹紫显），舌质红，舌苔黄干。

（5）痰热蕴肺：此证多见于发病数天之后，其咳重，咳嗽费力，有时非咳出几口痰才能停一会儿，过不多久又咳，夜晚尤其明显，晨起咳嗽一大阵，咳嗽的痰比较多、黏稠、色黄，有的还有腥臭气，发热，口不渴，大便或溏或干，脉滑数，舌质红，舌苔黄腻。

（6）肺燥津伤：此证多见于疾病恢复期，表邪已解，痰热渐轻，但肺因病受伤未能恢复正常。其咳不重，呈单声咳嗽，活动之后咳嗽加重，早晚严重一些，痰不多，或痰不易咳出，一般不发热，脉偏细数，舌质红、少津，舌苔薄，或白或黄，比较干燥。

（7）脾虚痰阻：此证多见于体质素弱，患病后脾胃功能未能恢复正常，而形成脾虚生痰，阻塞肺气宣通。其咳声重浊，好像从气管深部发出，痰涎比较多，或黏稠，或稀薄，晨起往往要咳一阵子，吐出一些痰，活动后痰少，咳也减轻，躺下之后痰增多，咳也增加，常伴疲乏，吃东西不香，大便稀溏，里面有不消化之食物，缓弱脉象，舌质偏淡，舌苔白厚。

以上 7 种证候特点实际上是咳嗽发生、发展、变化不同阶段的表现。一般咳嗽初期，多为外感风寒或风温，此时治疗或辛温或辛凉宣肺解表即可。若疾病进一步深入，就可能出现肺胃热盛或痰热壅肺，前者用清肺热、泻胃火降气止咳法治疗；后者用清肺化痰、行气止咳法治疗。待到咳嗽好转期或恢复期，由于小儿体质不同，可能出现肺燥津伤或肺阴虚，故治疗要用滋阴润燥化痰法。

3. 辨喘

喘通常称为气喘，以呼吸急促为其证候特点，可以根据起病之急缓、犯病之轻重、气喘时间之长短及初犯还是反复发作等几个主要方面进行辨证。

（1）风寒闭肺：此证起病急，喘息重，往往症见张口抬肩，喘满不能平卧，鼻翼扇动，面色发青，四肢不温，舌质淡，舌苔薄白，脉紧。

（2）风温闭肺：起病也急，喘憋重，多见高热，烦躁，鼻扇，脸面青紫，有汗，肢冷，脉数，舌质尖边红，苔黄白相间。

（3）痰热闭肺：此喘数日，除见呼吸气促以外，常伴有痰涎壅盛，发热，口鼻气热，大便干，小便黄，脉滑数，舌苔黄腻，舌质绛。

（4）肺肾气虚：此证多见于久喘不愈或反复发作，其喘息气弱，动则加剧，面色青，鸡胸龟背，脉细弱，舌质淡，舌苔或白或少，有时也见黄厚。

喘是儿科重症，见喘要仔细分辨，认真处理，千万不要粗心大意。一般说初犯病、急性发作，多属外邪闭肺。其风寒、风热的鉴别关键在发热还是不发热，高热还是低热。发热较高就可诊断风温闭肺，用辛凉开肺的同时要加重清热平喘法；若不发热或低热，就可诊断为风寒闭肺，用辛温开肺、降气平喘法。如果外邪不能及时清除，无论风寒或风温都将入里化热，形成痰热闭肺之证，此时治以辛开之法就无济于事，务必加重清热，同时要化痰平喘。若久喘不止或反复发作，就将损伤肺肾两脏，肺主气，肾纳气，两脏受损，气无所主而形成慢性气喘。此时治疗要用温肾纳气、润肺平喘法，大苦大寒之品则要慎用；但是，如因复感风寒或风温，喘息加重，则又必须根据"急则治其标""有邪先祛邪"的治疗原则处理。千万不要拘泥一法一方而影响了治喘的效果。

辨小儿二便

二便（大便、小便）是中医学"望、闻、问"三诊的重要内容，因其容易望得清楚、问得明白，故能为辨证提供比较客观的依据。而且二便能够反映证候特点、疾病转归，故对治疗和预后都有主导作用。

1. 二便的生理和病理变化

中医藏象学说认为，大小便是机体"气化"过程中的产物。大便的生成是这样的：饮食从口入胃，经胃腐磨之后到脾；脾受肾中元阳的作用，将饮食的精微部分上输到肺，将饮食的糟粕部分下传到小肠；小肠又将糟粕分成清、浊两部分，其清（液）则入膀胱，其浊则到大肠，即为粪便，经魄门（肛门）排出体外。小便的生成是这样的：从脾输送到肺的精微物质，与由鼻吸入到肺的天气（氧气）相合，通过相傅之官——肺的"治节"（加工）处理，变成卫气、营气、血液、津液和水液。水液有两条出路：一条经皮毛、汗腺排出体外；一条通过三焦水道下输膀胱，与小肠输入的清液相合，受肾阳的气化作用而生成小便排出。

从上述二便的生成可知，大便与胃、脾、肾、小肠、大肠诸脏腑密切相关。如果胃失受纳或不能腐磨水谷；脾失健运不能散精于肺，精微、糟粕并入小肠；肾阳虚衰不能鼓动脾气散精；小肠不能分别清浊；大肠传导粪便失职，均能导致大便的改变。这样，通过大便的不同变化，就能测知肺、脾、肾、三焦、小肠、膀胱乃至皮毛、汗腺的功能状态。另外，大小便又能直接影响卫气、营气、血液、津液的生成和水液代谢，故通过二便还可以了解气血之盛衰、津液之亏损、卫外功能之强弱，以及水液代谢情况，对诊病辨证有重要作用。

2. 区别小儿二便的正常与异常、真象与假象

小儿正常大便色黄、质软、排出通畅，一般一天 1～2 次，略有臭气，

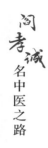

内含少量食物残渣。婴幼儿因为喂养不同，大便也不同。未加辅食的人乳喂养婴儿的大便呈黄色或金黄色，稀糊状，或有细小颗粒，酸味不臭，每日排便2～3次，也可达5～6次，但小儿一般情况好，体重照常增加，不能认为是病态。加用辅食后，大便次数即可变为每日1～2次。以牛乳或羊乳喂养的婴儿，大便颜色淡黄色或呈土灰色，质较硬，味臭，有小块状物，每日大便1～2次，也有两天大便1次。人乳或牛乳同时加用淀粉类食物喂养者，便色暗褐，量多、味臭，每日大便1～2次。有异于上述大便者，包括便色的变化、便次的增加、性状的改变、气味有异、排便难或失禁等，均属病理状态。

小儿正常小便色淡黄、澄清，初排尿无臭味或有很轻微的尿臊气。一般学龄前后儿童每日排尿次数为6～8次，每次排尿量150mL左右，一日排尿量约为1000mL。年龄小，排尿次数多，每次尿量少；反之，年龄大，排尿次数相对减少，每次尿量增多。但刚出生的新生儿排尿次数不多，一日仅4～5次，6日后逐渐增多。有异于上述小便者，包括颜色、尿次、尿量、尿味、透明度及排尿的难易等，均属病理状态。

在察看或询问患儿大小便时，要注意区别真与假。察看大小便标本时，一定要在明亮的自然光线下进行，装小便的容器不能带色，否则难辨尿色和澄明度。观察大小便务必要仔细，发现疑点，如黑色大便，或浑浊小便，或深黄色小便，要仔细询问家长，患儿近期内饮食或服药情况，如食用鸡血、猪血等血类食物或含铁制剂，均可能引起大便发黑；服用痢特灵、黄连素、黄芩、大黄等，均可使小便发黄；某些食物、药物（含碱性）使尿液中沉淀大量磷酸盐，尿呈乳白色，加醋酸后即变澄清，此种乳白尿无临床意义。

3. 辨小儿二便的要点

辨小儿二便要抓住二便的异常变化及伴随的主要脉证，重点审查肾、脾、胃、大肠、小肠和膀胱等脏腑的病变；了解"三焦气化"功能；判断津液的损耗或存亡；推测病证的预后。

（1）审查肾、脾、胃、肠及膀胱的病变

1）肾阳虚：大便呈现完谷不化，下利清冷，久泻不止，或五更泻；小

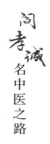

便往往表现为夜尿多，尿色清，尿次频或遗溺不断，伴腰膝酸冷，脉细微，舌质淡，舌苔白。前者用温肾涩肠法为主佐健脾之品治疗；后者用温阳化气、利水法治之（附方1、2）。

2）脾气虚：临床可见大便频数，水样便或水中夹有不消化的奶瓣或食物，无明显臭味，伴尿少、口干、体倦无力，脉细缓，舌质淡，舌苔白厚；伤津重者舌干乏苔。治疗首先升清健脾、分利止泻。健脾能生津，分利能实便，切忌妄用增液生津之品，如玄参、生地黄、麦冬等，否则将加重腹泻（附方3）。

3）胃家实：临床主要表现为大便秘结或大便困难，外症常伴有身热、汗自出、不恶寒、反恶热，脉洪数，舌苔黄。用泄热通腑法治疗（附方4）。若大便坚硬，数日不行，腹胀实痛，脉实，舌苔老黄，可用大承气汤急下之，但便通即止，勿过用（附方5）。另有一种阳明温病，有高热、汗出、口渴、脉数、舌苔黄等症，但非大便干结，而是纯利清水无粪便，谓之热结旁流，乃胃实肠热之证，可用清热泻下法治疗（附方6）。

4）肠胃积滞：临床主要表现为大便散乱，多见食物残渣或不消化之奶瓣，酸臭，便次频，常伴脘腹胀满、不欲食、面黄肌瘦、夜卧不安，脉滑数，舌苔厚，或白或黄。此主要是胃肠功能失调，积滞不化。治此症重用消导、分利法（附方7）。

5）大肠湿热：临床主要表现为大便次数频，便时不爽，或里急后重、量少，带黏液或脓血，常伴发热、腹痛、小便短赤，脉数，舌苔黄腻。用清大肠湿热法治之（附方8）。

6）大肠虚寒：此证以大便滑泄或失禁为特征，便次频，便物清冷、无臭味，常伴少腹冷痛、得温痛减，脉缓，舌苔白。治疗用温阳散寒涩肠法（附方9）。

7）小肠实热：临床可见小便短赤、浑浊或遗溺不断，伴少腹痛或口舌生疮，脉数，舌尖赤，舌苔微黄。治重清利小肠（附方10）。

8）膀胱湿热：临床可见小便淋漓不尽、疼痛，尿赤，尿道有烧灼感，伴发热、腰痛，脉濡数，舌苔白或黄腻。治重清膀胱湿热（附方11）。

（2）了解"三焦气化"功能："三焦气化"以肾中元阳为动力，推动脾气散精，上归于肺；肺气旺则水道通达，通过三焦下输膀胱，气化乃生小便而外排。"三焦气化"功能失常，临床最主要的表现是尿少或尿闭，面目、肢体或全身肿。此时要区别虚实两类。实者只表现为三焦决渎失司，膀胱气化不行，经络壅塞，未影响肺、脾、肾三脏功能和精血生成。临床以尿少、尿黄或赤或浑浊为特征，伴有面目、四肢肿，脉濡数，舌质红，舌苔白。治疗以疏通三焦、清利膀胱为主（附方 12）。虚则不仅表现为三焦决渎失司，膀胱气化不行，而且影响了肺、脾、肾三脏功能和精血生成。临床除尿少、多泡沫、肢肿、腹满以外，常伴面色㿠白、精神萎靡、腰酸乏力，脉细弱，舌质淡，苔白。治疗以温肾、补脾、益气为主（附方 13）。

（3）判断津液的损耗或存亡：津液来源于水谷之精微，粪便来源于水谷之糟粕，两者为同源异物，可以互相影响，故辨大便可以协助判断津液的损耗或存亡。一般来说，大便干结或排便困难，并形成习惯，但无发热、汗出、口干等症状，多为肠中乏津；若伴发热、汗出、烦渴欲饮，则属热伤津液，乃全身津液之损耗。若水泻无度，无尿，涕泪俱干，两眼窝下陷，皮起褶皱，则为津竭，是危重之候。

（4）推测病证之预后：无论急性病还是慢性病，如果出现尿少或闭尿，都不是好的征兆，一定要针对原因，采取紧急处理措施，经处理后仍无尿者，多预后不良。多尿久治不愈，导致津液干涸，精血减少，症见大肉已脱，皮肤干皱，两目失泽，甚至抽搐不止，脉细微欲绝，舌瘦小、干，多属难治之症。

【附方】

1. 煨肉蔻 6g，煨诃子 6g，熟附子 3g，肉桂 3g，党参 6g，白术 6g，茯苓 10g，车前子 6g，分心木 3g。

2. 肉桂 3g，狗脊 6g，川牛膝 6g，党参 6g，益智仁 6g，熟附子 2g，茯苓 6g。

3. 黄芩 6g，党参 6g，白术 10g，茯苓 10g，莲子肉 10g，山药 10g，车前子 6g，泽泻 6g，炙甘草 6g。

4. 生石膏 15g，知母 10g，栀子 6g，生大黄 3g，厚朴 6g，枳实 6g，生甘草 3g。

5. 厚朴 6g，枳实 6g，生大黄 6g，芒硝 6g，生甘草 3g。

6. 生石膏 20g，知母 10g，麦冬 6g，淡竹叶 6g，生大黄 6g。

7. 神曲 10g，鸡内金 6g，山楂 6g，陈皮 3g，焦槟榔 6g，车前子 6g，茯苓 10g。

8. 黄芩 6g，川黄连 6g，槟榔 6g，枳实 6g，马齿苋 10g，生大黄 3g，生甘草 6g（大便通利或里急后重减轻之后要减大黄、枳实，加车前草 10g，木通 3g，茯苓 10g）。

9. 小茴香 3g，肉桂 3g，干姜 6g，煨肉蔻 6g，煨诃子 6g，分心木 3g，炙甘草 6g。

10. 木通 3g，川黄连 3g，黄芩 6g，栀子 3g，淡竹叶 6g，生甘草 3g，车前草 6g，生地黄 6g。

11. 木通 3g，滑石 18g，生甘草 6g，金钱草 6g，车前草 10g，黄柏 6g，黄芩 6g。

12. 生麻黄 3g，赤小豆 30g，连翘 10g，大腹皮 6g，茯苓 10g，车前子 6g，白茅根 10g。

13. 熟附子 3g，肉桂 3g，黄芪 6g，党参 10g，白术 6g，茯苓 10g，车前子 6g。

水肿证治

中医学所谓的水肿泛指体内水液潴留、外观可见浮肿的证候，包括西医学的肾性、心性、肝性、过敏性及营养不良性水肿等。其形成的原因，外因主要是外感毒风、水湿内浸和脓疮毒热内陷；内因主要是以肺、脾、肾三脏为中心的"三焦气化"功能破坏所导致的水液代谢失调。

"三焦气化"以肾中元阳为动力，推动脾气散精，上归于肺；肺气旺则水道通达，通过三焦下输膀胱，气化乃出。如果肾中元阳虚弱，或脾失健运，或肺气不足，均可引起水湿蓄于体内、溢于肌肤而为水肿。

1. 辨证分型

水肿的分类,《黄帝内经》曾按证候分为风水、石水、涌水。《金匮要略》从病因脉证而分为风水、皮水、正水、石水;又按五脏的证候分为心水、肝水、肺水、脾水、肾水;后世医家在分类上有的从简到繁,如巢元方论述水肿有几十种之多;但大多数医家是从繁到简,尤以朱丹溪阳水、阴水的分类最为适用。随着中西医结合的发展,水肿的分型有了新进展,既有水肿期的辨证分型,又有肿消期的辨证分型,还有针对疾病(西医诊断)的辨证分型,使水肿的治疗针对性更强,疗效有所提高。

(1)水肿期:本期以体内水液潴留,泛溢肌肤,引起头面、目窠、腹部,甚至全身浮肿为特点。本期根据病因、病机、症状分为阳水、阴水两大类。

1)阳水:阳水由外因(毒风、水湿、疮痍)引起,起病急,水肿从上至下蔓延,只表现为三焦决渎失司,膀胱气化不行,经络壅塞,未明显影响肺、脾、肾三脏功能和精血的生成。阳水临床上又分为以下3型,在儿科发病率颇高。

①毒风袭表:症见目浮肿,继则四肢、全身皆肿,来势迅速,肢节酸重,小便不利,多有恶寒或恶风、发热等症,或皮肤瘙痒,或咽喉肿痛,或咳嗽伴喘,舌苔薄白,舌质红,脉浮数或指纹显。

②水湿内蓄:症见肢体浮肿,按之没指,小便短少,体倦乏力,胸脘满闷,纳谷不香,舌苔白腻,脉沉缓或指纹淡。

③毒热深陷:症见脓疮之后或斑疹之后,面目忽然浮肿,小便短赤,或头目眩晕,或恶心呕吐,或烦渴、便干、腰痛腿酸,脉滑数或弦数,舌质红,苔黄。

2)阴水:阴水多因阳水经久不愈,不仅表现为三焦决渎失司,膀胱气化不行,而且影响了肺、脾、肾三脏为中心的三焦气化功能,精血的生成明显减少。临床表现水肿缠绵不愈,下肢肿显,甚至胸腹肿胀,按之凹陷不起。阴水临床又分为下列4型。

①肺气不足:症见面色㿠白,肢肿明显,足背尤甚,呼吸短促,动则加剧,语言低弱,体乏,怕冷,心悸,舌淡苔白,脉细弱。

②脾阳不运：症见腰以下肿，按之不易恢复，脘闷腹胀，纳减便溏，或完谷不化，神倦肢冷，面色苍黄，小便短少，舌质淡，苔白滑，脉沉缓或指纹隐淡。

③肾阳衰弱：症见面浮，腰以下肿甚，指凹明显，阴下冷湿或阴囊肿大，腰痛酸重，尿量减少，四肢不温，怯寒神倦，面色灰暗，舌质胖，色淡苔白，脉沉细，或指纹隐细。

④阴虚火旺：症见面目浮肿，肢肿甚，五心烦热，口干唇赤，口舌生疮，眩晕，肢麻，小便短赤，腰膝酸痛，或盗汗，或便干，舌质偏赤，苔少或有黄象，脉细数，或指纹细、淡紫。此型病人多见于长期、大量服用激素之后。

（2）消肿期：此期以水肿消退或基本消退、外观无浮肿现象为分期标准。此时水肿虽退，但由于三焦气化功能未完全恢复，精血生成尚未正常，故这一时期往往表现为某脏器或全身性的衰弱，根据临床表现分为脾肾阳虚、气血双亏、心气不足、肾阴亏损 4 型。

1）脾肾阳虚：症见面色苍黄，腰酸腿软，脘腹满闷，纳谷不香，手脚不温，尿清或多泡沫，夜尿频，大便溏薄，脉细缓，舌质淡，苔白。

2）气血双亏：症见面色无荣，少气懒言，指甲枯槁，神倦体乏，或见肢体麻木，或见头晕眼花，尿清长或见红色，脉细弱，舌质淡、无泽，薄白苔。

3）心气不足：症见心悸气短，动则加重，晨起面肿，晚间足背肿，胸闷不适，脉细微或结代，舌质淡红，白苔。

4）肾阴亏损：症见面色潮红，头目眩晕，少寐健忘，腰酸腿软，口干舌燥，脉细偏数，舌红少苔。

2. 治则与方药

水肿的治疗在汉唐以前，医家均遵《黄帝内经》"去宛陈莝……开鬼门，洁净府"与张仲景"腰以下肿，当利小便；腰以上肿，当发汗乃愈"的治疗原则，主要以攻逐、发汗、利小便等为大法。后来元代朱丹溪强调水肿一病是"因脾虚不能制水，水渍妄行"，因而提出"当以参术补脾，使脾气得实，则自能健运升降，运动其枢机，则水自行。非五苓、神佑之行水也，宜补中行湿，利小便，切不可下"，开创了健脾利水的治疗法则。他列举的济生实脾饮，是该法的代表方剂，为后世医家所常用。明代李梴根据阴水、阳水之不同，主张治疗阳水遵循仲景腰以上水肿宜汗、腰以下水肿宜下，提出小青龙汤、越婢汤和五苓散合六一散加木香、槟榔、陈皮、生姜等汗或下代表方药；对于阳水，李梴强调补脾土、清心火、降肺金、抑肝木、补肾气，首次提出用加味八味丸治疗肾虚腰重脚肿湿热者。明代赵献可、张景岳在强调"命门火"重要作用的同时，指出金匮肾气丸为"治肿之神方"，赵献可认为："金匮肾气丸以八味丸为主，以补肾中之火，有所禀而浩然之气塞乎天地，肾气不虚而能行水矣。内有附子、肉桂辛热之品，热则流通，又火能生土，土实而能制水矣。内加牛膝、车前子二味最为切当。本草云：车前子虽利小便，而不走气。与茯苓同功，强阴益精，令人有子。牛膝治老人失溺，补中继绝，壮阳益精，病人虚损，加而用之。"赵、张二氏的理论和经验，开创了根治水肿的有效途径。清代李惺庵认为肾阴虚水肿"宜滋阴补肾，兼以保肺化气"。李氏的这个治疗原则开创了治疗水肿的另一法门。

综上所述，结合辨证分型，现在临床上常用的治法有以下几种。

（1）散风解表：本法用于毒风袭表型，方选防风通圣散合五皮饮，或用越婢加术汤。肿甚者加木通、车前子之属；热高者重用生石膏，并加重金银花、连翘、板蓝根等解毒之品；咽喉肿痛，或形成乳蛾或疮疡者，要以利咽消肿解毒为主，选用普济消毒饮加减。

（2）化湿利水：本法用于水湿内蓄型，方选五皮饮合五苓散加减。表湿重，头重如裹，肢体倦怠者，可加藿香、佩兰等化湿解表之品；里湿重，胸腹满闷，纳谷不香，舌质胖，苔白腻，可加苍术、蔻仁、草果等温中燥湿之类。

（3）清热解毒：本法用于热毒深陷型，方选五味消毒饮或仙方活命饮或黄连解毒汤加减。尿深赤者可用小蓟饮子；眩晕严重者可用龙胆泻肝汤；尿少肿甚者合用五皮饮。

以上三法主要是针对病因，治疗阳水。

（4）发汗：发汗是开泄肌腠，从肌肤驱逐水湿的一种方法，适用于面目水肿，疾病初起，或水肿病人复感外邪者。用荆防败毒散加减。

（5）利水：本法通利小便，让水从小便出，常用的方剂有五苓散、八正散、胃苓汤。五苓散温化膀胱利水；八正散清利膀胱利水；胃苓汤利水的同时尚有和胃降逆的作用。

（6）攻水：用峻药让其水湿迅速从大小便排出，代表方剂为疏凿饮子，药物可选商陆、牵牛、甘遂等。

以上三法主要用于阳水，但阴水肿胀明显、小便量少也可酌情选用。清代陈士铎说得好："水势滔天，必开决其水口，则水旋消。"他用攻水药颇有经验，主要选用牵牛、甘遂两味。他说："水肿之病，必须以手按足而如泥者始可用此二味正治；否则……不可与此二味轻投以杀之也。"

（7）行气：行气是利水的辅助方法，因为气行则水行，气滞则水滞，行气即可利水。行气的药物可以选用厚朴、陈皮、槟榔、枳实、广木香等。

（8）活血：活血也是利水的辅助方法，因为精血、水液均为三焦气化的产物，活血即可行水，通利三焦，促使水液通畅，达到利水的目的。常用的活血药有川芎、丹参、归尾、益母草等。

（9）温阳：因为水湿为阴邪，非阳不化；又膀胱化气行水非阳不利，故利水非温阳不可。常用的药物有桂枝、附子、细辛、炮姜、肉桂、茴香等。

以上三法主要适用于阴水，往往与补肾、健脾、益气、利水诸法合用。

（10）补肺益气：本法用于肺气不足型，用补肺汤加减治疗。下肢肿甚者加五加皮、车前子、川牛膝、泽泻等药；咳喘不能平卧加白果、苏子、杏仁、厚朴之品；心动悸者合用炙甘草汤加减。

（11）健脾温阳：本法用于脾阳不运型，方选六君子汤合理中汤加减，或用实脾饮为主方。如水湿过重，肿胀明显者，可加重附子、干姜、桂枝、泽泻等温阳利水之品；便溏或完谷不化者，莲肉、芡实、白扁豆、神曲之类可以选用；气虚息短者，可加用黄芪、生脉散等。

（12）补肾壮阳：本法用于肾阳衰弱型，方选金匮肾气丸或右归丸或二仙汤治疗。附子、肉桂、仙茅、淫羊藿、鹿茸、熟地黄、山茱萸、枸杞子、紫河车、巴戟天、葫芦巴等，是此法最常用的药。应用此法要注意与健脾温阳法鉴别。此法重在壮阳补命门火，后者重在温阳益脾胃之气。

（13）滋阴降火：本法用于阴虚火旺型，方选知柏地黄丸合增液汤加减，阴虚兼阳虚者要加补阳法，张景岳的大补元煎或《医方集解》的河车大造丸较适宜；肝火旺眩晕重者要注意平肝火，可以加用夏枯草、龙胆草、石决明、羚羊角等药；心火重，口舌生疮者，可用导赤散，不能有效控制者可加黄连解毒汤。

以上四法主要治疗阴水，但一定要与利水法合用。在治疗过程中，如果复感外邪，一定要遵循"急则治其标，缓则治其本""有邪先祛邪"的原则，针对外邪，迅速采取措施，可千万不要固守一法而使病情反复。

水肿消退之后，切勿再用发汗、利水、攻逐之法，要着重恢复津水代谢，使肺、脾、肾三脏功能正常，三焦水道通达，根据临床不同证型，可以选用。

（14）健脾（气）补肾（阳）：本法主要用于脾肾阳虚型，方选金匮肾气丸合参苓白术散或龟鹿二仙胶。

（15）补气养血：本法主要用于气血双亏型，方选人参养荣丸或八珍汤。

（16）补益心气：本法主要用于心气不足型，可以选用生脉散合桂枝甘草汤加减治疗，也可以用炙甘草汤为主治疗。

（17）滋阴益肾：本法主要用于肾阴亏损型，以六味地黄丸为主治疗。头目眩晕重者，可加菊花、天麻、黄柏、知母等祛风清火之品。

预防水肿的发生或防止水肿复发最重要的是：①避免外邪（包括毒风、水湿）入侵，防止脓疮发生；发生以后要抓紧治疗，慎防热毒深陷。②注意防微杜渐，积极治疗已病，特别是经常患感冒、哮喘、腹泻、紫癜及风疹块的病人，要从根本上防治，注意肺、脾、肾三脏本虚，根据虚证的表现选用玉屏风散（肺气不固者用）、参苓白术散（脾气虚弱者用）或金匮肾气丸（肾虚者用）常服之。③肿消期病人，要强调休息好，切勿过劳，随着病情逐渐好转，适当增加活动。对于饮食要特别注意，尽量吃清淡之品，勿过食盐醋、生冷等物，有过敏史者，不要吃鱼、虾、蟹等品。

中医学中康复医学浅谈

中医学数千年的临床实践，积累了丰富的有关恢复伤、残、病人健康的理论和经验，现简要介绍如下。

1. 整体调理

中医学最基本特征之一的整体观念，贯穿在恢复伤、残病人身体健康的整个过程之中。例如瘫痪病人，中医学认为势必损及筋、骨、肌肉。因为肝主筋、肾主骨、脾胃主肌肉，故调理瘫痪病人除针对病因之外，还要补肝肾、健脾胃。著名老中医赵锡武曾经治疗一例多发性神经炎，症见两腿麻木无力，感觉丧失已六年，走路不稳，经常跌跤，必扶拐杖行走，丧失了工作能力。赵老诊其脉象沉细，舌淡苔白厚腻，认为肝肾不足，脾失健运，筋骨失养所致，用下方治疗：淫羊藿 30g，熟地黄 18g，巴戟天 12g，附片 18g（先煎），龙骨 18g（先煎），天麻 12g，杜仲 12g，白蒺藜 30g，茯苓 18g，猪苓 12g，桂枝 15g，白术 24g，山药 18g。连服两个月后，两腿有力，站立平稳，脚趾麻木减轻。改用下方：熟地黄 24g，山茱萸 12g，巴戟天 12g，石斛 12g，茯苓 18g，五味子 9g，麦冬 12g，肉桂 6g，淫羊藿 30g，细辛 6g，鸡血藤 30g，白术 24g，龙骨 18g（先煎），附子 5g（先煎），黄连 3g，肉苁蓉 18g。继服两个月，病情明显好转，两腿麻木感消失，两脚知觉恢复，走路已不用扶拐。共治半年后感觉正常，行走自如。赵老治疗瘫痪的加味金刚丸，是治瘫有效方，使不少病人恢复了健康。该方由萆薢、杜仲、肉苁蓉、巴戟天、天麻、僵蚕、木瓜、菟丝子、全蝎、乌贼骨、炙马钱子诸药组成，具有补肝肾、强筋骨、通血脉的功用。

2. 动静结合

动静结合是中医学防病治病的一条重要原则，也是恢复伤、残病人身体健康必不可少的方法。骨伤如此，精神疾病如此，心脑疾患也如此。动静结合有多种含义，一指运动与休息的结合，另外也指调养与治疗的结合，包括治疗中的攻与补，治疗手段的刚与柔的结合。已故著名老中医岳美中曾经治疗一例脑血栓、半身不遂的病人，岳老要求他调治中要动中有静，静中有动，活动不要太过度，贵在持之以恒；注意休息，可采取揉按患肢、练气功。在此基础上，内服如下中药丸剂：黄芪60g，川续断30g，独活24g，秦艽24g，防风24g，细辛12g，当归30g，炙甘草9g，川芎15g，熟地黄30g，白芍24g，桂枝15g，云苓24g，杜仲24g，党参24g，川牛膝24g，共研极细末，蜜为丸，每丸重9g。每次服1丸，每日服2次。病人遂照岳老的医嘱而调治，短期内肢体活动自如；久之，体力亦增加。病人还以亲身经历，帮助几位半身不遂的病人恢复了健康。

3. 神形并重

"神"，这里是指精神意识思维活动；"形"是指形体，包括五脏六腑、四肢百骸、经脉经络。调理伤、残病人既重视形体的损伤，又重视精神的影响。

已故著名老中医赵心波于1973年2月19日开始治疗一例因脑外伤致癫痫、右侧不全瘫痪、中枢性发热病人，病程已经两年半，经用各种抗癫痫药、抗生素、激素、退热药、神经系统药、中药等均无效。来就诊时，病人神识昏沉，痴呆不语，右侧不全瘫痪，抽搐频发，高热不退，不能坐立。脑电图：额、枕部均有慢波，左侧显，左额有阵发性棘波。赵老诊视：脉弦细数，苔微黄。辨证为毒热攻心，劫动肝风，瘀血阻络。用清心解毒、平肝息风、活血通络法治疗。处方如下：钩藤6g，莲子心6g，紫花地丁9g，全蝎8g，连翘12g，玳瑁9g，南红花3g，煅牡蛎12g，党参9g，蝉蜕4.5g，麦冬12g，熊胆末3g，分两次冲服，以后用药略有加减，共治疗7月余，神清抽止，热退，扶着能够步行一百多米。后坚持用中药治疗的同时，加强了精神护理和各种训练，两年后随访，发育及营养状况良好，精神饱满，言语行动均与常人无异，饮食、二便、月经均正常，各项化验检查也均正常。1979年9月再次随访，已考上大学。

4. 综合施治

为了促进伤、残病人早日恢复健康，中医往往采取综合施治措施，其中包括食疗、药疗、理疗、气功与按摩及各种形式的运动等，下面作简要介绍。

（1）食疗：饮食对老年病人和体弱患儿的康复有重要作用。中医学认为，脾胃为后天之本，主要就是根据脾胃主司饮食物运化而言的，故饮食要定时定量，不可暴饮暴食，食无节制、无规律。饮食的种类对健康有一定的影响。一般年老体弱者饮食宜清淡，元代著名医生朱丹溪强调多食"谷菽菜果，自然冲和之味"。有些食物具有治疗作用，可以帮助某些疾病的康复，如山楂降血脂，芹菜降血压等，在帮助心脑血管病人康复中有一定作用。

（2）药疗：中药除极少数外，大多是无毒无副作用的，故能够广泛用于伤、残病人的康复治疗，其中比较重要的有如下几类。

1）补气药：主要用于脾肺气虚，年老体弱，久病不愈的病人。临床常表现为心慌气短，体倦乏力，纳食不香，大便溏泄，反复感冒，脉缓弱或细微。常选用人参、党参、黄芪、白术、灵芝、炙甘草、大枣、山药、莲肉、燕窝等。

2）补阳药：主要用于肾阳不足，机体功能低下的病人。临床常表现为蜷缩怕冷，四肢不温，腰酸重坠，小便频数，少气懒言，脉细微，舌质淡，舌苔白。常选用熟附子、肉桂、龙眼肉、仙茅、淫羊藿、巴戟天、核桃肉等。

3）滋阴药：主要用于肾阴不足、胃阴亏损，或急、热性病后阴津受损的病人。临床常表现为五心烦热，口干舌燥，夜寐不宁，大便燥结，脉细数，舌质红、少苔。常选用熟地黄或生地黄、麦冬、玄参、山茱萸、天花粉、玉竹、石斛、冰糖、旱莲草、女贞子等。

4）补血活血药：主要用于血虚、血瘀包括由此而引起的各种疾病。临床常表现为心悸不宁，胸闷疼痛，头晕眼花，面色苍黄，脉细或涩，舌质淡或暗。常选用当归、川芎、白芍、阿胶、丹参、三七、何首乌、鸡血藤等。

5）强壮筋骨药：主要用于筋骨失养，行走无力，或痿废不用。常用的药物有制马钱子、虎骨、杜仲、川续断、牛膝、狗脊、地龙、伸筋草、独活、桑寄生等。

6）通利关节药：主要用于关节活动不灵，屈伸不利。常用的药物有路路通、木瓜、桑枝、乌梢蛇、白花蛇、独活、牛膝、全当归、秦艽等。

7）清心开窍药：主要用于神识不清，智力低下。常用的药物有石菖蒲、莲子心、牛黄、苏合香、麝香、熊胆、郁金等。

8）安神镇静药：主要用于心神不宁，夜寐不安，烦躁易急，健忘。常用的药物有酸枣仁、柏子仁、朱砂、远志、茯神、磁石、玳瑁、代赭石等。

临床上可根据不同病人、不同病情灵活选用。

（3）气功与按摩：气功与按摩是中医康复医学的重要组成部分。由于历代气功流派不同，故而功法多种多样，有站式、坐式、卧式、动式等。各式之中动作和姿势又有别，有自然站式、三圆站式、盘脚坐式、仰卧式，侧卧式等，均有其特点和适应证。具体练法，可参阅有关气功的专著。按摩可根据病情而定，如头痛按睛明、风府、太阳穴，半身不遂按摩上、下肢和关节。操作时刚柔结合，虚实并用。

（4）运动：运动的方式有很多，包括各种保健操、太极拳及散步、慢跑等。

1）保健操：可以根据身体的情况选用广播操、各种自由体操及八段锦、十二段锦、五禽戏、易筋经、练功十八法等。肺气肿、哮喘病人可选专门的呼吸体操；瘫痪病人，可做功能锻炼，床头用绳或滑轮，锻炼推力、臂力。各种活动都要循序渐进，不可过度，一定要坚持，不可中断。

2）太极拳：可以调节中枢神经系统的活动，促进动作协调，增强心肺和胃肠功能。初学者一般采用杨氏简化太极拳，假如学习整套有困难，可选择某几个动作。根据病情，有时可以重复 1～2 遍，每次练习约 30 分钟，时间不宜太长，但每天务必坚持。打太极拳最重要的是调匀呼吸，动作协调而慢，全身放松，精神集中。

3）散步：最适合老年、体弱病人的锻炼，如冠心病、高血压病、脑血管病后遗症恢复期、神经官能症、胃及十二指肠溃疡、哮喘缓解期及慢性气管炎等。散步能调节大脑皮层的功能，改善呼吸、消化和心血管系统的功能，增强腰腿肌力。散步的快或慢，视体质、病情而定，以活动后每分钟脉搏不超过 100 次为宜。散步宜在新鲜空气环境中，早晨饭后散步最好。

4）慢跑：适合于轻型冠心病、心律失常、高血压病、糖尿病和肥胖

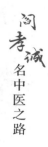

者。慢跑距离应根据病人耐受情况逐渐延长。

中医康复医学的内容非常丰富，有理论、有实践，随着康复医学日益发展，我们深信蕴藏在伟大宝库中的中医康复学必将为创立具有我国特色的康复医学，为人民健康事业作出贡献。

试探《傅青主女科》的治肝法则

《傅青主女科》（以下简称《女科》）论治肝的内容共达 15 条，占全书内容的 1/5，对肝病的理法方药阐述比较全面、中肯。本文试就书中内容做粗略的探讨。

1. 肝的生理特征

《女科》认识到肝"气、血、火"的特性和"所喜""所恶"，并阐述其与他脏互相依存和制约的关系。例如，"其性最急，宜顺而不宜逆"。"肝主藏血"，"盖肝虽属木，而木中实寄龙雷之火，即所谓相火是也。相火宜静不宜动，静则安，动则炽。况木中之火，又易动而难静……大怒则火益动矣，火动而不可遏止，则火势飞扬……"肝"喜水润"而"恶湿邪"与"风寒"。

从肝与他脏的关系来看，"肝乃肾之子"肝木赖肾水滋养，肝血需由肾水所化。在正常生理情况下，肝木舒达，并得脾土健运以助，则肝气充和；肝木又靠肺金以相制，肝乃肾之子、心之母，其气往来心肾之间，上引心而下入于肾，下引肾而上入于心，上下协调，互相资助。

综上所述，肝的生理特征：①主藏血，血之所化必赖肾水充盈。②以"气"为用，性最急，顺则安，逆为害。肝气之冲和条达与脾土之健运、脾胃阳气之生发息息相关，亦与肺金能否制约有密切的关系。③木中龙雷之火宜静而不宜动，但其本性易动而难静。④木喜水润，恶湿邪与风寒。⑤肝气往来心肾之间，心肾气衰，肝气之通顺势必受阻。

2. 肝的发病机制

肝之所以发病，主要因素有两个方面。

（1）肝本身的生理特性破坏，即肝血之亏损或不藏；肝气上逆或郁结；木中相火妄动，火势飞扬；肝被湿邪或风寒侵袭，而其所喜之水不足。

（2）与他脏的关系失去协调，其中最主要的因素是肾水亏，脾土困。

不论本身的原因，也不论他脏的关系，引起肝之为病都是相互影响的。关于这方面的内容，《女科》均有明确的阐述。

肝血亏损或不藏，可能因为"肝气郁结，使肝之性更急，乃致血不能藏"；或由于"大怒而致血不归经"；或者"水亏不能化血"；甚或相火妄动食气伤精而致血少。

肝气上逆或郁结，最直接的原因是忧郁或思虑。肝以气为用，凡能致肝之为病的因素都可引起肝气不顺。例如，脾湿犯肝，"肝则之气必逆"；风寒乘行经腠理开泄之际而入侵肝络，亦可使肝气闭塞不舒；如果肾水亏"不能生木，而肝木克脾，木土相争，则气必逆"，或肾精外泄，亦可使肝气不舒；也有肾水不足，肝火先动，乃致肝气逆。反过来，肝气郁结又可以化火，可致血结，甚至"血不能藏"；肝气郁结不舒，又可以下克脾土，致脾气壅塞；肝气郁结也可导致肾气郁结，并可以使心肾之气不通。

肝火妄动，火势飞扬，直接的原因是"怒动肝火"，但"气郁甚而发龙雷之炎"；肾水不足"则肝益急，肝急则火动而逆"，也是很重要的因素。至于肝"火之所以旺者，由于血之衰"的关系，更有指导临床治疗的意义。

肾水亏引起肝之为病，都是通过影响肝经气、血、火的生理特性而形成，已如上述不赘。

至于脾土因而导致肝之为病的机理，《女科》虽论述不多，但从第二条"湿实肝木之所恶"，而"湿为土之气"，结果使肝之性远，"肝之性继远，则肝之气必逆"。另外，从顺肝益气汤治肝血太燥，加以健脾开胃之品，以生阳气；"结郁汤治肝气不通"，"佐用健脾开胃之品，使水精四布"，均有力说明了脾胃健运有利肝气舒发，反之则肝气郁结。

3. 肝病分类及治则

根据《女科》内容，可以体会出其治肝的基本原则是调整肝的生理功能，从肝血、肝气、肝火着眼，其中尤重调气；对于其他脏器则主要注重治疗脾肾。归纳起来，其治肝大法不外乎"疏肝开郁、平肝清火、滋水补肾、养血润燥、健脾开胃、引血归经"数法。必须说明，因为不同原因所致的肝病是互相影响的，故在治疗肝病过程中往往是几个方法合用，或者是由此及彼。

（1）肝气为病的分类及治则

1）肝气郁结治法以"开郁为主，若徒开其郁而不知平肝，则肝气大开，肝火更炽"。所以，《女科》治疗单纯性肝气郁结，于开郁之中用平肝之品。方用平肝开郁止血汤。

2）肝气郁结累及肾之气亦郁结，则治疗时"疏肝肾之气，补肝肾之精"。方用定经汤。

3）肝气上逆，致肝血不归经，更兼伤肾气者，其治"必须于补肾之中用顺气之法"，而顺气之法寓于和血法之中。方用顺经汤。

4）肝气郁结，下克脾土而致闭塞，腰脐之气不利，任带二脉因此不通达。其治主要是解肝气之郁，宣脾气之困，而心肾之气亦因之俱舒，所以腰脐利而任脉通达。方用开郁种玉汤。

5）肝气不通，其治并非妄用通气之品，而是"开肝气之郁结，郁开则木不克土，补肝血之燥干"；而平肝火之妄动，更用健脾开胃之品，使水精四布，肝肾有润泽之机。方用解郁汤。

6）肝气郁结，而致乳汁不通，其治只用"大舒肝木之气"，方用通肝生乳汤。

（2）肝火为病的分类及治则

1）肝经郁火内炽，脾土受伐失运，其治并非直清肝火或健脾，而是"纯补肝之血，血旺足以制火，舒肝之气，肝舒可解伐土之危，略佐用清火之味图治"。方用清肝止淋汤。

2）肝经郁结化火，"治法似宜大泄肝中之火，然泄肝之火而不解肝之郁，则热之标可去，而热之本未除也"。所以，其治用"既降肝之火，又解肝之郁"。但其降火不用直接降火法，而是"利肝之气而降肝之火"；解郁亦非用直接解郁法，而是"补肝之血，而解肝之郁"。方用宣郁通经汤。

3）肝火大动，火势飞扬，其治"平其肝中之火，利其腰脐之气，使气生夫血，而血清其火，更有熟地、归、芍之滋肝、壮水，使血不燥，气得和"。方用利气泄火汤。

（3）肝血为病的分类及治则

1）肝血太燥，治法不仅补肝以生血，更加以健脾开胃之品，以生阳气，气生则更尤益血生。方用顺肝益气汤。

2）肝血不归经，其治不仅"引肝之血，仍入于肝"，更用平肝之气逆，使气亦归于肝，"其归于肝之中，血亦归于肝之内"。方用引气归血汤。

3）肝不藏血，血亡过多，形成所谓肝痿之证。其治"大补其气与血，而少加升提之品，则肝气旺而易升，肝血旺而易养"。方用收膜汤。

（4）肝经湿热的治则：肝经湿热，治用解肝经之郁与逆为主，佐用利湿清热之品。方用加减逍遥散。其治之所以解肝经之郁与逆为主，是因为"湿热留于肝经，因肝的气逆也，郁则必逆，逍遥散最能解肝之郁与逆，郁逆之气既解，则湿热难留"。

（5）肾水涸不能生木的治则：肾水涸不能生木，木气逆而伐土。其治"舒肝气为主，益之以补肾之味，水足肝气安，肝气安而逆气自顺"，肝气顺则土不受伐。方用调肝汤。

试述《傅青主女科》的学术思想

《傅青主女科》一书在中医学术上有不少创见和发挥，今择要说明之，以作抛砖引玉。

1. 水火论

《傅青主女科》一书论述人体水火是颇为精当的，其中强调了"肾水"在人生的作用，指出水是气的生化源泉，肾水一亏，气之生源就将干涸；水又是化生血的物质基础，如果"阴水不能速生以化血"，就会导致"阴虚火动"；肝木必须"肾水"滋养，肾水稍有不足，就会"木中乏津，木燥火发"；胃土虽赖火以生，亦有水亏不炽，如果"土中无水则自润不足；肾中水火必须互济，其中水在火上，火得水济而不动"，一旦水亏，"火无水济则火在水上"，就会导致"火动阴虚之症"；妊娠之妇，全赖肾水以养胎，

"肾水足而胎安，肾水亏而胎动"。正因为肾水如此重要，故《傅青主女科》中谆谆告诫："火不可任其有余，而水断不可使之不足。"在治疗学上，《傅青主女科》书中首重滋水一法，凡"肾中火旺""木燥化火""龙雷相火益炽"，乃致"胃火炎炽"及一切虚火妄动之象，都提出"滋水"为本。书中认为："火之有余，仍是水之不足，水盛而火自平。"在滋水的方法上提出"补肾水"与"润肺金"二法，特别是"润肺金"有速生肾水的作用。正如润燥安胎汤所提出的："专填肾中之精，而兼补肺，然补肺仍是补肾之意。"因为"肾水不能速生，必须滋补肺金，金润则能生水，而水有逢源之乐矣"。滋水的代表方剂除润燥安胎汤以外，还有两地汤、息焚安胎汤、养精种玉汤、清海丸、安老汤、清骨滋肾汤等方。

《傅青主女科》认为，火对于人体也非常重要，所谓"人生于火，亦养于火"。土气之所以能厚者，全赖火气之来生也；胃之能化谷者，亦赖火气之能化也，但火必赖水济，水又常被耗损而不足，相对火盛；加上火之体有三：肾中之火，肝木中相火，心中之火，特别是肝木中龙雷之火，"易动而难静，人生无日无动之时，即无日非动火之时，大怒火益动矣，火动不可止遏，则火势飞扬，不能生气养胎，而反食气伤精矣"。所以，《傅青主女科》书中总是虑其火之有余，但其治火（指虚火而言）又并非直接泄其火之有余，而用"补中清之"，这样达到"虚火易散""真火可生"的目的。常用的治疗方法是"少清其热"，"不必泄火，只专补水，水既足而火自消；或泄火滋水"，使水气得旺，则火气自平；肝木化火，亦用滋肝壮水、利气泄火法。是实火为病，书中也认为可泄。一般来说，《傅青主女科》一书认为火胜之为病多，而火衰之为病少，但如果确系火之不足，书中也不放弃补火一法，只不过运用时特别小心，认为"火衰虽小剂而可助，热药多用，必有太燥之虞"。

2. 气与血

《傅青主女科》论述气与血的关系最为中肯，其中尤重于气。书中认为，虽然"人生于火，亦养于火"，但"非气不充，气旺则火旺，气衰则火衰"。其"胎成于气，亦摄于气"。又说"气乃血之卫，血赖气以固"，"血非气不生，是补气即所以生血"。正因为气如此重要，故书中治疗气血为病总是以气为主，处处顾及气之存亡。例如，固本止崩汤之方释中就明确指出："仅存一线之气，以为护持，若不急补其气以生血，而先补其血而遗气，则有形之血，恐怕不能遽生，而无形之气必且尽散，此所以不先补血而先补气也。"在"室女鬼胎"一条中更进一步说明"气虚则血必不能骤生，欲补血，必先补气，是补气而血自然生也"。居于上述理论，《傅青主女科》书中立法遣方以固气、扶气、助气、补气为第一要务。例如，固气汤、加味补中益气汤、加减补中益气汤、助气补漏汤、扶气止啼汤、固气填精汤、黄芪补气汤、补中益气汤、补气解晕汤、独参汤、当归补血汤、补气升肠饮、十全大补汤、救败求生汤等。

《傅青主女科》书中所重视的气，主要是肾中元气、脾土中气与肺气。肾中元气乃精水所化；精水之生又赖脾胃之气健运，脾气之健运又赖清阳之上升，清阳上升又需"肺气健旺"，这样"才升提有力"。所以，《傅青主女科》治气之法既重升提脾肺之气，又重大补精水，救脱活母汤是最典型的代表方剂。方用"人参以接续元阳，然徒补其气而不补其血，则阳燥而狂，虽回生于一时，亦旋得旋失之道；即补血而不补肝肾之精，则本源不固，阳气又安得而续乎？所以用熟地黄、山萸、枸杞之类，以大补其肝肾之精；而后大益其肺气，则肺气健旺，升提有力矣"；"又加肉桂以补命门之火，使火气有根，助人参以生气，且能运化地黄之类以化精生血"。《傅青主女科》治气之法是很全面而又正确的，值得后人深思领悟。

书中虽然重视气的治法，但并不执此一端，全不顾及血，在某种病理情况下，也把血提到重要的地位。例如，血虚难产用送子丹治疗，"此补气补血之药也。二者相较，补血之味多于补气之品……血旺气得所养，气生血得所依"。这是因为胎之养，养于五脏六腑之血，故血旺子易生，血衰则子难产，故临产之前，宜用补血之药。

3. 升与降

水火清浊的升降关系，是人体生命活动的根本动力，《傅青主女科》有精辟的见解。书中详述了脾胃之气升降与肾中水火升降的关系，指出"夫气宜升腾，不宜消降，升腾于上焦，则脾胃易于分运，降陷于下焦，则脾胃之中，实生于两肾之内，无肾中水气则胃之气不能化，唯有肾中水火二气，而脾胃之气始能升腾而不降也"。书中的这种立论，十分清楚地说明了水火升降是人生命活动的根本，无此就无生命活动，很显然是主要的；而脾胃之清浊升降是因为肾中水火推动的，无肾中水火二气，脾胃二气就不能升腾，故清浊升降是次要的、从属的。这一关系的确立非常重要，让人们能够抓住机体升降的主流，并且有机地将水火清浊升降联系起来，而不是机械地割裂它们。

关于清浊升降，《傅青主女科》强调指出"浊气之不降者，由于清气之不升也"，治疗清浊升降失调主张提气升阳，只有"提其气则清升而浊降"；并不重视浊阴，书中言："清升而浊降者一定之理，未有清升而浊亦升者也，苟能于补气之中仍分其清浊之气，则升清正所以降浊也。"书中三用东垣补中益气汤加减治疗，其主导思想是明确的。对于这一点，笔者略有体会。临床上见有清阳不升、浊阴不降的病例，只要一升提清阳，不降浊阴，浊阴会自降。《傅青主女科》中的升清即可降浊是东垣脾胃升降论的一个发挥，有其一定的理论价值和临床意义。

4. 先天与后天

历代医家对"先天之本肾"与"后天之本脾胃"的认识是有不少创见的。论述"后天之本脾胃"最精者要推李东垣；强调"先天之本肾（命门）"的重要作用者莫过于赵献可。《傅青主女科》对先后二天的认识与治疗可算最为公道。书中强调先天之本肾的作用，认为脾胃之气化由于肾中之气的推动，"脾非先天之气不能化"；同时也重视后天之本脾胃对于先天之本肾的反作用，指出"肾非后天之气不能生"，故治疗时往往脾肾双顾。权衡轻重，补后天脾胃之药重，而补先天肾之药轻，这是否意味着书中更重视脾胃呢？并不是。并提汤方释中说得好："此方补气之药多于补精，似乎以补脾胃为主矣。孰知脾胃健而生精自易，是补脾胃之气与血，正所以补肾之精与水也；又益以补精之味，则阴气自足，阳气易升，自尔升腾于上焦矣。""妊娠少腹疼"一节也指出："补肾而不补脾则肾之精何以遽生也？是补后天之脾，正所以补先天之肾也。"不难看出，书中对先后二天的相互依存关系体会较深，既重视肾也重视脾，无所偏见；治疗上不仅补肾，更重补脾胃。因为补脾能使肾之精与水遽生，滋胃阳可以"化精微以生阴水"；更何况"土崩非重剂不能援"，故补脾的药物重量就相对为多。这无疑是最公道的立论，也是相当正确的。

《红楼梦》论医的艺术价值

《红楼梦》前八十回是中国古代伟大的艺术大师、文学家曹雪芹所著。他以亲身的经历、渊博的知识和敏锐的分析力，生动塑造了清朝中叶各阶层人物的形象；深刻揭露了封建社会的黑暗腐朽及人民遭受到的种种压迫和苦难；并全面记录了当时的政治、经济、文化、典章制度、风俗习惯、文化艺术、医药卫生、土木建筑等内容，是千古不朽的文学巨著，也是中国封建社会的一部百科全书。其在中国和世界文化科学史上都占有一定位置，已成为国际范围内研究的课题。

《红楼梦》前八十回中有三十七回谈到了医学内容，包括人的生、老、病、死；中医学的阴阳理论、辨证施治和几十种处方用药；从外国引进的"鼻烟""依佛哪"。尤其突出的是，书中紧密结合人物命运、故事情节的发展，形象、生动地记载了内、外、妇、儿等近二十种疾病的病因证治，开创了医学、文学紧密结合的先例。曹雪芹通过精湛的艺术描写，深刻而又通俗地向读者宣传了医药卫生知识。这对普及医学是很有意义的。这里初步探讨曹雪芹论医的艺术价值。

1.《红楼梦》前八十回共描写了十数人死亡。作者曹雪芹能够紧紧把握封建社会不同阶级的命运，应用对比的方法，对不人的死亡原因、经过和结局进行细腻地刻画。

秦可卿在十二钗中占很重要的位置，她形貌似钗、黛，"行事又温柔和平"，是"打着灯笼儿也没处找去"的人物，深得贾母信任，被认为"重孙媳中第一个得意之一"。她对贾府"奸雄"王熙凤佩服得五体投地，临死托梦一节是最好的写照。她称王熙凤"是个脂粉队里的英雄，连那些束带顶冠的男子也不能过"；并出谋献策，要凤姐"赶今日富贵，将祖茔附近多置田庄、房舍、地亩，以备祭祀，供给之费皆出自此处；将家塾亦设于此"。这一段描述，将秦氏维护封建家业的嘴脸暴露得淋漓尽致，是个封建制度卫道士的典型。由于其"是个心性高强，聪明不过的人，但聪明太过"，则不如意事常有；不如意事常有，则思虑太过，因而得了难治的"干血痨"。虽然专门请了高明的医生，用了昂贵的"益气养荣补脾和肝汤"治疗，也未能挽救她死亡的命运，在一个夜晚突然死去（据有人考证，她是因为伤风败俗，与公公贾珍乱搞，被女婢发现后上吊自杀的，因书中没有明言，也只能作为猜测而已），震惊了贾府，贾宝玉闻讯口吐鲜血；贾珍哀毁逾恒，如哀考妣；宁荣两府之人莫不悲号痛哭。为了料理后事，贾珍恣意奢华，给她用的是价值千两银子、带有檀麝味木料做的棺材；停灵七七四十九天，单请一百零八众僧人在大厅上拜'大悲忏'，超度前亡后死鬼魂；另设一坛于天香楼，是九十九位全真道士，打十九日解冤洗业醮；然后停灵于会芳园中，灵前另外五十众高僧、五十位高道，对坛按七作好事。前后总共用僧、道三百零七人。出殡那天，"诸王孙公子，不可枚数。堂客也共有十来顶大轿，三四顶小轿，连家下大小轿子车辆，不下百十余乘。连前面各色执事陈设，接连一带摆了三四里远"。请看，贾府的一个重孙媳死后，竟穷奢极侈，肆意挥霍到了这等地步。

与此相反，被贾、史、薛、王四大封建贵族残酷迫害致死的女婢、奴仆或其他受苦受难的人死得是多么的悲惨和凄凉。

无父母的独子冯渊，被"四大家族"之一的薛府子弟——呆霸王薛蟠活活打死，无人敢问津，贪赃的官吏却"徇情枉法，胡乱判断了此案"，使杀人者"没事人般"地逍遥法外。

阴险、狠毒、贪婪的荣国府的"支柱"王熙凤，为了三千两银子的贿赂，玩弄权术，使一对情人——金哥和未婚夫双双自尽；被贾琏霸占的仆妇鲍二家和尤二姐，包括孕育中的胎儿，都被她用最狡诈、最狠毒的方法害死，死后竟无葬身之地。

特别令人目不忍视的是晴雯之死。晴雯原是贾府管家赖大买的，因其生得"十分伶俐标致"，"贾母见了喜欢"，就被赖嬷嬷当作一件小玩意孝敬了贾母。但是，这个"身为下贱"的晴雯，心灵手巧，性格泼辣，敢于直言犯上，不肯屈服压力，有一股倔强劲。这种人便成为封建统治者的眼中钉、肉中刺。曹雪芹满怀悲愤的情感，描写了晴雯死亡前后的惨状。

晴雯因为积劳成疾未能得到合理的治疗和休息，病情日渐加重，待到封建统治的代表人物王夫人把她当作"狐狸精"驱赶出府的时候已经四五日水米不曾沾牙，被人打"炕上拉下来，蓬头垢面的"，除了贴身的衣服外，均被王夫人留下，由两个女人搀架起来去了。住到姑舅哥哥家。由于嫂子风流、狠毒，晴雯无人照顾，已经是深秋季节还只身一人"在外间屋内爬着"，"睡在一领芦席上"，连茶水都喝不上。她病情很严重，两手"瘦如枯柴"，脱一件小袄早喘成一处。"临死时直着脖子叫了一夜"，早起"闭了眼，住了口，世事不知，只有倒气的分儿了"。这些临终前的症状描述得多么逼真、凄怆，简直令人掩卷不忍再读。晴雯死后，狠心的王夫人命令"即刻送到外焚化了"，并恶狠狠地说"晴雯是女痨死的，断不可留"，结果"立刻入殓，抬往城外化人厂"火化了。这与封建贵族的孝子贤孙秦可卿死后停灵四十九日，请三百零七个僧道超度亡魂，用价值千金的棺材，送殡的人竟长达三四里形成多么鲜明的对比啊！曹雪芹就这样应用龙凤之笔通过对不同死亡及其结局的描写，使《红楼梦》揭露封建社会的腐朽与黑暗，以及人民所遭受到的摧残和迫害的主题，更加深刻、更加突出。

2. 曹雪芹根据人物性格特征，附以"恰当"的疾病，使人物更丰满、更鲜明。

《红楼梦》的男主人翁贾宝玉是一个离经叛道的人物。他鄙视封建文人向上爬的必由之路——科举制度，认为仕途经济学问都是一些"混账话"，责骂热心于功名利禄的人是"沽名钓誉之徒""国贼禄鬼之流"，甚至把忠君的最高封建道德说成胡闹。对于这样的叛逆者，曹雪芹让他患了"歇斯底里"症，以便使他尽情咒骂封建社会的丑恶而令人没有办法阻拦。这是作者有意识地利用"装疯卖傻"来发泄对现实的不满，使贾宝玉这个人物形象更鲜明。书中第三回中贾宝玉听到林黛玉没有玉，"登时发作起狂病来，摘下那玉就狠命摔去，骂道：什么罕物！人的高下不识，还说灵不灵呢！我也不要这劳什子！""狂病"的描述，使贾宝玉的形象多么生动。

又书中的女主人翁林黛玉，这个封建伦理的牺牲品，曹雪芹让她生了"痨病"（肺结核）。这在当时是十分可怕又可怜的病。这个病与林黛玉的性格、遭遇又是多么协调啊，乃致使人闭目就能出现"弱不胜衣""喘嗽不止"的形貌。不可设想，如果曹雪芹不是附以贾宝玉"歇斯底里"症、林黛玉"痨病"，而是健康人其他疾病，这两个人物的形象就不可能像现在这样栩栩如生。从而使我们看到曹雪芹在应用医学知识塑造人物形象方面是别具一番匠心的。我们还可以从晴雯和袭人得病与病后的表现看到这一点。

作者在"勇晴雯病补孔雀裘"一回中，抓住"病补"大做文章。从五十一回晴雯在一个寒冷的夜晚因为穿了一件小袄出去受凉而得了感冒开始描述，逐步深入，专写了"胡庸医乱用虎狼药"给晴雯治病一节；并一连三描写了晴雯的病状：起初是"鼻塞声重，懒怠动弹""只管咳嗽"，继而"脸上烧得飞红"，浑身"火热"。服药后"夜间虽有些汗，还未见效"，仍是"发热头疼鼻塞声重"，后又用西洋药"鼻烟""依佛哪"治疗也没有管事；反因为"又闪了风，着了气"病更加重了。正在这个时候，贾母给宝玉的一件"金翠辉煌、碧彩闪烁"由"俄罗斯国拿孔雀毛拈了线织的""雀金呢"褂子后襟子上烧了一块，到处找"织补匠、能干裁缝、绣匠并做女工的问了，都不认得这是什么，都不敢揽"。急得贾宝玉没有法，唯恐老太太发现受责备。晴雯忍不住，呛了贾宝玉几句："没那福气穿就罢了！这会子又着急。"又说："在细瞧之后说这是孔雀金线的。如今咱们也拿孔雀金线，就像界线似的界密了，只怕还可混得过去。"麝月笑道："孔雀线现成的，但这里除你，还有谁会界线？"晴雯道："说不得，我挣命罢了！"就这样，晴雯在"头重身轻、满眼金星乱迸，实实撑不住"的病态下，通宵达旦，巧妙地完成了极为精细的"补孔雀裘"。借麝月的话说："这就很好，要不留心，再看不出的。"而晴雯极度疲劳之后"哎哟一声，就身不由主睡下了"，第二天病情加重。曹雪芹就是这样紧密抓住晴雯的病情发展、变化与补裘的重要、急迫、艰难，烘托了人物的性格，使一个心灵手巧、性格泼辣、脾气倔强的形象活灵活现，好像就在我们眼前跳跃。这充分说明了，曹雪芹丰富的医学知识为他的艺术成就起了"锦上添花"的作用。

又如花袭人，这是一个封建正统派人物，善于笼络人心，喜欢讨好和奉承人，对于主子总是百依百顺、逆来顺受。为了突出她的这个性格特征，曹雪芹有一段极为精彩的描写。在第三十回，贾宝玉因痴心看椿龄画蔷，被淋得"雨打鸡"一般，浑身冰凉，一口气跑回住处——怡红院。"见关着门，便用手叩门，里面诸人只顾笑，哪里听见？叫了半日，拍着门山响，里面方听见了"。花袭人好心去开门，正碰上宝玉一肚子没好气，他满心里要把开门的踢几脚。待袭人把门打开，宝玉"并不看真是谁"，"还只当是那些小丫头们，便一脚踢在肋上"。"袭人'哎哟'了一声。宝玉还骂道：'下流东西们，我素日担待你们得了意，一点也不怕，越发拿我取笑了！'口里说着，一低头见是袭人哭了，方知踢错了"。

袭人肋骨上被踢了一脚，又挨了一顿骂，按理要发一顿脾气，至少也得分辩几句，而她却说"没有踢着"，还十分关心地要宝玉"换衣服去"，"实际上肋下疼得心里发闹"，待到晚上，"脱了衣服，只见右上青了碗大的一块，自己倒唬了一跳，又不好声张。一时睡下，梦中作痛，由不得'哎哟'之声从睡中哼出，并吐出一口鲜血在地"。外伤严重到如此地步，"宝玉的意思即刻便要叫人烫黄酒，要山羊血黎峒丸来"，而袭人硬是不让，笑着说："你这一闹不大紧，闹起不少人来到，倒抱怨我轻狂。分明人不知道，倒闹得人知道了，你也不好，我也不好。正经明儿你打发小子问问王大夫去，弄点子药吃吃就好了，人不知鬼不觉的不好吗？"以上这些生动、细腻的描写，把花袭人的奴才性、虚伪、逆来顺受的真面目表现得惟妙惟肖。

3.《红楼梦》的故事情节是随着贾宝玉、林黛玉的爱情发展、变化逐渐深入的，而这种深入又随着贾宝玉痴疯、林黛玉痨病的加重而曲折变化、向前发展。第三回宝黛初次见面，贾宝玉就因林黛玉没有玉而"顿时发作起狂病来"，但症状表现只是"摘下那玉，就狠命摔去"。这是贾宝玉犯病的开始，也是他与黛玉爱情的开始。

待到第二十九回，宝黛的爱情在"金玉良缘"的干扰中曲折发展、双双处于试探之中。当贾宝玉听林黛玉提起张道士给自己说亲是"好姻缘"时感到"越发逆了己意，心里干噎，口里说不出来，便赌气向颈上摘下'通灵玉'来，咬咬牙，狠命往地上一摔，道：'什么劳什子，我砸你，就完了事了！'偏生那玉坚硬非常，摔了一下竟纹风不动。贾宝玉见不破，便

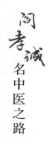
回身找东西来砸"。"下死劲砸那玉","脸都气黄了，眉眼都变了"。这次犯病的表现比第一次"摘下""狠命摔去"要严重得多。黛玉见宝玉如此，早已哭起来，"心里一急，方才吃的香薷饮，便承受不住，'哇'的一声都吐出来了。一口一口地，把块绢子吐湿了"，"不胜怯弱"。病状也较前厉害了。

写到第五十七回"慧紫娟情辞试莽玉，慈姨妈爱语慰痴颦"，宝黛的爱情已经发展到了高潮，但因为"金玉良缘"这个屏障使他们不能顺利结合，由此悲剧愈演愈烈。作者曹雪芹通过他们病情越犯越重进行渲染，使《红楼梦》的艺术成就达到了登峰造极的境地。

林黛玉的丫鬟紫娟是深知黛玉的内心世界的，她为了试探宝玉对黛玉的爱情是否坚贞，故意扬言黛玉"回苏州去"。这下震惊了离开黛玉就不能活的宝玉，"便如头顶上响了一个焦雷一般"，"呆呆的，一头热汗，满脸紫胀"；"两个眼珠儿直直地起来，口角边津液流出，皆不知觉；给他个枕，他便睡下，扶他起来，他便坐着；倒了茶来，他便吃茶"，"问他几句话，也无回答；用手向他脉上摸了摸，嘴唇人中上着力掐了两下，掐得指印如许来深，竟也不觉疼"。这是典型的"歇斯底里"症候群，曹雪芹描写得多么生动、细微、准确。这样也就把宝玉对黛玉的痴情表现得入木三分。

贾宝玉如此，而林黛玉呢？当她听到李妈妈说宝玉"不中用了"，"'哇'地声，将所服之药一口呕出，抖肠搜肺、炙胃扇肝地哑声大嗽了几阵；一时面红发乱，目肿筋浮，喘得抬不起头来"。病情、心情紧密结合在一起描写，使黛玉对宝玉的真挚感情充分表现出来了，也深深地打动了读者的心。多么希望宝黛能够和好啊！

可是，封建社会的礼教使这对生死相爱的情人不能圆满结合。曹雪芹未写完他们的结局就与世长辞了，但他们的结局已由曹氏安排定了。第五十三回贾母对忘了父母、忘了书礼、"鬼不成鬼、贼不成贼"的佳人的长篇议论，完全可以看作是对宝黛爱情的严重警告，还有那"金玉良缘"的旨意，更是不可逾越的障碍。高鹗深刻领会到曹雪芹的这个创作意图，较成功地写完了宝黛爱情悲剧，在这一点上高鹗是有贡献的。

综合上述，我们可以清楚地看到，曹雪芹多么巧妙地应用他丰富、正确的医学知识，通过对疾病、伤亡等描写，为突出《红楼梦》一书的主题思想，为塑造多姿多彩、栩栩如生的人物形象，为故事情节的发展起了"画龙点睛"的作用。（原文发表于《郧阳文艺》1982年第1期）

谈谈《红楼梦》中理、法、方、药的运用

我国古代文学中伟大的现实主义作家曹雪芹，不仅具有深厚的文化修养和卓越的艺术才能，而且具有很丰富的中医药知识。他在巨著《红楼梦》中，结合表现主题和塑造人物的需要，通过艺术的描写，深刻地阐述了中医药理论，正确地运用辨证论治的方法，介绍了许多药物和方剂的用法，这对普及中医药知识无疑有很好的影响。

1. 阴阳理论是中医学理论的基础，《黄帝内经》一书中有较系统记载。后世医家"遵经"发挥，形成了完整的学说指导医疗实践。但很多古籍在论述阴阳时或牵强附会，或掺入玄学的内容，搞得不少学者莫衷一是。

《红楼梦》第三十一回用史湘云与翠缕对话的方式，深入浅出地说明了阴阳的道理。

（1）阴阳是宇宙万物变化之根本。《红楼梦》通过史湘云的口说"天地间都赋阴阳二气所生，或正或邪，或奇或怪，千变万化，都是阴阳顺逆；就是一生出来，人人罕见的，究竟道理还是一样"。这是对《素问·阴阳应象大论》所说的"阴阳者，天地之道也，万物之纲纪，变化之父母，生杀之本始，神明之府也"经文通俗的解释。

（2）阴阳互根，就是相辅相成，互相转化。这个关系较难理解。曹雪芹一语道破"'阴、阳'两个字，还只是一个字：阳尽了，就是阴；阴尽了，就是阳；不是阴尽了又有一个阳生出来，阳尽了又有一个阴生出来"。这种"一分为二"的观点，即对立统一的观点，是对阴阳学说正确的见解。

（3）阴阳的物质属性，自古来有唯心、唯物两种见解，其焦点就是有否物质性。《红楼梦》书中肯定地说："这阴阳不过是个气罢了。器物赋了，才成形质。"这与中医学的"气化"理论也是一致的。

（4）阴阳的复杂性，《红楼梦》中有一段形象、生动的描写："翠缕道：'这些东西（指水、火、日、月）有阴阳也罢了，难道那些蚊子、虼蚤、蠓虫儿、花儿、草儿、瓦片儿、砖头儿，也有阴阳不成？'湘云道：'怎么没有呢！比如那一个树叶儿，还分阴阳呢：向上朝阳的就是阳，背阴复下的就是阴了。'翠缕听了，点头笑道：'原来这么着，我可明白了——只是咱们这手里的扇子，怎么是阴，怎么是阳呢？'湘云道：'这边正面就为阳，那反面就为阴。'"深奥莫测的阴阳学说，在曹雪芹的笔下变得通俗易懂。这既反映了他唯物主义思想，又说明了他为普及中医学基本理论——阴阳学说所做的贡献。

2. 中医治病的特点是"辨证论治"，这在《红楼梦》中有充分的体现。

曹雪芹既写了辨证正确、论治恰当的一面，又写了辨证不对、论治错误的一面。这在一般医书上是难以见到的。

例如，第五十七回写贾宝玉得了病，"两个眼珠儿直直地"，"口角边津液流出，皆不知觉"，"给他个枕头，他便睡下，扶他起来，他便坐着；倒了茶来，他便吃茶……"王太医诊断之后说："世兄（指贾宝玉）这症，乃是急痛迷心，古人曾云：'痰迷有别：有气血亏柔、饮食不能熔化痰迷者，有怒脑中痰急而迷者，有急痛壅塞者。'此亦痰迷之症，系急痛所致，不过一时壅蔽，较别的似轻些。"处方之后，"服下，果觉比先安静"。这是证对方对，用药就见效。

第六十九回写尤二姐闭经三个月，"又常呕酸"。一个名叫胡君荣的太医诊视之后误认为"瘀血凝结"，用"下瘀通经"之方治疗，结果"将一个已成形的男胎打下来了，"造成了严重的医疗事故。

又第十回"张太医论病细穷源"一节，说的是秦可卿之病，她因思虑太过，造成了月经不通（干血痨）。一个名叫张友士的医生说："左寸沉数，左关沉伏；右寸细而无力，左关虚而无神。其左寸沉数者乃心气虚而生火，左关沉伏者，乃肝家气滞血亏。右寸细而无力者，乃肺经气分太虚，右关虚而无神者，乃脾土被肝木克制。心气虚而生火者，应现今经期不调，夜间不寐。肝家血亏气滞者，应胁下胀痛，月信过期，心中发热。肺经气分太虚者，头目不时眩晕，寅卯间必然自汗，如坐舟中。脾土被肝木克制者，必定不思饮食，精神倦怠，四肢酸软。——据我看这脉，当有这些证候才对。或以这个为喜脉，则小弟不敢闻命矣。"这一段精辟的分析，充分说明了曹雪芹的医学造诣是很深的。他擅长脉诊，并通晓五脏辨证的规律。

在论治上，曹雪芹既注意"因证施治"，又注意个体的差异。例如，处理秦可卿"月经不通"是根据"水亏火旺""肝郁脾虚"的证候特点，选用"益气养荣补脾和肝汤"。方中以黄芪、四君子汤益气补脾为君；以阿胶、四物汤养血和肝为臣；并用香附、柴胡、延胡索、怀山药、建莲子、大枣疏肝实脾之品为佐、使。理法方药丝丝入扣。

不仅如此，他还注意"因人而异"。第五十一回"胡庸医乱用虎狼药"一节中，贾宝玉的丫鬟晴雯因受寒得了感冒，一个姓胡的太医开了一个药方，其中有麻黄、枳实。曹雪芹借贾宝玉之口说："该死，该死！他拿着女孩儿们也像我们一样的治法，如何使得？凭他有什么内滞，这枳实、麻黄如何禁得？"结果另请一个王太医诊治，去掉了枳实、麻黄，加用了当归、白芍、陈皮，而且其他药物的分量也减了些。这时宝玉才高兴地说："这才是女孩儿们的药。"从中，我们可以看到作者"辨证论治"的认识何等高明。

《红楼梦》中介绍的治法多种多样，有内服，有外敷法。内服又分汤剂、丸、散、锭、丹；外敷又分散剂调敷和膏药贴敷。特别是贴膏药，曹雪芹在第八十回中论述颇详。书中谈到一个姓王的老道士，"丸散膏药，色色俱备"，特别"膏药灵验，一贴病除"，所及混号"王一贴"。他的膏药"共药一百二十味，君臣相际……温凉兼用……内则调元补气，开胃口，养荣卫，宁神安志，去寒去暑，化食化痰，外则和血脉，舒筋络，去死生新，祛风散毒"。较详尽地介绍了贴膏药疗法的长处和适宜证，对发展中药外治法无疑是有好处的。

3.《红楼梦》书中介绍的方剂和中草药也是很有趣味和有价值的。

海上仙方——冷香丸是其代表。此方见于第七回。说宝钗得了一个怪病，"请了多少大夫，吃了多少药，花了多少钱"也治不好，说犯就犯，犯时喘嗽（现在看来可能是哮喘病）。曹雪芹认为是"胎里带来的一股热毒"，此见解很对。"胎里带来的"用现在的话讲就是遗传性。"热毒"含有感染的因素，这与哮喘病的发病机理很相近。曹雪芹借一个和尚之名，拟了一个海上仙方——冷香丸。此丸由白牡丹花蕊、白荷花蕊、白芙蓉花蕊、白梅花蕊各十二两晒干，用天落水、露水、霜、雪各十二钱将上述花蕊调匀了，丸成龙眼大的丸子，盛在瓷坛里，埋在花根底下。患病时吃一丸，用一钱二分黄柏煎汤送下。《红楼梦》书中写的冷香丸配法只能视为艺术的夸张，但此方的配伍和作用有进一步研究的必要。根据《中药大辞典》综合记载，白牡丹花、白荷花、白芙蓉花、白梅花入肺经，有解先天胎毒，润肺、生津、止嗽的功用；黄柏更是泻相火、清热解毒之良药，对于因感染而引起的哮喘，无疑是对症的。

另第八十回中记载的"妒妇方"，由"极好的秋梨一个，二钱冰糖，一钱陈皮，水三碗，梨熟为度，每日清晨吃这一个梨"配伍、制作而成。其制方配伍简单，制法特别，服法方便，功能润肺开胃，对久咳不愈、纳谷不香确有疗效。目前我们在临床上还用此法治疗，深受病人欢迎。

《红楼梦》书中记载了数十种中草药，其中对人参的认识有独到之处。他在第七十七回里写道："那一包人参，固然是上好的，只是年代太陈。这东西比别的却不同，凭是怎么好的，只过一百年后，就自己成了灰了。如今这个虽未成灰，然已成了糟朽烂木，也没有力量的了。"人参的这种特性，一般中药书中是没有记载的，因为任何医家都无此经历和经验。曹家是"赫赫百年的荣华富贵"，家中存有数十年乃至百年的人参。曹雪芹有此感性认识，故能够写出人参的这个特性。

关于"生金"，中医书中虽有"有毒""重坠伤中"之说，但无临床报道；曹雪芹通过尤二姐吞金自杀证实生金的毒性。

4.《红楼梦》中记载了内、外、妇、儿等近二十种疾病的病因证治。

曹雪芹所记录的"病案"不仅有真实性，还有趣味性，让人喜看、愿听。例如，贾宝玉"癫痴"、林黛玉的"痨病"、王熙凤的"崩漏"、花袭人的"外伤"、凤姐儿的"出天花"等，起病原因、发展变化、治疗经过和结局，均交代得详细、具体。

举林黛玉"病案"为例。曹雪芹自第三回开始写她"自会吃饭时便吃药，到如今了，经过多少名医，总未见效"，所以身体表现"弱不胜衣"；以后，在第二十八回、第二十九回、第三十二回、第三十五回、第五十七回、第六十四回、第七十六回多处提到她"先天性的弱""禁不住一点儿风寒""神思恍惚""心血不足，常常不眠""哑声大嗽""目肿筋浮""喘得抬不起头"……在治疗上除了用人参养荣、左归丸、右归丸、八味地黄丸、天王补心丹等多种药物治疗以外，还特别注意食物疗法，长期吃"燕窝"等有丰富营养之品；如果有感冒症状，还本着"急则治其标"的原则服用"香薷饮"。这虽然是文艺创作，但曹雪芹所写的医学内容是真实可信的。这种文学与医学紧密结合，既加强了艺术效果，又宣传了医药知识，所以说，曹雪芹对医学是有贡献的。（原文载自《中医研究院通讯》1982 年第 31 期）

仓公在医学上的成就

仓公名淳于意，山东临淄人，约生于公元前 205 年，死于公元前 150 年，是西汉时期著名的医学家，与扁鹊并列载入《史记》。因其曾经做过齐国的太仓长，故被后人称为"仓公"。

仓公出生于贫苦家庭，从小勤奋学习，尤其喜爱医学，先后拜当时名医公孙光、公乘阳庆为师，如饥似渴地学习《黄帝内经》《扁鹊脉书》及中医理论、方药和老师的经验，很快成为有理论、有经验的好医生，为人治病的效果很好。

仓公人穷志不穷，他鄙弃权势，不愿意给王侯、官吏治病。因此，当时赵王找他看病，他不去；胶西王、济南王、吴王等找他看病，他都拒绝了。后来听说齐王妃喘、头痛、目不明，仓公赶忙收拾药囊躲到外地去了。

诸王侯怀恨在心，纷纷上书告仓公。仓公被当时的统治者判刑，要割掉鼻子、剁掉足趾。仓公没有儿子，有五个女儿，他的第五个女儿缇萦深感父亲受冤枉，挥笔上书给汉文帝，说他的父亲为人正直，奉公守法，人人称好，要求不要动刑，自己愿意当奴仆来赎父罪。汉文帝采纳了缇萦的意见，放了仓公，并废除了肉刑法，后人撰文赞扬缇萦是"孝女"。实际上她敢于直言不讳、伸张正义、舍己为人，是真理的象征，永远值得人们怀念。

仓公获释后，致力于总结医疗经验，写下了中国医学史上不朽的著作——《诊籍》，被司马迁收集在《史记》中。

《诊籍》是中医学有记可查的、最早和较全面的医案专著，记载了内、外、妇儿、口腔等科共 25 例医案，较详细地记载了病人的姓名、地址、职业，以及病名、病因病机、主症、脉象、辨证、治疗和预后。

在病名方面，《诊籍》最早记载了龋齿、蛲瘕、不乳。

在病因方面，指出有悲愤、盛怒、酗酒、受风、感寒、回汗、过劳、外伤（坠马）、药物中毒等。有些病因的记载很具体，如"病得之沐发未干而卧""病得之汗出伏地"，有的病因描述较正确，如不注意饮食卫生，"饱食而疾走"，会得胃肠道疾病；不注意口腔卫生，"食而不漱"，会得龋齿；酗酒会产生沓风（脑血管疾病）。

在诊断方面，注重切脉和望色。在 25 例医案中就有 9 例是根据脉象、2 例根据面色来判断生死的。仓公切脉继承《难经》的理论，独取寸口，分辨三部九候和四时主脉，结合临床实践运用自如，把切脉提高到一个理论联系实际的新水平。其较详细地描记了心、肝、肾、膀胱主病的脉象特征："内关脉长而弦，不得代四时，其病主在于肝"；"脉来数疾去难而不一者，病主在心"；"沉之而大坚，浮之而大紧者，病主在肾"；"脉大而躁，大者膀胱气也，躁者中有热"。特别是首次记载了代脉的特点及其主病，指出"代者，时参击并至，乍躁乍大也"。这些在文献上都是首次记录。

在辨证方面，仓公强调"必审诊，起度量，立规矩，称权衡，合色脉表里有余不足顺逆之法，参其人动静与息相应"，继承了《黄帝内经》的整体观点和辨证思想。他结合病例对"洛阳病""中热""肺气热""中藏实""上热下寒""热厥""内寒"等证进行了分析和讨论，无疑对中医八纲辨证体系的确立和完善有一定的影响。

在治疗方面，仓公使用的方法有汤剂、散剂、含漱剂、药酒、丸药，以及针法、灸法、熏法、冷敷法等。运用这样多的治法，可见仓公的技术全面。其中苦参治龋齿、芫花驱虫及头部冷敷，都是临床治病最早的记载，直到现在还有其临床价值。25 例医案中用各种汤药治疗 10 例，其中用火齐汤者6例，占多半数。火齐汤的组成已失传，但从其主治的证候分析，主要是清热泻火、降气平喘。从此方的运用可以看出，仓公对火热为病是很重视的。另外，他也十分注意脾胃功能，两次提到"安古者过期，不安古者不及期"，并两次加用米汁或粥汤与药一起服。仓公的这些实践经验对后世医家都有很大影响。

仓公对严重外伤引起内出血的判断也是准确的，在"齐中郎破石案"中清楚记载了"得之坠马僵石上"，"肺伤，不治，当后十日丁亥溲血死"。这些认识，在现在看来也难能可贵。

此外，仓公反对不分青红皂白乱用"五石"。他曾劝说齐王侍医"不可服五石"，并指出其危害性。侍医不仅不听，反而搬出扁鹊的论点来反驳仓公。仓公尊古不泥古，从临床实际出发，全面论述了"不加悍药"及"镜石"的原因。在统治阶级提倡炼丹，服石几乎成为一种社会风气的时代，仓公的这种"反其道而行之"的行为是很进步的。

仓公不愧为古代著名的医学家，他的医学成就与《史记》一样流传千古。

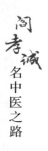

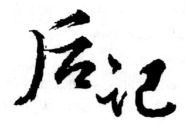

后记

　　阎孝诚老中医于 1975 年赴西藏阿里地区为藏民服务。由于阿里地处高原，平均海拔在 4000 米以上，高原缺氧，阎孝诚在工作一年多回京之后患上了心律不齐，虽经多方治疗未能有效控制，加上工作劳累，病情加重，1988 年演变为房颤。2011 年 9 月，阎老因房颤栓子脱落而突发脑梗死，虽经医院抢救脱险，但还是后遗左半身不遂，所幸头脑清楚。应患者的需求，阎老带病坚持出诊，进行癫痫专病的诊治。历经 5 年时间，阎老共积累了完整病案 600 余例，经过加工整理，编著《阎孝诚癫痫临证经验集》一书出版发行。

　　不幸的是，阎老于 2018 年又罹患胃癌，经过手术治疗，胃切除了 4/5。尽管病魔缠身，但他仍然顽强地与疾病做斗争，并积极为我们提供一手资料，经过大家的共同努力，才有了今天《阎孝诚名中医之路》一书的诞生。在即将印刷之际，中国中医科学院主任医师，国家级非遗代表性传承人，国医大师路志正老师，欣然为本书题写书名，我们表示诚挚感谢。